Es gibt die Wirklichkeit, und an der ist nicht zu rütteln.
Wahrheit aber, nämlich in Worten ausgedrückte Meinungen über das Wirkliche,
gibt es unzählige,
und jede ist ebenso richtig wie sie falsch ist.

Hermann Hesse, 1877–1962, deutscher Schriftsteller

Vorwort

Liebe Leserinnen und Leser,
während meiner Ausbildung zur Krankenschwester und auch danach, während der ersten Jahre meiner Berufstätigkeit in der Psychiatrie und in verschiedenen Arbeitsbereichen der Altenpflege, hatte die Pflegedokumentation keinen großen Stellenwert für mich.
Ich gehörte zu den Pflegenden, die lieber mit einem zu pflegenden Menschen zum Spaziergang in den Garten ging und sich wenig um Pflegedokumentation scherte.
Allerdings gab es auch Situationen, in denen ich mir schon damals als Pflegekraft eine aussagekräftige Pflegedokumentation gewünscht hätte. Dies war z. B. immer dann der Fall, wenn ich als „Springer" tätig war und dort das Gefühl hatte, einen Menschen zwar fachlich korrekt gepflegt zu haben, dies aber aus Unkenntnis (eine Pflegeplanung war nicht vorhanden) nicht wirklich im Sinne des zu Pflegenden durchgeführt hatte.
Diese Einstellung änderte sich erst durch meine Tätigkeit in der Pflegebegutachtung beim sozialmedizinischen Dienst (SMD) der Bundesknappschaft und später auch dem medizinischen Dienst der Krankenversicherung (MDK).
Plötzlich erkannte ich, wie sehr ich als außenstehende Person auf plausible Aussagen in der Pflegedokumentation angewiesen war. Um einen Menschen tatsächlich in die seinem Bedarf entsprechende Pflegestufe einstufen zu können, musste ich den individuellen Pflegeverlauf und die aus pflegefachlicher Sicht erforderlichen Maßnahmen nachvollziehen können. Hierbei stellte die Pflegedokumentation neben dem Gespräch mit der Pflegekraft das wichtigste Instrument dar.
Bei meinen Kontakten mit den Pflegenden bemerkte ich immer wieder, dass sich diese der Chance der Darstellung der eigenen pflegerischen Qualität durch die Pflegedokumentation nicht bewusst waren. Auch als Beweismittel z. B. bei der Pflegeeinstufung wurde die Pflegedokumentation häufig von den professionell Pflegenden viel zu wenig genutzt.
Nach vielen Gesprächen und Diskussionen, die ich mit Pflegekräften während meiner Begutachtungen geführt habe, wurde auch immer wieder deutlich, dass die Notwendigkeit der Dokumentation an sich nicht in Frage gestellt wurde. Die Pflegenden waren allerdings sehr verunsichert durch die unterschiedlichsten Aussagen in der Fachliteratur, verschiedener Referenten oder auch der Heimaufsicht. Zudem wurde mir auch immer wieder über unterschiedliche Aussagen zur Pflegedokumentation und Pflegeplanung im Rahmen der Ausbildung berichtet.
Die Notwendigkeit einer lückenlosen und aussagekräftigen Pflegedokumentation wurde für mich dann noch einmal zum Schlüsselerlebnis, nachdem ich nach Beendigung meiner Tätigkeit beim SMD der Bundesknappschaft die Leitung eines Pflegedienstes übernahm.
Jetzt ging es darum, auch meine Mitarbeiter mit ins Boot zu ziehen und für eine sach- und fachgerechte Pflegedokumentation in meinem Dienst zu sorgen.
Bei dieser Aufgabe war es erforderlich, dass ich mich intensiv mit diesem Thema auseinandersetzen musste. Schnell wurde klar, dass es nicht die eine richtige Form der pflegerischen Dokumentation gab und auch niemals geben wird.
Stattdessen sah ich mich gemeinsam mit meinen Mitarbeitern aufgefordert, Vorgaben und Aussagen verschiedener Institutionen, Autoren oder Referenten genau zu prüfen und ständig zu reflektieren, ob die angesprochene Form oder Variante der Dokumentation praktikabel war.
Dies war äußerst anstrengend und auch zeitintensiv, hat aber den enormen Vorteil, dass

man sich selbst unweigerlich zum Fachexperten entwickelt und sich nicht mehr so schnell „einen Bären aufbinden" lässt.

Es wurde zur Gewohnheit, immer und ständig nach der Begründung bzw. der Rechtsgrundlage für eine Forderung in Bezug auf die Pflegedokumentation zu fragen. Häufig konnte diese nicht genannt werden. Mein Standardsatz lautete dann immer: „Ich danke Ihnen für Ihre Anregung, aber dann bleiben wir bei unserer Art und Weise der Dokumentation. Sie ist für uns als Pflegende nachvollziehbar und hat sich in unserer Praxis sehr bewährt."

Dieser Schlüsselsatz ist auch mein Anliegen an jeden Leser.

Werden auch Sie selber zum Experten. Hinterfragen und reflektieren Sie alle Forderungen und Aussagen zum Thema Pflegedokumentation. Testen Sie und probieren Sie verschiedene Varianten der Pflegedokumentation und Pflegeplanung aus.

Diskutieren Sie mit den MDK-Gutachtern, der Heimaufsicht und anderen Pflegeexperten. Bilden Sie sich einen eigenen Standpunkt, den Sie auch begründen und vertreten können.

Damit ist nicht gemeint, dass jetzt jeder so dokumentiert wie er meint, dass es richtig ist!

Da wir in der Pflege in der Regel im Team arbeiten, muss es klare Vorgaben zur Dokumentation für alle Beteiligten geben.

Ich appelliere an dieser Stelle an alle Leitungskräfte, die dieses Buch lesen, gemeinsam mit den Mitarbeitern diese Vorgaben zu erarbeiten und, was fast noch wichtiger ist, diese auch ständig zu aktualisieren.

Pflegedokumentation muss zu einem Hauptthema für die Pflegenden werden. Machen Sie Ihren Pflege- und Behandlungsplan öffentlich. Seien Sie stolz darauf und nutzen Sie ihn aktiv bei jeder Gelegenheit im Praxisalltag.

Dies bedeutet unbedingt auch, den zu Pflegenden und seine Bezugspersonen mit einzubeziehen. Zeigen Sie die Pflegedokumentation und Pflegeplanung z.B. in der Pflegevisite oder bei der Fallbesprechung auch dem zu Pflegenden und/oder den Bezugspersonen.

Das vorliegende Buch ist für alle Interessierten im Berufsfeld der Altenpflege geeignet. Die Besonderheiten der ambulanten und falls erforderlich auch der teilstationären Pflege wurden berücksichtigt.

▶ Berufseinsteigern oder Berufsumsteigern wünsche ich, dass sie in diesem Buch Orientierung finden und den Mut haben, sich aktiv an den Diskussionen einer sach- und fachgerechten Pflegedokumentation zu beteiligen.
▶ Lesern, die bereits ein Verbesserungspotenzial der Pflegedokumentation festgestellt haben, wünsche ich, dass Sie viele Anregungen und Vorschläge finden, die erforderlichen Maßnahmen zu planen und in die Tat umzusetzen.

Insbesondere den Nutzern des Buches, die beim Lesen die Bestätigung finden, dass sie ihre Pflegedokumentation bereits sach- und fachgerecht führen, wünsche ich, dass sich ein Gefühl des „Stolzes" einstellt und die Pflegedokumentation aus echter Überzeugung zu einem unverzichtbaren Bestandteil pflegerischen Handelns wird.

Ich freue mich auf Ihre Anregungen und Kritik!

Danksagung

Ich danke dem Verlag für das in mich gesetzte Vertrauen, dieses Fachbuch zu schreiben.
Besonderen Dank gilt meinen Lektorinnen Frau Papadopoulos und Frau Kühnel für ihre ständige Motivation, ihre unendliche Geduld und das Verständnis für meine häufigen Verzögerungen bei der Einhaltung der vereinbarten Abgabefristen. Es gab viele Tage an denen ich einfach aufgeben wollte!
Auch danke ich meiner Familie für ihre Unterstützung, die mich viele, viele Tage entbehren musste. Besonderer Dank gilt hierbei meinem ältesten Sohn Alexander für seine Hilfe bei allen EDV-technischen Fragen und Ausarbeitungen.
Insbesondere danken möchte ich aber auch allen in der Pflege Tätigen, die meine Fort- und Weiterbildung besucht haben. Durch ihre Fragen und ihre aktive Teilnahme haben Sie entscheidend zur Entstehung dieses Buches beigetragen.

Einleitung

Die Entwicklung der Pflegedokumentation im Gesundheitswesen ging in den letzten Jahren mit Riesenschritten voran.
Insbesondere in der Altenpflege ergeben sich aus den „gemeinsamen Grundsätzen und Maßstäben zur Qualität und Qualitätssicherung nach §80 SGB XI" besondere Anforderungen.
So wird in Bezug auf die Pflegedokumentation eine sach- und fachgerechte, jederzeit nachvollziehbare Dokumentation erwartet, die den individuellen Pflegeprozess übersichtlich darstellt.
Bei den von den Pflegekassen initiierten Prüfungen zur Kontrolle der Umsetzung der Qualitätsanforderungen gemäß den „gemeinsamen Grundsätzen und Maßstäben ..." stellt die Pflegedokumentation letztlich **die** Beurteilungsgrundlage für die Qualität der Umsetzung des Pflegeauftrages in der Praxis dar.
Zwar sind die Ergebnisse der Qualitätsprüfungen in der Struktur- und Ergebnisqualität zumeist sehr gut, aber nahezu immer zeigt sich ein mehr oder weniger deutliches Verbesserungspotenzial im Rahmen der Prozessqualität, dies insbesondere in der Darstellung des Pflegeprozesses.
Eine der häufigsten Bemerkungen des Prüferteams beim Abschlussgespräch einer Qualitätsprüfung ist:
„Die pflegerische Versorgung Ihrer Bewohner/Patienten ist im Gesamtergebnis sehr gut. Auch haben die zu Pflegenden bei der Befragung ihre vollste Zufriedenheit mit dieser Einrichtung ausgedrückt. Leider stellt dies offensichtlich nicht das Ergebnis einer geplanten Pflege dar, sondern beruht auf einem zufälligen Ergebnis ..."
Tatsächlich stellt es sich in der täglichen Praxis häufig so dar, dass die Pflegedokumentation von den Pflegenden selbst eher als notwendiges Übel denn als sinnvolles Arbeitsinstrument gesehen wird.
Zudem herrscht oftmals Unsicherheit darüber, **wie, was** und **in welcher Form** denn nun genau zu dokumentieren ist.
Tatsache ist, dass es die unterschiedlichsten Aussagen in Bezug auf Pflegedokumentation und Pflegeplanung gibt, und Tatsache ist auch, dass es auch in Zukunft weitere Bestrebungen geben wird, die Pflegedokumentation weiterzuentwickeln.

Warum dann also dieses Buch?

Dieses Fachbuch klärt über die verschiedenen Aspekte der pflegerischen Dokumentation auf und gibt Anregung, die eigene Dokumentation zu hinterfragen und zu reflektieren. Neben der Darstellung der gesetzlichen Mindestanforderungen an eine Pflegedokumentation nach SGB XI finden sich viele Vorschläge und Hinweise wie die pflegerische Dokumentation effektiv und sachgerecht erfolgen kann.

Durch Fallbeispiele, Reflexionsaufgaben und Formulierungshilfen erhält der Leser Sicherheit beim Führen einer sachgerechten Pflegedokumentation entsprechend den gesetzlichen Anforderungen.

Das Buch möchte professionell Pflegende motivieren, die Pflegedokumentation in der täglichen Praxis zu schätzen und in ihr ein wirkungsvolles Instrument der Darstellung der pflegefachlichen Qualität zu sehen.

Nutzung des Buches

Das Buch kann entweder ganz herkömmlich vom ersten bis zum letzten Kapitel oder aber punktuell, je nach Interesse und Wissenstand des Lesers quer gelesen werden. Ist z. B. eher das Thema Pflegeplanung von Interesse, können die Kapitel 4 und 5 auch ohne die vorherigen gelesen werden. Sucht der Leser dagegen Hinweise zum Pflegebericht, beginnt er einfach mit Kapitel 2.

Hinweis

Alle Personen in den Beispielen sind fiktiv. Jede Übereinstimmung mit lebenden oder verstorbenen Personen wäre rein zufällig und ist nicht beabsichtigt.

Um alle Arbeitsfelder der Altenpflege gleichermaßen anzusprechen, wurde die Bezeichnung „der Pflegebedürftige" oder „der zu Pflegende" gewählt. Nur wenn eine besondere Klientel angesprochen ist, wurden die in der Praxis üblichen Bezeichnungen wie Bewohner, Tagespflege- oder Kurzzeitpflegegast oder Patient verwendet. Um den Lesefluss nicht zu hemmen, wurde ohne Wertung grundsätzlich die männliche Form gewählt.

Die im Buch getätigten Aussagen erheben keinen Anspruch auf Vollständigkeit und erfolgten nach besten Wissen und Gewissen.

Die Autorin

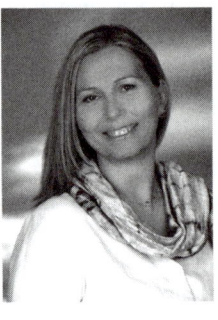

Frau Elke-Erika Rösen (Jahrgang 1966) ist Krankenschwester mit Weiterbildung zur leitenden Pflegefachkraft, zur Pflegesachverständigen (TÜV) und Organisationsberaterin.

Sie lebt mit ihrem Mann und Ihren Kindern am unteren Niederrhein.

Die Berufspraxis von Frau Rösen umfasst neben ihrer Ausbildung in der Psychiatrie den Aufbau und die Leitung eines Sozialdienstes und einer Tagespflegeeinrichtung sowie die Leitung eines ambulant psychiatrischen Pflegedienstes. Des Weiteren war sie als Pflegegutachterin beim sozialmedizinischen Dienst (SMD) der Bundesknappschaft und beim MDK-Nordrhein tätig.

Seit mehreren Jahren arbeitet Frau Rösen selbstständig als freie Beraterin in ambulanten, teilstationären und stationären Einrichtungen der Altenpflege. An verschiedenen Fort- und Weiterbildungsinstitutionen ist sie als Referentin tätig.

Frau Rösen bietet in Schulungen die Zusatzqualifikation zum Fachexperten für Pflegedokumentation und Pflegeplanung und zum Fachexperten für Pflegebegutachtung nach SGB XI an.

Ihre Emailadresse ist ElkeRoesen@gmx.de

Inhaltsverzeichnis

1	**Warum dokumentieren?**	1
1.1	Einführung in die Pflegedokumentation	1
1.2	Rechtliche Grundlagen der Pflegedokumentation	3
1.2.1	Gesetzliche Vorgaben	3
1.2.2	Anforderungen an eine Pflegedokumentation	6
1.3	Ziel und Zweck der Pflegedokumentation	19
1.3.1	Arbeitsmittel zur Datensammlung	19
1.3.2	Informations- und Kommunikationsmedium	20
1.3.3	Planungs- und Organisationshilfe	20
1.3.4	Instrument zur internen Qualitätssicherung	22
1.3.5	Schriftliches Beweismittel	22
2	**Wo wird dokumentiert?**	30
2.1	Auswahl eines geeigneten Pflegedokumentationssystems	30
2.1.1	EDV-gestützte Pflegedokumentation	33
2.1.2	Einsatz einer Musterdokumentation	35
2.2	Pflichtdokumentationsformulare	42
2.2.1	Anwendung der Pflichtdokumentationsformulare	42
2.2.2	Stammblatt	42
2.2.3	Formular zur Anamneseerhebung und Informationssammlung	44
2.2.4	Durchführungsnachweis	58
2.2.5	Pflegebericht	70
2.2.6	Pflegeplanung	78
2.3	Zusätzliche Bedarfsformulare	84
2.3.1	Anwendung der Bedarfsformulare	84
2.3.2	Formular zur Biografieerhebung	85
2.3.3	Ärztliches Verordnungsblatt/Medikamentenblatt	91
2.3.4	Ärztliches Kommunikationsblatt	100
2.3.5	Formulare zur Einschätzung von Risiken	102
2.3.6	Pflegeüberleitung	103
2.3.7	Weitere Bedarfsformulare	104
3	**Was muss dokumentiert werden?**	107
3.1	Von der Beobachtung zur Dokumentation	107
3.1.1	Objektive Daten	107
3.1.2	Subjektive Daten	107
3.2	Von der Pflegehandlung zur Dokumentation	115
3.2.1	Nur was dokumentiert ist, gilt als durchgeführt	115
3.2.2	Nachweis einer fachlichen Pflege	116
3.2.3	Plausibilität der Dokumentation	117
3.3	So viel wie nötig, so wenig wie möglich	117
3.3.1	Kurz und knapp	117
3.3.2	Mehrfachdokumentationen	118
3.3.3	Welche Informationen benötigen andere an der Pflege Beteiligte	118
3.3.4	Effektive Dokumentation	119

3.4	**Auf die richtige Formulierung kommt es an**	121
3.5	**Wann und wie oft muss dokumentiert werden?**	123
3.5.1	Die Pflegedokumentation in der täglichen Arbeit	123
3.5.2	Die Pflegedokumentation in besonderen Situationen	126
4	**Der dokumentierte Pflegeprozess**	**131**
4.1	**Zusammenhang zwischen Pflegedokumentation und -prozess**	131
4.2	**Informationen sammeln und dokumentieren**	138
4.2.1	Ohne Information keine professionelle Pflege	138
4.2.2	Schritte der Informationssammlung	140
4.2.3	Einbeziehung des Pflegebedürftigen und der Bezugspersonen	141
4.2.4	Lückenhafte Informationssammlung	143
4.2.5	Informationssammlung im Verlauf der Pflege	145
4.3	**Probleme und Ressourcen finden und dokumentieren**	146
4.3.1	Wann ist ein Problem ein Pflegeproblem?	146
4.3.2	Aufbau und Struktur eines Pflegeproblems	148
4.3.3	Grundregeln der Problemformulierung	150
4.3.4	Ressourcen formulieren	152
4.4	**Ziele festlegen und dokumentieren**	154
4.4.1	Grundsätze der Zielformulierung	154
4.4.2	Verschiedene Zielbereiche	157
4.4.3	Ebenen der Zielformulierung	158
4.5	**Maßnahmen planen und dokumentieren**	159
4.6	**Maßnahmen durchführen und dokumentieren**	162
4.7	**Pflegeergebnisse prüfen, dokumentieren und anpassen**	163
5	**Formulierungshilfen – gegliedert nach AEDL**	**166**
	AEDL 1 – Kommunizieren können	166
	AEDL 2 – Sich bewegen können	168
	AEDL 3 – Vitale Funktionen aufrecht erhalten können	170
	AEDL 4 – Sich pflegen können	171
	AEDL 5 – Essen und trinken können	174
	AEDL 6 – Ausscheiden können	177
	AEDL 7 – Sich kleiden können	180
	AEDL 8 – Ruhen und Schlafen können	182
	AEDL 9 – Sich beschäftigen können	183
	AEDL 10 – Sich als Mann und Frau fühlen können	184
	AEDL 11 – Für eine sichere Umgebung sorgen können	185
	AEDL 12 – Soziale Bereiche des Lebens sichern können	187
	AEDL 13 – Mit existentiellen Erfahrungen des Lebens umgehen können können	187
Anhang 1		**190**
Anhang 2		**196**
Literatur		**200**
Register		**202**

1 Warum dokumentieren?

1.1 Einführung in die Pflegedokumentation

Bei der professionellen pflegerischen Versorgung eines Menschen nehmen die Pflegenden eine Vielzahl von Daten wahr, geben sie weiter und verarbeiten sie. Lange Zeit geschah der Austausch dieser Daten überwiegend mündlich, teilweise erfolgte auch eine Dokumentation in so genannten „Übergabebüchern". Insgesamt aber erfolgte die Erfassung von bewohner- und patientenbezogenen Informationen sporadisch und Aussagen zur Durchführung pflegerischer Handlungen wurden eher zufällig getroffen. Häufig war es sogar so, dass die Weitergabe von Informationen vom hierarchischen Stand der Pflegenden abhängig war.

Ein lückenloser Informationsfluss war oftmals nicht gewährleistet, und immer wieder kam es daher zu den unterschiedlichsten Missständen bei der pflegerischen Versorgung eines Menschen, z. B.

▶ Pflegehandlungen wurden vergessen oder doppelt ausgeführt
▶ Pflegemaßnahmen wurden auf unterschiedlichste Art und Weise durchgeführt
▶ der zu Pflegende und/oder seine Bezugspersonen wurden falsch oder gar nicht informiert.

Mit einer systematisch geplanten Pflege hatte dies sicherlich wenig zu tun.

Dies stellten auch die in der Pflege Tätigen fest, und so wurde die Notwendigkeit einer aussagekräftigen Dokumentation im Rahmen einer Professionalisierung der Pflege immer offensichtlicher. Viele in der Pflege Tätige haben letztlich aktiv dazu beigetragen, die Daten- und Informationssammlung systematischer zu gestalten, und die Zeiten der „zufälligen und ungeplanten" Pflege gehören nunmehr der Vergangenheit an.

Heute sollte es oberstes Ziel aller professionell Pflegenden sein, einen lückenlosen Informationsfluss zu gewährleisten. Im Rahmen der täglichen Sammlung und Weitergabe von Daten steht die schriftliche Dokumentation dabei deutlich im Vordergrund. Ergänzt werden kann sie durch eine mündliche Informationsweitergabe, z. B. im Sinne einer Dienstübergabe. Dies hat sich in der Praxis etabliert, und es ist allgemein üblich, ein Übergabegespräch mit den Mitarbeitern der nachfolgenden Schicht zu führen.

Für die Gewährleistung eines lückenlosen Informationsaustausches ist eine mündliche Übergabe allerdings nicht zwingend erforderlich. Sicherlich ist ein mündlicher Austausch mit Kollegen sinnvoll, kann aber niemals eine systematische schriftliche Datensammlung ersetzen.

Lückenloser Informationsfluss

Da eine Pflegedokumentation von den Pflegekräften in der Form zu führen ist, dass sich die Kollegen einen genauen Überblick über die Situation des Bewohners verschaffen können, werden diese auch ohne ein Übergabegespräch in der Lage sein, anhand der schriftlichen Informationen fachgerecht pflegen können.

Professionelle Bearbeitung von Informationen

1 Warum dokumentieren?

Die Pflegedokumentation informiert ausführlich über die Art und Weise des pflegerischen Handelns. Sie beschreibt detailliert, wie, was, wann, wie oft usw. bei einem Bewohner an Pflegeleistungen erbracht wird. Damit stellt die Pflegedokumentation allen an der Pflege Beteiligten die notwendigen Informationen für eine sachgerechte Pflege zur Verfügung.

Handwerkszeug Pflegedokumentation

Um eine wirklich aussagekräftige Dokumentation gewährleisten zu können, müssen alle bewohnerbezogenen Daten systematisch gesammelt und in einem standardisierten Dokumentationssystem hinterlegt werden. Auf diese Weise ist der Pflegeprozess in jeder Phase auch für Außenstehende nachvollziehbar.

▶ **Die Pflegedokumentation ist unverzichtbares „Handwerkszeug" für professionell Tätige im Arbeitsfeld der Altenpflege.** ◀

Genauso wie ein Mechaniker bei der Arbeit auf sein Werkzeug angewiesen ist, benötigen die Pflegenden ein geeignetes Dokumentationssystem. Genauso wie ein Mechaniker sein Werkzeug nach der Reparatur auf Vollzähligkeit und Funktionstüchtigkeit kontrolliert, gewährleistet die Pflegekraft nach der Durchführung der Pflege eine aussagekräftige und nachvollziehbare Dokumentation aller relevanten Informationen. Fehlt das „Werkzeug" Pflegedokumentation oder ist es defekt, kann es leicht zu unschönen Situationen kommen:

> **Beispiel** Eine Altenpflegerin ist in der ambulanten Pflege tätig und kommt nach drei Tagen Urlaub wieder in den Haushalt von Frau Schwarz. Die Altenpflegerin führt bei Frau Schwarz die grundpflegerische Versorgung durch und unterstützt sie beim Ankleiden. Anschließend begleitet sie Frau Schwarz in die Küche, wo die Tochter schon das Frühstück zubereitet. Gerade als sich die Altenpflegerin verabschieden möchte, wird sie von der Tochter gefragt, ob sie die vor zwei Tagen vom Arzt verordnete Salbe benutzt und ob sich der Hautausschlag an den Beinen bereits gebessert hat. Die Pflegekraft kann die Frage nicht beantworten und eilt mit dem Hinweis auf die fortgeschrittene Zeit zur Wohnungstüre. Mit einem unangenehmen Gefühl verlässt sie schnell die Wohnung von Frau Schwarz.

Bei dem beschriebenen Beispiel war der erforderliche lückenlose Informationsfluss zwischen den Pflegenden unterbrochen, was zur Folge hatte,
▶ dass die Altenpflegerin keine gezielte Krankenbeobachtung durchführte, sie achtete nicht gezielt auf einen Hautauschlag an den Beinen, da ihr dieses Pflegeproblem nicht bekannt war
▶ dass die Altenpflegerin eine ärztliche Verordnung nicht durchführte, woraus sich evtl. abrechnungstechnische und versorgungsrechtliche Konsequenzen mit der Krankenkasse oder dem zuständigen Arzt ergeben könnten
▶ dass sich der Heilungsprozess unter Umständen verzögert
▶ dass das Verhalten der Altenpflegerin einen schlechten Eindruck bei der Tochter von Frau Schwarz hinterlassen hat; diese vermutet möglicherweise organisatorische Mängel innerhalb des Pflegedienstes oder eine schlechte Zusammenarbeit der Pflegenden untereinander.

Natürlich stellt sich auch die Frage, wie es zu der geschilderten Situation kommen konnte. Hat vielleicht eine Mitarbeiterin vergessen, die ärztliche Anordnung in die Dokumentation einzutragen oder hat die Altenpflegerin selbst an diesem Morgen ihre Sorgfaltspflicht verletzt und versäumt, vor Beginn der Pflege in die Pflegedokumentation zu sehen und sich zu informieren (▶ Kap. 1.2).

Tatsache ist, dass mit einer aussagekräftigen und lückenlosen Pflegedokumentation dieses Ereignis hätte vermieden werden können.

Eine gute Dokumentation, dies muss an dieser Stelle betont werden, setzt voraus, dass die Pflegenden die Pflegedokumentation als sinnvolles Arbeitsinstrument und nicht als lästiges Übel betrachten. Die Durchführung fachlich versierter Pflege ohne Pflegedokumentation ist mittlerweile undenkbar geworden.

Sinnvolles Arbeitsinstrument Pflegedokumentation

▶ **Professionelles pflegerisches Handeln und das Führen einer Pflegedokumentation sind untrennbar miteinander verbunden. Dies sollte jedem Mitarbeiter in der Pflege bewusst sein!** ◀

1.2 Rechtliche Grundlagen der Pflegedokumentation

1.2.1 Gesetzliche Vorgaben

Berufsordnung für Pflegekräfte

Das Führen einer Pflegedokumentation gehört zu den Sorgfaltspflichten der Pflegenden. Im Rahmen der Professionalisierung der Pflege ist diese Berufsverpflichtung in den Kernaussagen der Rahmen-Berufsordnung des deutschen Pflegerates (📖 1) für alle professionell Pflegende festgeschrieben:

Sorgfaltspflicht für Pflegende

▶ § 2: Aufgaben
   „*Eigenverantwortliche Aufgaben professionell Pflegender sind: Feststellung des Pflegebedarfs, Planung, Organisation, Durchführung und Dokumentation der Pflege*"
▶ § 3: Dokumentationspflicht
   „*Professionell Pflegende dokumentieren den gesamten Pflegeprozess und verwenden ein entsprechendes standardisiertes Dokumentationssystem ...*"

Altenpflegegesetz

In der Ausbildungs- und Prüfungsverordnung (📖 2) für den Beruf der Altenpflegerin und des Altenpflegers wird die Pflegedokumentation als fester Bestandteil der Ausbildung benannt:

Berufliche Verpflichtung zur Dokumentation

▶ Bundesgesetzblatt von 2002 Seite 4423:
   „*... die Erhebung und Feststellung des Pflegebedarfs, die Planung, die Organisation, die Durchführung und Dokumentation der Pflege stellt eine berufliche Verpflichtung dar*"

Im Gesetz über die Berufe in der Altenpflege (Altenpflegegesetz – AltPflG) vom August 2003 findet sich in § 3 Satz 1 die Forderung nach einer sach- und fachkundigen, den allgemein anerkannten pflegewissenschaftlichen, insbesondere den medizinisch-pflegerischen Erkenntnissen entsprechenden umfassenden und geplanten Pflege. Diese Forderung bezieht die Pflicht der Dokumentation mit ein.

Krankenpflegegesetz

Im Krankenpflegegesetz wird seit 1985 eine „sach- und fachkundige geplante Pflege" und „*... die Weitergabe der Beobachtungen des körperlichen und seelischen Zustandes* eines Patienten und der Umstände, die seine Gesundheit beeinflussen, sowie die Weitergabe dieser Beobachtungen an die an der Diagnostik, Therapie und Pflege Beteiligten …" gefordert. Laut Urteil des BGH vom 18. Dezember 1990 gehört dazu eine sach- und fachgerechte Dokumentation. Nach einem Grundsatzurteil des BGH vom 18. März 1986 können zudem Maßnahmen, die nicht dokumentiert wurden, als nicht durchgeführt gewertet werden.

SGB XI – gesetzliche Pflegeversicherung

Wesentliche Rahmenbedingungen zur Pflegedokumentation ergeben sich sowohl für die ambulanten als auch für die stationären Einrichtungen der Altenhilfe aus dem Pflegeversicherungsgesetz von 1995.

Aus den gemeinsamen Grundsätzen und Maßstäben zur Qualität und Qualitätssicherung nach § 80 SGB XI von Mai 1996 ergibt sich für alle Einrichtungen der Altenpflege (ambulante, teilstationäre und stationäre Pflege sowie Kurzzeitpflege) die Verpflichtung zur Dokumentation der erbrachten Leistungen.

▶ Auszug für die stationäre Pflege (📖 3):
„Die vollstationäre Pflegeeinrichtung hat ein geeignetes Pflegedokumentationssystem vorzuhalten. Die Pflegedokumentation ist sachgerecht und kontinuierlich zu führen."

SGB V – gesetzliche Krankenversicherung

Anders als in der stationären Pflege, wo derzeit noch eine Pauschalvergütung der behandlungspflegerischen Maßnahmen über den Pflegesatz erfolgt, ergibt sich für die ambulante Pflege auf der Grundlage des Rahmenvertrags über häusliche Krankenpflege gemäß §§ 132, 132a SGB V (📖 4) folgende Verpflichtung zur Dokumentation:

▶ Rahmenvertrag Anlage 1 § 11 Pflegedokumentation:
„Der Leistungserbringer ist verpflichtet, für jeden Patienten eine detaillierte und zeitnahe Pflegedokumentation zur jeweils aktuellen Informationsvermittlung – grundsätzlich beim Patienten – zu führen. Sie muss einen zuverlässigen und umfassenden Überblick über die Entwicklung des Gesundheitszustandes des Patienten und der Versorgung ermöglichen…"

Heimgesetz

Für die Einrichtungen der stationären Altenpflege ergeben sich weitere Forderungen aus dem Heimgesetz. Das Heimgesetz stammt aus dem Jahr 1974 und wurde mehrfach überarbeitet und ergänzt. Die letzte Änderung ist zum 1. Januar 2002 in Kraft getreten und beinhaltet umfassende Änderungen (📖 5).
In Hinblick auf die Pflegedokumentation finden sich folgende Aussagen:

▶ § 11 Abs. 1 Nr. 7:
„Ein Heim darf nur betrieben werden, wenn der Träger und die Leitung sicherstellen, dass für pflegebedürftige Bewohnerinnen und Bewohner Pflegeplanungen aufgestellt und deren Umsetzung aufgezeichnet werden"

Arbeitsrechtliche Vorgaben

Für jeden Mitarbeiter ergibt sich mit dem Zustandekommen eines Arbeitsvertrages die Verpflichtung, die ihm übertragenen Aufgaben und Aufträge entsprechend den arbeitsrechtlichen Vorschriften zu erfüllen. Des Weiteren verpflichtet sich ein Mitarbeiter, die besonderen Anweisungen des Arbeitgebers und seiner Vorgesetzten sorgfältig und gewissenhaft auszuführen.

Auf Grundlage der beruflichen Ausbildung kann ein Arbeitgeber voraussetzen, dass eine Pflegefachkraft eine Pflegedokumentation sach- und fachgerecht führen kann. Dieses „Können" stellt eine der Grundvoraussetzungen für den Abschluss eines Arbeitsvertrages dar. Bei Nichterfüllung des „Vertrages" können auf den Arbeitnehmer arbeitsrechtliche Konsequenzen zukommen. Aufzeichnungspflicht

Ist eine Arbeitskraft z. B. nicht in der Lage, eine Pflegedokumentation sach- und fachgerecht zu führen bzw. sieht sie die Notwendigkeit dessen nicht ein, muss der Arbeitgeber diese Verstöße gegen die Aufzeichnungspflichten des Arbeitnehmers nicht hinnehmen. Der Arbeitgeber kann den Mitarbeiter abmahnen und auffordern, sich selbst durch eigene Fortbildung in der Freizeit zu befähigen, eine Pflegedokumentation sach- und fachgerecht führen zu können. Gegebenenfalls kann der Arbeitgeber den „Verstoß gegen die Aufzeichnungspflicht" zum Gegenstand einer Kündigung werden lassen. Arbeitsrechtliche Konsequenzen

Den Pflegenden sollte daher auf Grundlage der abgeschlossenen Berufsausbildung in der Altenpflege oder Krankenpflege bewusst sein, dass sie als Pflegefachkräfte in der Lage sein müssen, eine Pflegedokumentation entsprechend den gesetzlichen Vorschriften zu führen. Gegebenenfalls müssen Pflegende von sich aus tätig werden und sich z. B. durch Fort- und Weiterbildung und/oder dem Lesen von Fachliteratur in die Lage versetzen, diese Aufgabe zu erfüllen.

> **Beispiel** In Ihrem Wohnbereich fängt eine neue Mitarbeiterin an. Diese Pflegefachkraft war bereits viele Jahre in der Altenpflege tätig und möchte nun nach mehreren Jahren Erziehungsurlaub wieder in ihren Beruf als Altenpflegerin zurückkehren. Sie arbeiten die neue Mitarbeiterin ein und haben den Eindruck, dass diese wirklich fachkompetent ist. Als es allerdings zur Besprechung der Pflegedokumentation kommt, macht die angehende neue Mitarbeiterin die Bemerkung, dass sie die Dokumentation für unnötig hält und sich damit noch nie anfreunden konnte. Sie hätte auch gar keine Lust, eine Pflegeplanung zu schreiben und würde dies zudem auch gar nicht können. Bei ihrem vorherigen Arbeitgeber wurden alle Planungen von der Wohnbereichsleitung geschrieben. Sie würde in der Dokumentation nur ein lästiges Übel sehen und davon lasse sie sich auch nicht abbringen.

Jeder Leser möge nun für sich entscheiden, ob er diese Arbeitskraft, die über viele Jahre Praxiserfahrung verfügt und ein hohes fachliches Verständnis hat, tatsächlich einstellen würde. Ständige Diskussionen mit einzelnen Mitarbeitern bezüglich der Notwendigkeit der sachgerechten Führung einer Pflegedokumentation sind äußerst kontraproduktiv für einen reibungslosen Arbeitsablauf und nervenaufreibend für das gesamte Team. Von vielen Arbeitgebern wird daher immer häufiger bereits im Vorstellungsgespräch das Können der Mitarbeiter in Form eines kleinen „Tests" überprüft. Der Bewerber wird z. B. gebeten, eine kurze Pflegeplanung zu schreiben oder eine Beispieldokumentation zu bewerten.

> **Reflexion** Nehmen Sie Ihren Arbeitsvertrag zur Hand und suchen Sie die Textpassagen heraus, die sich speziell auf die Verpflichtung zur Dokumentation beziehen. Haben Sie auch eine Stellenbeschreibung? Lesen Sie alle Textstellen ganz bewusst und fragen Sie sich kritisch, ob Sie die „Vertragsvorgaben" Ihrerseits erfüllen. Wenn ja, prima, warum lesen Sie dieses Buch? Wenn nicht, lesen Sie weiter und besorgen Sie sich noch weitere Informationen. Überlegen Sie für sich selbst, in welchen Bereichen Sie sich noch verbessern möchten.

Haftungsrechtliche Vorgaben

Kommt eine Pflegekraft ihrer Sorgfaltspflicht einer sach- und fachgerechten Dokumentation nicht nach, können sich daraus haftungsrechtliche Konsequenzen ergeben.
Hierbei stellt ein „Mangel" an Dokumentation grundsätzlich erst einmal keinen eigenen Haftungsbestand dar, allerdings zieht dieser „Mangel" eine Änderung der Beweislast nach sich (□ 6).

Beweislastumkehr möglich

Kommt es nachweislich zu Dokumentationslücken, müsste eine Pflegefachkraft z. B. in einem Zivilprozess den Vorwurf einer mangelnden Versorgung selbst entkräften. Die Beweislast liegt dann bei der Pflegekraft. Sie muss beweisen, dass sie alle erforderlichen Maßnahmen sach- und fachgerecht erbracht hat.
Ein Dokumentationsmangel kann grundsätzlich auch durch Zeugenaussagen und nachträgliche schriftliche Ergänzungen erbracht werden, es stellt sich allerdings die Frage, welche Zeugen sich nach zum Teil mehreren Jahren noch so genau an einen Pflegevorgang erinnern können, dass sie eine brauchbare Zeugenaussage tätigen können.

▶ **Allen Pflegenden muss bewusst sein, dass der Dokumentationsumfang einer Situation immer von dem zu erwartenden Risiko abhängt. Je risikoreicher eine Pflegesituation ist, desto besser muss dokumentiert werden!** ◀

„Sorgfalt" der Pflegenden muss erkennbar sein

Aus der Pflegedokumentation muss plausibel nachvollziehbar sein, dass ein eingetretener Schaden trotz aller angewandten Sorgfalt der Pflegekräfte nicht zu vermeiden war (□ 7), z. B. Dekubitusentstehung trotz engmaschiger Lagerungsintervalle und Hilfsmitteleinsatz bei einem sterbenden Menschen.

1.2.2 Anforderungen an eine Pflegedokumentation

Archivierung

Bezüglich der Aufbewahrungsfristen einer Pflegedokumentation findet sich in den Rahmenverträgen der ambulanten und der stationären Altenpflege als auch im Heimgesetz die Angabe einer Archivierungszeit von 5 Jahren nach der letzten pflegebezogenen Eintragung. Diese Frist gilt, soweit keine anderen Vorschriften längere Aufbewahrungspflichten vorsehen.

Systematische Archivierung

Alle nicht mehr in Gebrauch befindlichen Dokumentationsblätter sind in einer extra dafür vorgesehenen Mappe zu archivieren. Es versteht sich von alleine, dass die Sortierung der Formulare nach einem systematischen Ordnungssystem erfolgen sollte.
Nichts ist ärgerlicher, als wenn eine Pflegekraft z. B. bei einer Qualitätsprüfung in völlig unsortierten Ordnern verzweifelt nach den geforderten Unterlagen sucht!

Aufbewahrung

Die Pflegedokumentation ist verschlossen aufzubewahren, unbefugte Personen dürfen keinen Zugang haben. Innerhalb eines Dienstzimmers in der stationären Pflege ist keine verschlossene Aufbewahrung der Akten erforderlich, allerdings ist darauf zu achten, dass das Dienstzimmer beim Verlassen immer verschlossen ist.

Verschlossene Aufbewahrung

Wird die Pflegedokumentation zur Pflege mit zu den Bewohnern genommen, dürfen die Dokumentationsmappen nicht unbeobachtet auf dem Flur verbleiben, z. B. offen auf dem Pflegearbeitswagen ausliegen. Entweder nimmt die Pflegekraft die Dokumentationen mit ins Bewohnerzimmer, oder es muss eine Möglichkeit der sicheren Aufbewahrung geschaffen werden. In der Praxis haben sich Pflegedokumentationswagen, wie sie in der Krankenpflege bekannt sind, sehr bewährt.

Ergänzende Dokumentationsblätter, wie z. B. Einfuhr-, Bewegungs- oder Lagerungsformulare, sollten zur Sicherstellung einer zeitnahen und lückenlosen Dokumentation in unmittelbarer Umgebung des zu Pflegenden aufbewahrt werden.
In der vollstationären Pflege und in Einrichtungen der Kurzzeitpflege ist es sinnvoll, die entsprechenden Formulare unmittelbar im Zimmer des Bewohners bzw. Gastes zu hinterlegen.

Aufbewahrung von Ergänzungsdokumentationsformularen

Hierbei ist zu beachten, dass den datenschutzrechtlichen Vorschriften Genüge getan werden muss. Aber selbst Mitarbeiter des MDK und der Heimaufsicht äußern diesbezüglich, dass die Einhaltung von datenschutzrechtlichen Vorschriften einer effektiven Arbeitsorganisation nicht entgegenstehen darf!

Das Platzieren der Zusatzdokumentationsblätter stellt datenschutzrechtlich kein Problem dar, wenn die Formulare z. B. in einem Schnellhefter „geschützt" durch ein Deckblatt (▶ Abb. 1.1) im Zimmer aufbewahrt werden.

Persönliche Daten müssen geschützt bleiben

▶ **Es muss sichergestellt sein, dass eine direkte Einsicht der persönlichen Daten für Außenstehende nicht ohne weiteres möglich ist!** ◀

In besonderen Fällen können die Formulare ggf. „versteckt" im Nachtschränkchen oder Kleiderschrank – Achtung: hier immer den Bewohner um Erlaubnis fragen! – aufbewahrt werden.

In ambulanten Pflegeeinrichtungen besteht die beschriebene Problematik nicht. Hier liegt dagegen umgekehrte die vertragsrechtliche Verpflichtung vor, dass die Pflegedokumentation grundsätzlich im Haushalt des zu Pflegenden verbleiben muss.

Aufbewahrung beim Patienten in der ambulanten Pflege

Auszug aus dem Erhebungsbogen zur Qualitätsprüfung

Nach §§ 112, 114 SGB XI in der ambulanten Pflege:

	Ja	Nein	Empfehlung
12.1 Wird die Pflegedokumentation grundsätzlich beim Pflegebedürftigen aufbewahrt?	❏	❏	❏

Quelle MDS (2005): Qualitätsprüfungsrichtlinien (QPR) vom 10. November 2005

Diese Frage trifft für stationäre Pflegeeinrichtungen nicht zu. Im Erhebungsbogen zur Prüfung der Qualität nach §§ 112, 114 SGB XI kommt diese Frage **nicht** vor.

Mustermappe zur Pflegdokumentation – Seniorenpflegeeinrichtung Haus Wunderschön

Dokumentationsmappe
zur **ergänzenden** Bewohnerdokumentation

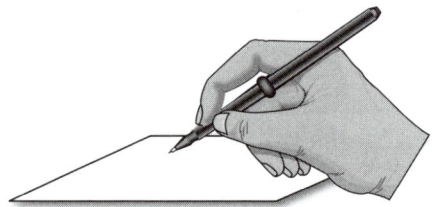

Diese Zusatzdokumentationsmappe enthält erforderliche Dokumentationsformulare, die zur Sicherstellung einer zeitnahen Dokumentation in unmittelbarer Umgebung des Bewohners (→ Bewohnerzimmer) aufbewahrt werden.

Wichtig: Zu evt. Beschäftigungsangeboten oder Ausflügen sollte die Zusatzdokumentationsmappe mitgenommen werden.

Abb. 1.1: Deckblatt ergänzende Bewohnerdokumentation.

1.2 Rechtliche Grundlagen der Pflegedokumentation

Nur in begründeten Ausnahmefällen kann von dieser Verpflichtung abgesehen werden, wenn z. B.
- der Patient die Pflegedokumentation versteckt
- der Patient die Pflegedokumentation vernichtet
- der Patient Urkundenfälschung begeht, Eintragungen der Pflegekräfte durchstreicht oder diese unleserlich überschreibt
- die Eintragungen der Pflegenden eine ungünstige Wirkung auf den Heilungsverlauf eines Patienten haben, z. B. wenn dieser schriftliche Aussagen aufgrund seiner Erkrankung falsch deutet, etwa bei psychisch kranken Menschen.

Ausnahmen sind möglich

In solchen Fällen kann es sinnvoll sein, entweder keine oder eine „entschlackte" Dokumentationsmappe beim Pflegebedürftigen zu belassen. Eine „entschlackte" Mappe könnte z. B. neben dem Stammblatt nur noch ein Berichtblatt und evtl. ein Medikamentenblatt beinhalten. So stehen im Notfall die wichtigsten Informationen zur Verfügung.

„Entschlackte" Dokumentationsmappe

Das Berichtblatt sollte hierbei von den Pflegenden nur in der Form genutzt werden, wie es vom Pflegebedürftigen oder den Bezugspersonen toleriert wird. Tritt eine solche Situation ein, ist es zumeist erforderlich, ein zusätzliches Berichtblatt im Büro des Pflegedienstes zu führen. Wichtig ist dann, dass sich auf dem Stammblatt vor Ort ein unauffälliger Hinweis oder ein Zeichen, z. B. B2, findet, aus dem nur für die Pflegekräfte ableitbar ist, das ein zweites Berichtblatt existiert.

Alle erforderlichen Dokumentationsformulare, die nicht beim Pflegebedürftigen im Haushalt belassen werden können, sind im Büro des Pflegedienstes zu führen.

Es hat sich bewährt, dort eine zweite Dokumentationsmappe anzulegen.

Einsichtsrecht

Dem Pflegebedürftigen und allen von ihm bevollmächtigten Personen ist es jederzeit gestattet, die Pflegedokumentation einzusehen. Auch kann er immer und zu jeder Zeit Kopien seiner Dokumentation einfordern. Eventuell entstandene Kosten müssen allerdings erstattet werden.

Die Kranken- und Pflegekassen haben kein direktes Einsichtsrecht in die Pflegedokumentation. Sie können jedoch den MDK mit der Prüfung einer Dokumentation beauftragen.

Kein Einsichtsrecht für Kranken- und Pflegekassen

Im Gegensatz zu den Kranken- und Pflegekassen steht der Heimaufsicht grundsätzlich ein uneingeschränktes Einsichtsrecht in die Pflegedokumentation eines Bewohners zu.

▶ **Auch MDK und Heimaufsicht dürfen die Pflegedokumentation nur einsehen, wenn der zu Pflegende oder eine bevollmächtigte Person ihr Einverständnis erteilt haben!** ◀

Möchte ein Bevollmächtigter, z. B. der Betreuer, Einsicht in die Pflegedokumentation nehmen, so ist von Seiten der Pflegenden unbedingt darauf zu achten, für welchen Betreuungsbereich dieser zuständig ist. Nicht aus jedem Betreuungsbereich ergibt sich unmittelbar das Recht zu Einsicht in die Pflegedokumentation. Im Zweifelsfall ist es immer sinnvoll, den Pflegebedürftigen selbst zu fragen, welchen Personen in welchem Umfang Akteneinsicht gewährt werden darf.

Urkundenstatus

Mit der Beschriftung der Dokumentationsformulare erlangen diese Urkundenstatus. Da es sich somit bei der Pflegedokumentation um eine Ansammlung von Urkunden handelt, sind folgende Grundsätze zu beachten:

Sammlung von Urkunden

1 Warum dokumentieren?

- Alle Eintragungen erfolgen mit Angabe des Datums, der Uhrzeit und des Handzeichens der dokumentierenden Person.
- Grundsätzlich sind alle Bereiche der Dokumentationsblätter vollständig zu bearbeiten; können vereinzelte Punkte nicht in Erfahrung gebracht werden, ist dies zu vermerken.
- Ausradieren oder überkleben von Daten ist nicht erlaubt.
- Keine Verwendung von Tipp-Ex®.
- Die Dokumentation muss mit dokumentenechten Stiften erfolgen, Bleistift, Füller oder auswaschbare Filzschreiber sind nicht geeignet.
- Leerzeilen innerhalb der Dokumentationsblätter, die sich aus arbeitstechnischen Gründen ergeben (z. B. Falzkante des Pflegeberichts), sollten sauber durchgestrichen werden.
- Versehentlich vorgenommene Eintragungen dürfen sauber durchgestrichen werden und müssen lesbar bleiben; die Pflegekraft sollte zudem den Vermerk „Fehleintrag" vornehmen und diesen Hinweis mit Datum und ihrem Handzeichen versehen.
- Die Datensammlung hat fortlaufend und nach Möglichkeit chronologisch zu erfolgen, nachträgliche Änderungen sind als solche zu kennzeichnen und mit Handzeichen und Datum zu versehen.

Lesbarkeit der Pflegedokumentation

Eintragungen müssen lesbar sein

Grundsätzlich ist eine Eintragung in der Pflegedokumentation in einer leserlichen Schrift vorzunehmen.

- Alle Eintragungen müssen auch für andere an der Pflege Beteiligte lesbar sein; Mitarbeiter mit einer unleserlichen Schrift sind aufgefordert, in Druckbuchstaben zu dokumentieren.
- Keinesfalls erlaubt ist die Streichung eines Wortes bis zur Unkenntlichkeit.
- Grundsätzlich sind allgemein anerkannte pflegerisch-medizinische Begrifflichkeiten zu verwenden.

Mehrfachdokumentation

Mehrfachdokumentation vermeiden

Jede Information sollte grundsätzlich nur einmal an einer festgelegten Stelle innerhalb eines Dokumentationssystems aufgezeichnet werden.

Auszug aus dem Erhebungsbogen zur Qualitätsprüfung

Nach §§ 112, 114 SGB XI in der stationären Pflege:

| 14.14 Werden in der Pflegedokumentation Mehrfachdokumentationen vermieden? | Ja ❏ | Nein ❏ | Empfehlung ❏ |

Quelle MDS (2005): Qualitätsprüfungsrichtlinien (QPR) vom 10. November 2005

In der ambulanten Pflege ▶ Anhang 1, Frage 12.16

Dies bedeutet z. B.
- keine doppelte Bestätigung (Handzeichen) der Wundversorgung im Durchführungsnachweis und auf dem Wunddokumentationsblatt
- keine doppelte Auflistung der im Rahmen einer Arztvisite geänderten Medikamente, z. B. auf dem Medikamentenblatt und zusätzlich im Pflegebericht

- keine Auflistung der erbrachten Pflegehandlungen im Pflegebericht, wenn diese bereits in der Durchführungskontrolle bestätigt werden.

▶ Auch wenn grundsätzlich von einer Mehrfachdokumentation abzusehen ist, kann es in bestimmten Situationen sinnvoll sein, Informationen doppelt zu hinterlegen (▶ Kap. 3.3). ◀

Aussagekräftige Pflegedokumentation

Alle Aufzeichnungen sind aussagekräftig zu formulieren, so dass alle an der Versorgung Beteiligten diese ohne weitere Nachfrage verstehen können.

Eintragung muss ohne Nachfrage verständlich sein

- Jegliche Formulierungen in der Pflegedokumentation sind auf den Bewohner bezogen zu dokumentieren.
- Alle Eintragungen erfolgen plausibel aufeinander aufbauend, ein lückenloser Verlauf ist jederzeit nachvollziehbar.
- Alle Eintragungen werden in nicht wertenden Formulierungen dokumentiert.
- Aussagen, z. B. des zu Pflegenden oder seiner Bezugsperson, können als Zitat aufgenommen werden.
- Dokumentiert wird nur, was aus einer Situation heraus wichtig ist.
- Eintragungen können stichpunktartig vorgenommen werden, vollständige Sätze sind nicht erforderlich.
- Allgemein gebräuchliche Abkürzungen können genutzt werden, weitere Abkürzungen, die nicht jeder Person auf Anhieb geläufig sind oder deren Bedeutungen nicht zweifelsfrei zugeordnet werden kann, müssen in einer Legende hinterlegt sein z. B. die genaue Erklärung der Abkürzung Z. n. HWI. Dies kann der Zustand nach Harnwegsinfekt oder Hinterwandinfarkt sein.

Zweifelsfreie Zuordnung der Pflegedokumentation

Um eine genaue Zuordnung der Dokumentationsblätter gewährleisten zu können, sind alle verwendeten Formulare fortlaufend zu nummerieren und mit dem Vor- und Nachnamen des zu Pflegenden zu versehen.

Vollständiger Name des zu Pflegenden

> **Beispiel** Eine Pflegekraft bekam zu Beginn eines neuen Monats den Auftrag, die in der Ablage gesammelten Lagerungspläne in die Archivierungsordner der Bewohner zu sortieren. Da jedoch neben der Angabe des Zunamens nur noch der Anfangsbuchstabe des Vornamens auf den Formularen vermerkt war und dadurch bei beiden Bewohnern eine Namensgleichheit bestand, z. B. Hr. T. Jansen = Herr Thomas Jansen oder Herr Theo Jansen, stellte sich diese an sich leichte Sortierarbeit als sehr langwieriges und schwieriges Unterfangen dar.

Spätestens wenn Pflegende den beschriebenen Arbeitsauftrag selbst einmal durchführen sollten, wird erkennbar, warum eine sachgerechte Pflegedokumentation bereits mit der Angabe der korrekten Beschriftung beginnt.

Wird innerhalb der Pflegedokumentation, z. B. in der Pflegeplanung oder im Pflegebericht, der Name des Bewohners erwähnt, sollte der Nachname immer vollständig ausgeschrieben werden.

Keine Abkürzung des Namens

Abkürzungen wie z. B. der Bew., der Pat., Hr. T. sind möglich, implizieren jedoch eine geringe Wertschätzung des zu Pflegenden und sollten daher vermieden werden. Grundsätzlich ist eine Dokumentation in Stichpunkten ausreichend. Daher kann bei sachgerecht beschrifteten Formularen auch gänzlich auf die Erwähnung des Namens des zu Pflegenden, z. B. im Bericht oder in der Pflegeplanung, verzichtet werden.

Mehrfachangabe des Namens nicht erforderlich

Da sich der vollständige Name bereits auf jedem einzelnen Dokumentationsformular findet, ist eine ständige Wiederholung, z. B. im Pflegebericht, nicht erforderlich.

Umfang und Häufigkeit der Pflegedokumentation

Erweiterte Dokumentation

Grundsätzlich besteht die Verpflichtung, täglich in jeder Schicht eine Bestätigung aller erbrachten (Regel-)Leistungen im Durchführungsnachweis zu dokumentieren. Jegliche weitere Dokumentation, z. B. im Pflegebericht, ist abhängig von der jeweiligen Situation und liegt im Ermessen der jeweiligen Pflegekraft.

Liegen bei einem pflegebedürftigen Menschen bestimmte Risiken vor, wie z. B.
- ▶ Gefahr einer Mangelernährung
- ▶ Gefahr eines Flüssigkeitsdefizits
- ▶ Sturzgefahr
- ▶ freiheitsbeschränkende Maßnahmen,

ist eine zusätzliche Dokumentation zumeist erforderlich, z. B. Führen eines Einfuhrplans oder ergänzende Eintragungen im Pflegebericht.

Bestehen bei einem zu betreuenden Menschen nur wenige oder keine Risiken, kann eine weiterführende Dokumentation ggf. unterbleiben.

Die Einschätzung eines möglichen Risikos und die daraus resultierende Verpflichtung einer „erweiterten" Dokumentation liegt im Ermessen der für den Bewohner verantwortlichen Pflegekraft.

Auch sind der Umfang und die Häufigkeit der Dokumentation abhängig von der Dauer der Versorgung. So ist beispielsweise in der ersten Phase nach Aufnahme eines Bewohners immer eine sehr umfangreiche Dokumentation erforderlich. Im weiteren Verlauf der pflegerischen Versorgung kann die Dokumentation dann zumeist deutlich reduziert werden (▶ Kap. 3.5).

Zweifelsfreie Zuordnung der Eintragungen

Eintragungen mit Datum und Uhrzeit

Grundsätzlich sollte bei jeder Eintragung der genaue Zeitpunkt der Dokumentation nachvollzogen werden können. Tageszeitliche Zuordnungen, wie z. B. morgens, oder die Angabe des tageszeitlichen Dienstes, z. B. Spätdienst, sind zwar erlaubt, aber aus pflegefachlicher Sicht wenig sinnvoll.

Da es beispielsweise in einem Streitfall entscheidend sein kann, ob der Hausarzt eines zu Pflegenden um 10.00 Uhr oder erst um 12.00 Uhr über eine Angelegenheit informiert worden ist, sollte zur eigenen Sicherheit der Pflegenden immer die genaue Uhrzeit einer Eintragung vorhanden sein.

Eintragungen müssen zuordnungsfähig sein

Um jede Information, die in einer Pflegedokumentation dokumentiert ist, zweifelsfrei einer Person zuordnen zu können, muss sich jeder Mitarbeiter, der Eintragungen in der Pflegedokumentation vornimmt, mit einem eindeutig zuordnungsfähigen Handzeichen in die Handzeichenliste des jeweiligen Wohnbereiches bzw. Büros des Pflegedienstes eintragen.

Dies sollte auch erfolgen, wenn eine Pflegekraft, z. B. als Springer, nur kurzfristig für einige Tage aushilft.

1.2 Rechtliche Grundlagen der Pflegedokumentation

Die Liste muss neben dem Vor- und Zunamen die Nennung der Qualifikation der jeweiligen Person und den Beginn der Gültigkeit aufweisen. Ein Handzeichenkürzel muss mindestens zwei Buchstaben umfassen.

Bei Namensgleichheit zweier Mitarbeiter sollten unterschiedliche Buchstaben als Handzeichen ausgewählt werden. Möglich wäre auch, dass ein Mitarbeiter die Buchstaben in Kleinschrift und der andere die gleichen Buchstaben in Großschrift nutzt.

Eindeutiges Handzeichen der Pflegenden

Die Groß- und Kleinschreibung der Namenskürzel bietet dabei noch weitere Möglichkeiten der Anwendung. So kann es sinnvoll sein, Handzeichen in Kleinschrift den nicht examinierten Pflegekräften (Pflegeassistenten) und allen anderen an der Pflege Beteiligten zuzuordnen und Handzeichen mit Großbuchstaben ausschließlich den Pflegefachkräften.

Auszug aus dem Erhebungsbogen zur Qualitätsprüfung

Nach §§ 112, 114 SGB XI in der stationären Pflege:

	Ja	Nein	Empfehlung
6.7 Liegt in der Pflegeeinrichtung eine aktuelle Liste der in der Pflege eingesetzten Mitarbeiter mit Qualifikationen und ausgewiesenen Handzeichen vor?			❏
a. aktuell (umfasst alle Mitarbeiter, die seit mehr als einer Woche beschäftigt sind)	❏	❏	
b. Nennung der Qualifikation	❏	❏	
c. Vor- und Zuname	❏	❏	
d. Handzeichen übereinstimmend	❏	❏	

Quelle MDS (2005): Qualitätsprüfungsrichtlinien (QPR) vom 10. November 2005

In der ambulanten Pflege ▶ Anhang 1, Frage 6.6

Auch bei einer EDV-gestützten Pflegedokumentation muss eine zweifelsfreie Zuordnung der Eintragungen innerhalb der Dokumentation gegeben sein, z. B. Eintragungen der Daten über ein individuelles Passwort.

Auszug aus dem Erhebungsbogen zur Qualitätsprüfung

Nach §§ 112, 114 SGB XI in der stationären Pflege:

	Ja	Nein	Trifft nicht zu	Empfehlung
7.3 Ist bei einer computergestützten Pflegedokumentation durch die Vergabe von Zugriffsrechten eine eindeutige Zuordnung von Eingaben in den PC zu Mitarbeitern möglich?			❏	❏
a. Zugriffsrechte für alle in der Pflege tätigen Mitarbeiter eindeutig geregelt	❏	❏		
b. Eintragungen sind Mitarbeitern zugeordnet	❏	❏		
c. nachträgliche Eintragungen/Änderungen werden als solche gekennzeichnet	❏	❏		

Quelle MDS (2005): Qualitätsprüfungsrichtlinien (QPR) vom 10. November 2005

In der ambulanten Pflege ▶ Anhang 1, Frage 7.3

1 Warum dokumentieren?

Pflegesystem wird überprüfbar

Durch die zweifelsfreie Zuordnung der Eintragungen aller Mitarbeiter wird auch ersichtlich, ob die im Rahmen der Qualitätsprüfung sowohl in der ambulanten als auch in der vollstationären Altenpflege geforderte Organisation der Bezugspflege von den Pflegenden auch tatsächlich in der Praxis umgesetzt wird.

Auszug aus dem Erhebungsbogen zur Qualitätsprüfung

Nach §§ 112, 114 SGB XI in der stationären Pflege:

4.1 Ist die Pflege im Sinne der Bezugspflege organisiert? Ja Nein Empfehlung
a. Verantwortlichkeit für Planung, Durchführung und ❑ ❑ ❑
Bewertung der Pflege als Aufgabe für Pflegefachkraft
bewohnerorientiert geregelt
b. personelle Kontinuität der pflegerischen Versorgung ❑ ❑
geregelt

Quelle MDS (2005): Qualitätsprüfungsrichtlinien (QPR) vom 10. November 2005

In der ambulanten Pflege ▶ Anhang 1, Frage 4.1

Tauchen z. B. im Pflegebericht und/oder im Durchführungsnachweis ständig wechselnde Handzeichen auf, kann dies ein Indiz dafür sein, dass eher im Sinne der Funktionspflege als im Sinne der ganzheitlichen Pflege gearbeitet wird.

Auszug aus dem Erhebungsbogen zur Qualitätsprüfung

Nach §§ 112, 114 SGB XI in der stationären Pflege:

14.16 Ist nach Abgleich der Pflegedokumentation mit der Ja Nein Empfehlung
Handzeichenliste eine personelle Kontinuität ersichtlich? ❑ ❑ ❑

Quelle MDS (2005): Qualitätsprüfungsrichtlinien (QPR) vom 10. November 2005

Diese Frage trifft für die ambulanten Pflegeeinrichtungen nicht zu. Im Erhebungsbogen zur Prüfung der Qualität nach §§ 112, 114 SGB XI kommt diese Frage **nicht** vor.

Qualifikation der dokumentierenden Person

Zweifelsfreie Nachvollziehbarkeit

Durch die Handzeichenkürzel kann die Qualifikation einer Person, die Eintragungen in der Pflegedokumentation vornimmt, zweifelsfrei nachvollzogen werden. Für den MDK und die Heimaufsicht als Prüfinstanzen ist so schnell ersichtlich, ob vertragsrechtliche Vorgaben evtl. nicht eingehalten werden z. B.
▶ Fehlendes Erstgespräch
▶ Anamneseerhebung durch eine Pflegeassistentin
▶ Erstellung der Pflegeplanung durch eine nicht examinierte Pflegekraft.
Da die gesamte Steuerung des Pflegeprozesses in den Zuständigkeitsbereich der Pflegefachkräfte fällt, muss dies auch in der Pflegedokumentation sichtbar werden.
Erfolgt z. B. die Versorgung eines pflegebedürftigen Menschen überwiegend durch nicht examinierte Pflegekräfte bzw. Pflegeassistenten, kann die Steuerung des Pflegeprozesses durch regelmäßige Eintragungen einer examinierten Pflegekraft Bestätigung finden.

1.2 Rechtliche Grundlagen der Pflegedokumentation

Dies gilt insbesondere in der ambulanten Pflege, wo nicht examinierte Pflegekräfte sehr eigenständig arbeiten. Regelmäßige Eintragungen einer Pflegefachkraft machen sichtbar, dass diese Mitarbeiter nicht sich selbst überlassen sind, sondern Begleitung, Beratung und Kontrolle – im positiven Sinne – durch eine Pflegefachkraft erfahren.

Auszug aus dem Erhebungsbogen zur Qualitätsprüfung

Nach §§ 112, 114 SGB XI in der stationären Pflege

	Ja	Nein	Empfehlung
14.11 Sind die Mitarbeiter entsprechend ihrer fachlichen Qualifikation eingesetzt worden?	❏	❏	❏

Quelle MDS (2005): Qualitätsprüfungsrichtlinien (QPR) vom 10. November 2005

In der ambulanten Pflege ▶ Anhang 1, Frage 12.11

Welche Personen dokumentieren?

In der Pflegedokumentation eines pflegebedürftigen Menschen sollten alle unmittelbar am Pflegeprozess beteiligte Personen dokumentieren. Nur so ist eine effektive Auswertung der geplanten Pflege möglich.

Fehlen beispielsweise Eintragungen des Krankengymnasten im Hinblick auf die Bewegungsmöglichkeiten und -grenzen eines zu Pflegenden, können Pflegekräfte keine gezielten Maßnahmen zur Unterstützung und weiteren Förderung in die Pflege einplanen. Wichtige Hinweise stehen den Pflegenden nicht zur Verfügung, die Förderung von eventuellen Ressourcen erfolgt aus mangelnder Informationsweitergabe vielleicht gar nicht oder aber zeitverzögert.

Dokumentation aller Berufsgruppen

Für einen erfolgreichen Pflegeprozess sind daher neben den Pflegekräften unbedingt auch alle andere an der Pflege beteiligten Berufgruppen mit einzubeziehen, z. B.
▶ Mitarbeiter aus dem Sozialdienst
▶ Mitarbeiter aus der Hauswirtschaft/Küche
▶ Therapeuten
▶ Ärzte
▶ externe Berater wie Wund- oder Ernährungsexperten.

Da die gesamte Steuerung des Pflegeprozesses in der Verantwortung der Pflegefachkräfte liegt, kann es erforderlich sein, Eintragung anderer Personengruppen aus pflegefachlicher Sicht zu prüfen und dazu Stellung zu nehmen. Falls erforderlich sind alle weiteren Handlungsschritte sichtbar zu machen:

Beispiel: Eintragung im Pflegebericht durch Mitarbeiter des Sozialdienstes
17.11.06   17.00 Uhr   Hr. Tim heute beim Ausflug über Bordstein gestolpert und hingefallen, keine äußeren Verletzungen, alles in Ordnung   Le

Im geschilderten Beispiel stellt sich die Frage, ob der Sozialdienstmitarbeiter ohne pflegerisches Wissen die beschriebene Situation richtig einschätzen kann. Es ist daher Aufgabe der Fachkraft, die Angelegenheit nochmals aus pflegefachlicher Sicht zu prüfen:

Beispiel: Eintragung im Pflegebericht durch Pflegefachkraft
17.11.06   17.15 Uhr   Beine von Hr. Tim abgetastet, äußert auf Nachfrage

Schmerzen an linker Hüfte. Rücksprache mit Hausarzt, stellt Taxischein zum Röntgen im KH Schönburg aus. Tochter ist informiert, übernimmt Begleitung   Ha

Dokumentation durch weitere Personen

Um den Pflegeprozess insgesamt umfassend darzustellen, ist es empfehlenswert, auch andere an der Pflege beteiligte Personen zur Dokumentation in der Pflegedokumentation zu motivieren. Hier ist zunächst die Überlegung erforderlich, welche weiteren Personen neben den Pflegekräften und den unmittelbar betroffenen Berufsgruppen zusätzliche Eintragungen vornehmen sollen. Geeignete Personen könnten sein:
- Praktikanten
- Ehrenamtliche Mitarbeiter
- Angehörige.

Insbesondere, wenn diese Personen Beschäftigungsgruppen oder Einzelbetreuungen mit den zu Pflegenden durchführen, sollten diese Aktivitäten auch dokumentiert werden. Die Erfahrungen in der Praxis zeigen, dass nach Anleitung und Schulung die Aufgabe des Dokumentierens gerade von diesem Personenkreis sehr gewissenhaft ausgeführt wird.

Pflegefachkräfte müssen für sich zunächst die grundsätzliche Entscheidung treffen, ob eine Dokumentation durch die oben genannten Personen gewünscht ist oder nicht. Wenn ja, bleibt zu klären, an welcher Stelle und in welcher Form dies geschehen kann.

Reflexion Überlegen Sie gemeinsam mit Ihren Kollegen, ob auch Angehörige und ehrenamtlich tätige Menschen die Durchführung ihrer Leistungen bestätigen sollen. Halten Sie es für sinnvoll, dass ehrenamtliche Mitarbeiter beispielsweise Eintragungen auf einem Trinkplan vornehmen oder Aussagen zur Befindlichkeit eines zu Pflegenden dokumentieren? Wenn ja, soll dies selbstständig durch die Person und innerhalb der Pflegedokumentation erfolgen oder halten Sie eine andere Form für sinnvoller?

Wahrheitsgetreue Dokumentation

Dokumentation der tatsächlich erbrachten Leistungen

Grundsätzlich gilt, eine Pflegedokumentation wahrheitsgemäß zu führen und nur die Handlungen zu dokumentieren, die auch tatsächlich erbracht wurden. Lässt sich eine Pflegekraft darauf ein, eine Pflegehandlung zu dokumentieren, die in der Realität nicht durchgeführt wurde, gilt dies als Urkundenfälschung:

- § 267 StGB (Strafgesetzbuch)
  (1) „Wer zur Täuschung im Rechtsverkehr eine unechte Urkunde herstellt, eine echte Urkunde verfälscht oder eine unechte oder verfälschte Urkunde gebraucht, wird mit Freiheitsstrafe bis zu drei Jahren oder mit Geldstrafe bestraft."

Dokumentation der eigenständig durchgeführten Leistungen

Jede Person sollte immer nur die Handlungen dokumentieren, die sie auch tatsächlich durchgeführt hat.

Beispiel Selbst wenn Sie wissen, dass Ihre Kollegin Frau Meier geduscht hat, sollten Sie diese Handlung keinesfalls mit Ihrem Handzeichen bestätigen. Vielleicht ist es beim Duschen zu einem Ereignis gekommen, aus dem sich später ein Gerichtsstreit entwickelt. Können Sie wirklich sicher sein, dass Ihre Kollegin vor Gericht bestätigt, das **sie** es war, die die Bewohnerin geduscht hat? Vielleicht kann sie sich nicht mehr erinnern und letztlich werden Sie als dokumentierende Pflegekraft zur Verantwortung gezogen.

Eine Ausnahme stellt die Bestätigung der Pflegeleistungen bei Anwendung einer „entbürokratisierten Pflegedokumentation" dar. Bei dieser Form der Dokumentation bestätigt der verantwortliche Mitarbeiter alle Leistungen der gesamten Schicht mit seinem Handzeichen, und zwar unabhängig davon, ob er oder eine Kollegin die Pflegehandlungen erbracht hat (▶ Abb. 2.12).

Entbürokratisierte Pflegedokumentation

Diese Vorgehensweise ist rechtlich nur haltbar, wenn bei Einführung einer entbürokratisierten Pflegedokumentation bestimmte Rahmenbedingungen erfüllt sind. So ist z. B. die Anwendung der Bezugspflege zwingend erforderlich.

Die Möglichkeit der entbürokratisierten Pflegedokumentation kann in der Praxis eine deutliche Zeitersparnis für die Pflegekräfte bedeuten. Allerdings sollten im Vorfeld alle Vor- und Nachteile gut abgewogen werden. Oftmals müssen grundlegende Rahmenbedingungen in einer Einrichtung für die Anwendung der „entbürokratisierten" Pflegedokumentation erst noch eingeführt werden (▶ Anhang 2).

Nachträgliche Dokumentation

Grundsätzlich ist die Pflegedokumentation fortlaufen zu führen. Wurde eine wichtige Eintragung beispielsweise im Pflegebericht vergessen, ist ein Nachtrag unbedingt erforderlich. Es besteht ansonsten die Gefahr, dass die Pflegenden oder auch Außenstehenden den Pflegeverlauf nicht mehr nachvollziehen können.

Nachtrag ist erforderlich

In den meisten Fällen ist es ausreichend, wenn eine Pflegekraft versäumte Eintragungen in der Dokumentation an ihrem nächsten Arbeitstag vornimmt. Der Nachtrag erfolgt dann im Anschluss an die letzte Eintragung und ist als solcher zu kennzeichnen:

Beispiel: Pflegebericht

19.11.06 12.15 Uhr Hr. Meier hat mit Freude am Marktbesuch teilgenommen. Hat sich Äpfel gekauft und diese danach freudig an die anderen Mitbewohner verschenkt.   Ra

19.11.06 22.00 Uhr Kopfkissen frisch bezogen, war mit Blut verschmiert, Pflaster an Kopfwunde hatte sich gelöst, Wunde und umliegende Haut nur mit warmem Wasser gesäubert, Wunde nicht mehr blutend. Neues Pflaster zum Schutz angebracht. Auf Nachfrage äußert Hr. Meier, keine Beschwerden zu haben   Fe

20.11.06 8.40 Uhr Nachtrag vom 19.11.06:
Hr. Meier hat um 19.00 Uhr das Dienstzimmer aufgesucht. Gab an, sich den Kopf an der oberen Kleiderschranktüre gestoßen zu haben, als er seinen Schlafanzug herausholen wollte. Hat eine 1 cm lange, 2 mm breite leicht blutende Platzwunde an re. Schläfe, Wunde mit YX desinfiziert und Pflaster aufgeklebt.   Da

Ist eine Information noch für den Tag von großer Wichtigkeit oder ist einem Mitarbeiter ein Nachtrag am nächsten Tag, z. B. aufgrund eines Urlaubsantritts, nicht möglich, kann von der Möglichkeit der „Vertretungsdokumentation" Gebrauch gemacht werden. Hierbei dokumentiert eine im Dienst befindliche Pflegekraft im Namen der abwesenden Kollegin, was in der vorherigen Schicht vorgefallen ist. Eine Vertretungsdokumentation ist immer als solche zu kennzeichnen.

Dokumentation in Vertretung

Es ist empfehlenswert, in der Dokumentationslegende eine passende Abkürzung für eine Vertretungsdokumentation zu hinterlegen, z. B. **„VD":**

Beispiel: Vertretungsdokumentation (VD) im Pflegebericht

20.11.06   12.40 Uhr   VD für Pflegekraft Mia:
Fr. Müller hat zum Mittag nur eine Tasse Suppe zu sich genommen. Äußerte, keinen Appetit zu haben, und klagte über leichte Bauchschmerzen. Wärmekissen und Tee wurden angeboten, aber von Fr. Müller abgelehnt   Ot

20.11.06   12.40 Uhr   VD:
Anruf von Pflegekraft Mia, berichtet, dass Fr. Müller zum Mittag heute nur eine Tasse Suppe zu sich genommen hat und über leichte Bauchschmerzen klagte. Angebotenes Wärmekissen und Tee hat sie abgelehnt.   Gl

Gefahr der Urkundenfälschung beachten

Keinesfalls sollten Handlungen, die von einer Kollegin durchgeführt wurden, mit dem eigenen Handzeichen dokumentiert werden. Auch wenn diese Vorgehensweise arbeitsorganisatorisch auf den ersten Blick verlockend erscheint, sollte sich jede Pflegekraft darüber im Klaren sein, dass bei dieser Vorgehensweise schnell der Tatbestand einer Urkundenfälschung erfüllt sein kann.

Die „Don'ts" in der Pflegedokumentation

- Unansehnliche, schmutzige oder verklebte Dokumentationsblätter
- Offenes Herumliegen lassen der Dokumentation
- Verwerfen von Dokumenten, z. B. verknitterter Einfuhrplan
- Fehlende Nummerierung der Formulare
- Fehlende Angabe des vollständigen Namens des zu Pflegenden
- Eintragende Person nicht nachvollziehbar
- Uhrzeit der Dokumentation nicht erkennbar
- Lückenhaft ausgefüllte Felder, wie z. B. Angabe der Adresse ohne Postleitzahl
- Unbekannte Abkürzungen
- Verwendung von Zeichen oder Pfeilen zur Beschreibung eines Zustandes
- Durchstreichen von Wörtern oder ganzen Sätzen bis zur Unkenntlichkeit
- Lückenhafte Eintragungen ohne Verlauf
- Auflistung von Regelleistung
- Bestätigung nicht erbrachter Leistungen
- Eintragungen ohne direkten Bezug einer Situation
- Selbst gestellte ärztliche Diagnosen
- Bewertende Eintragungen über den zu Pflegenden oder andere Personen
- Interpretation, Mutmaßung oder persönliche Meinung der Pflegenden
- Interne Arbeitsanweisungen an Kollegen ohne Bezug zu dem zu Pflegenden
- Austragung von Streitigkeiten in der Dokumentation.

Reflexion   Kontrollieren Sie verschiedene Pflegedokumentationen nach Wahl in Hinblick auf die Aspekte, die vermieden werden sollten. Besprechen Sie das Ergebnis mit Ihren Kollegen.

1.3 Ziel und Zweck der Pflegedokumentation

1.3.1 Arbeitsmittel zur Datensammlung

Die Pflegedokumentation dient als geeignetes Instrument zur effektiven Datensammlung. Sämtliche Informationen, Hinweise und Aussagen aller an der Pflege Beteiligten können in einer Pflegedokumentation gesichert werden.
Die systematische Datensammlung unter Einsatz eines standardisierten Pflegedokumentationssystems bietet dem Pflegebedürftigen, seinen Bezugspersonen und allen Pflegenden ein hohes Maß an Sicherheit in der täglichen Versorgung.

Effektive Sicherung von Informationen

▶ **Wichtige Informationen und alle erbrachte Pflegehandlungen von Beginn des ersten Pflegeauftrages bis zur dessen Beendigung sind jederzeit abrufbar.** ◀

1.3.2 Informations- und Kommunikationsmedium

Die Pflegedokumentation dient der Informationsübermittlung und unterstützt die Kommunikation aller an der Pflege Beteiligten. Mit Hilfe der Pflegedokumentation können sich neben dem zu Pflegenden selbst und den Pflegekräften auch jederzeit alle anderen an der Pflege beteiligten Berufsgruppen einen Überblick über den Pflegeverlauf verschaffen, z. B.

Verbindungsglied für alle an der Pflege Beteiligte

▶ Ärzte
▶ Therapeuten
▶ Mitarbeiter des sozialen Dienstes
▶ Mitarbeiter der Hauswirtschaft.

▶ **Die Möglichkeit, sich über einen Bewohner zu informieren, sollte jederzeit auch ohne das persönliche Erscheinen einer Pflegekraft gewährleistet sein.** ◀

> **Beispiel** Die Mitarbeiterin des Sozialdienstes kommt in den Wohnbereich und möchte eine Bewohnerin zum Kegeln abholen. Die Pflegekräfte sind noch mit der Grundpflege der Bewohner beschäftigt, so dass die Sozialdienstmitarbeiterin direkt das Zimmer der Bewohnerin aufsucht. Eigentlich ist das Kegeln eine der Lieblingsbeschäftigungen der Bewohnerin. Heute äußert sie allerdings nur knapp, dass sie nicht mitkommen will. Auf Nachfrage der Mitarbeiterin wendet sie sich ab und gibt keine weitere Auskunft. Die Mitarbeiterin des Sozialdienstes sucht das Dienstzimmer auf und nimmt sich die Pflegedokumentation zur Hand. Dort findet sie einen Hinweis für das Verhalten der Bewohnerin. Der Sohn hatte ihr bei seinem Besuch am Vortag eröffnet, das er für zwei Jahre ins Ausland versetzt wurde und bereits im nächsten Monat einschließlich Frau und Kindern umziehen würde. Laut Eintragungen der Pflegekräfte hat die Bewohnerin, die sehr an ihrem Sohn und den Kindern hängt, sehr traurig und auch wütend auf diese Nachricht reagiert.

Eine nachvollziehbare schriftliche Dokumentation ist auch deshalb so dringend erforderlich, da in bestimmten Arbeitsfeldern der Altenpflege ein mündlicher Austausch der Pflegenden untereinander nicht immer möglich bzw. oftmals aus arbeitsorganisatorischen Gründen erschwert ist.
In der ambulanten Pflege finden beispielsweise oftmals keine persönlichen Übergaben zwischen den Pflegenden der einzelnen Schichten statt. Viele Informationen werden per

Gewährleistung des Informationsflusses

Telefon oder aber mit Einsatz eines Übergabebuches übermittelt. Das wichtigste Kommunikations- und Informationsinstrument stellt allerdings die Pflegedokumentation dar. Alle darin enthaltenen Informationen und Anweisungen gelten verbindlich für die durchführende Pflegekraft.

Da die Versorgung durch den Pflegedienst in der Regel nur punktuell zu bestimmten Zeiten erfolgt, ist ein direkter persönlicher Kontakt beispielsweise zu den behandelnden Ärzten oder Therapeuten meist nicht möglich. Die Pflegedokumentation bietet dann eine sinnvolle Möglichkeit des professionellen Informationsaustausches aller Berufsgruppen untereinander.

> **Beispiel** Herr Müller erhält zweimal wöchentlich nachmittags Krankengymnastik. Der Mitarbeiter des Pflegedienstes kennt die Krankengymnastin nicht persönlich, da Herr Müller lediglich eine grundpflegerische Versorgung am Morgen „eingekauft" hat. Trotzdem ist er immer über den Verlauf und die Fortschritte der Krankengymnastik informiert. Der Austausch der Informationen erfolgt schriftlich über die Pflegedokumentation des Pflegedienstes. Dort finden sich auch Kurznotizen zu sporadisch geführten Telefonaten zwischen Pflegekraft und Therapeutin.

▶ **Der Erfolg pflegerischen Handelns und damit auch das Wohlbefinden und die Zufriedenheit eines Bewohners und seiner Bezugspersonen hängt entscheidend vom Informations- und Kommunikationsfluss aller an der Pflege Beteiligten ab.** ◀

1.3.3 Planungs- und Organisationshilfe

Effektive Arbeitsorganisation

Die Pflegedokumentation dient der systematischen Planung und Organisation einer fachgerechten Pflege und unterstützt eine effektive Arbeitsorganisation. Sie bietet professionell Pflegenden Orientierung in Bezug auf die pflegerische Versorgung eines pflegebedürftigen Menschen. Jeder an der Pflege Beteiligte muss die benötigten Informationen aus der Dokumentation entnehmen können.

> **Beispiel** Altenpflegerin Petra hilft in einem ihr unbekannten Wohnbereich aus. Ihr wird eine Pflegetour mit sechs Bewohnern zugeteilt. Bereits während der mündlichen Übergabe nimmt sie die Pflegedokumentationen ihrer Bewohner zur Hand und verschafft sich einen ersten Überblick. Die Pflegedokumentationen nimmt Petra zur Pflege mit. Sie weiß, dass sie alle erforderlichen Informationen in der Dokumentation finden kann. So fühlt sie sich sicher und muss bei evtl. Fragen nicht ständig eine Kollegin fragen.

Wahrscheinlich wird Petra an diesem Morgen etwas länger für die Durchführung der Pflege benötigen, aber grundsätzlich wird sie unter Einbeziehung der Pflegedokumentation in der Lage sein, eine sach- und fachgerechte Pflege durchführen zu können.

▶ **Die Pflegedokumentation stellt Pflegenden alle Informationen, die für die gezielte individuelle Durchführung der Pflege erforderlich sind, zur Verfügung.** ◀

Eine Pflegekraft muss auch nach längerer Abwesenheit den Ablauf und Hergang der Pflege lückenlos nachvollziehen können. Sie muss der Pflegedokumentation entnehmen können, aus welchem Grund eine Pflegehandlung nun evtl. anders erfolgt, und sie muss nachvollziehen können, was sich genau geändert hat und auf welche Art und Weise sie nun vorgehen muss.

Gelingt dies und bietet die Pflegedokumentation den Pflegenden eine klare Orientierung, stellt die Dokumentation tatsächlich eine geeignete Planungs- und Organisationshilfe dar.

> **Reflexion** Überprüfen Sie die Sammlung aller pflegerelevanten Daten, die einen Bewohner oder Patienten betreffen. Werden wirklich alle Informationen im Pflegedokumentationssystem festgehalten oder finden sich einige Daten an anderer Stelle (Pinnwand, Übergabebuch etc.)? Gibt es einen nachvollziehbaren Grund dafür? Halten Sie die Vorgehensweise für sinnvoll?

Abgesehen davon, dass die Pflegedokumentation als Planungs- und Organisationshilfe dient, werden teilweise auch Arbeitsanweisungen der Pflegenden an die nachfolgende Schicht vermerkt. Ob dies so gehandhabt werden sollen, wird jedoch sehr unterschiedlich beurteilt. Letztlich liegt die Antwort auf der Hand: Wenn die Pflegedokumentation tatsächlich ein geeignetes Arbeitsmittel für Pflegende darstellen soll, kann es nur sinnvoll sein, wichtige Arbeitsanweisungen oder Hinweise, die unmittelbar auf einen pflegebedürftigen Menschen bezogen sind und diesen konkret betreffen, schriftlich in der Pflegedokumentation zu fixieren:

Gedächtnisstütze für Pflegende

Beispiel: Pflegebericht Fr. Meier vom 12.09.2006
16.45 Uhr Anruf von Tochter, kommt morgen um 9.00 Uhr und holt ihre Mutter für einen Ausflug ab. Fr. Meier morgen beim Duschen nicht die Haare waschen, Tochter äußert Bedenken wegen Ausflug Rö

Beispiel: Pflegebericht Hr. Schulz vom 30.10.2006
13.15 Uhr Hr. Schulz hat kein Mittagessen zu sich genommen. Äußert Bauchschmerzen. Tee hat er getrunken. Bitte weiter beobachten Le

Beim ersten Beispiel hätte vielleicht auch ein Klebezettel an der Pinnwand die Pflegekräfte daran erinnern können, das Frau Meier morgen nicht die Haare gewaschen bekommen soll. Beim zweiten Beispiel mag es durchaus selbstverständlich sein, das sich die Mitarbeiter der nächsten Schicht nach der Befindlichkeit von Herrn Schulz erkundigen und ihn beobachten werden. Aber warum auf andere „Zettel" ausweichen? Warum stattdessen nicht dem Kollegen eine kleine „Gedächtnisstütze" mit einer Eintragung in der Pflegedokumentation zukommen lassen?

Außerdem geht kostbare „Pflegezeit" verloren, wenn wichtige Informationen nicht gebündelt in der Pflegedokumentation zu finden sind, sondern erst an anderen Stelle gesucht werden müssen, z.B.
▶ im Tischkalender
▶ an der Pinnwand
▶ auf diversen (Merk-)Zetteln.

Jede Pflegekraft sollte überprüfen, wie in der Praxis die Datensammlung erfolgt und ob alle Daten an geeigneter Stelle fixiert werden. Die Abschaffung manch zusätzlich genutzter Infobücher oder -hefte kann sich sehr positiv auf die knappen Zeitressourcen der Pflegekräfte auswirken.

Zeitersparnis durch systematische Dokumentation

1.3.4 Instrument zur internen Qualitätssicherung

Auswertung von Daten

Durch die schriftliche Fixierung aller relevanten Daten in der Pflegedokumentation können Informationen auf vielfache Art und Weise herausgefiltert und aus- oder bewertet werden. So stellt bei den von der Pflegekasse veranlassten Qualitätsprüfungen die Pflegedokumentation die Beurteilungsgrundlage für die Qualität der Umsetzung des Pflegeauftrages dar.

Aber auch im Rahmen der internen Qualitätssicherung können aus einer Pflegedokumentation viele Rückschlüsse gezogen werden. Beispielsweise können aus den dokumentierten Reaktionen eines zu Pflegenden wichtige Hinweise auf seine Zufriedenheit mit der Versorgung abgeleitet werden.

Auch lässt die Pflegedokumentation ggf. einen potenziellen Schulungsbedarf der Mitarbeiter erkennen, oder ob eine bereits erfolgte Fortbildung erfolgreich war und die Umsetzung der Schulungsinhalte in die Praxis tatsächlich gelungen ist.

Außerdem kann eine Einrichtung unter anderem durch die Pflegedokumentation nachweisen, dass Maßnahmen der internen Qualitätssicherung durchgeführt werden, z. B.

▶ Einsatz und Anwendung von Standards
▶ Pflegevisiten
▶ Fallbesprechungen.

Es ist daher sinnvoll, in der Pflegedokumentation die Durchführung einer Pflegevisite oder einer Fallbesprechung deutlich sichtbar zu machen!

Auszug aus dem Erhebungsbogen zur Qualitätsprüfung

Nach §§ 112, 114 SGB XI in der stationären Pflege:

6.4 Werden Maßnahmen der internen Qualitätssicherung im Bereich Pflege durchgeführt?   Ja ❏   Nein ❏   Empfehlung ❏

Quelle MDS (2005): Qualitätsprüfungsrichtlinien (QPR) vom 10. November 2005

In der ambulanten Pflege ▶ Anhang 1, Frage 6.4

1.3.5 Schriftliches Beweismittel

Nachweisdokument für Pflegende

Die Pflegedokumentation gilt als das **wichtigste** Nachweisdokument bei der pflegerischen Versorgung eines Menschen überhaupt. Sie zeigt nicht nur auf, welche Leistungen erbracht wurden, sondern kann auch der persönlichen Absicherung einer Pflegekraft in einem Streitfall sowie dem Nachweis einer sach- und fachgerecht erbrachten Pflege dienen.

Für den zu Pflegenden und seine Bezugspersonen

Übersicht der erbrachten Leistungen

Der zu Pflegende und alle von ihm bevollmächtigten Personen haben jederzeit ein Einsichtsrecht in die gesamte Pflegedokumentation. Ein Bewohner oder Patient kann sich so einen genauen Überblick über verschiedene Pflegeaspekte verschaffen, z. B.

▶ Welche Leistungen wurden tatsächlich erbracht?
▶ Auf welche Art und Weise erfolgte die Leistungserbringung?
▶ Auf welcher Grundlage sind die Leistungen überhaupt erforderlich (etwa bei Fixierungsmaßnahmen)?

Für Pflegende selbst

Pflegenden bietet die Pflegedokumentation eine Möglichkeit, das eigene Handeln zu reflektieren. Durch die Verschriftlichung des Pflegeverlaufes können Pflegekräfte Rückschlüsse auf ihre eigenen getroffenen Entscheidungen ziehen.

Reflexion für Pflegende

So dient die Pflegedokumentation unter anderem
- der Stärkung des Selbstbewusstseins der Pflegekräfte durch „Verschriftlichung" der eigenen Fachlichkeit
- der Stärkung der Arbeitszufriedenheit durch „sichtbare" und dokumentierte Pflegeerfolge
- der aktiven Auseinandersetzung mit dem eigenen Berufsverständnis, z. B. Umgang der Pflegenden mit Pflegebedürftigen verschiedener Nationen, Umgang mit sterbenden Menschen, Umgang mit dem Tod.

Dies kann mit einer großen inneren Zufriedenheit, z. B. beim erfolgreichen Lösen einer schwierigen Pflegesituation, verbunden sein. Es geht darum, sich anhand der Pflegedokumentation der eigenen Fachlichkeit bewusst zu werden.

▶ **Pflegekräfte, die um die positiven Aspekte des Nachweisdokuments „Pflegedokumentation" wissen und diese auch gezielt beispielsweise in einer Auseinandersetzung mit dem Arzt oder der Heimaufsicht einsetzen, werden die Pflegedokumentation nicht mehr missen wollen.** ◀

Für den Arbeitgeber

Auf Grundlage des Arbeitsvertrages kann ein Arbeitgeber davon ausgehen, dass eine Pflegefachkraft in der Lage ist, eine Pflegedokumentation sach- und fachgerecht zu führen. Durch Einsicht und Prüfung der Pflegedokumentationen ist ableitbar, inwieweit ein Mitarbeiter seiner Dokumentationsverpflichtung tatsächlich auch nachkommt.

Mitarbeiter-überprüfung

Die Nichterfüllung des „Vertrages" kann für den Arbeitnehmer arbeitsrechtliche Konsequenzen nach sich ziehen. So kann der Arbeitgeber den Mitarbeiter abmahnen oder auffordern, sich selbst durch eigene Fortbildung in der Freizeit in die Lage zu versetzen, seiner Verpflichtung einer sach- und fachgerechten Dokumentation dem Arbeitgeber gegenüber nachzukommen.

Des Weiteren ergibt sich auf Grundlage des Arbeitsvertrages für eine Pflegefachkraft die Verpflichtung zur sach- und fachgerechten Pflege eines Menschen. Der Arbeitgeber kann auf Grundlage der schriftlichen Aufzeichnungen in der Pflegedokumentation Auskunft über die Fachlichkeit eines Mitarbeiters ableiten.

Die Pflegedokumentation gibt z. B. Rückschlüsse auf folgende Fragen:
- Kann der Pflegedokumentation ein situationsgerechtes Handeln des Mitarbeiters entnommen werden (gilt insbesondere in Notfallsituationen)?
- Lässt die Pflegedokumentation die Fachkompetenz eines Mitarbeiters erkennen?
- Lässt die Dokumentation Wertschätzung dem zu Pflegenden gegenüber erkennen?
- Werden formale Anforderungen an die Pflegedokumentation vom Mitarbeiter eingehalten?

Für verschiedene Prüfinstanzen (z. B. Heimaufsicht, MDK)

Sowohl bei der Durchführung einer Qualitätsprüfung nach § 112, 114 SGB XI durch den Medizinischen Dienst der Krankenversicherung (MDK) im Auftrag der Pflegekassen in ambulanten und stationären Einrichtungen der Altenhilfe, als auch bei einem Besuch der

Heimaufsicht (nur stationäre Pflege) stellt die Pflegedokumentation ein wichtiges „Beweismittel" dar.

Sachgerechte Pflege

Anhand der schriftlichen Aufzeichnungen des Pflegeverlaufes ist für die Prüfer des MDK oder der Heimaufsicht schnell erkennbar, in welcher Weise die Pflege von Seiten der Pflegekräfte erfolgte. Durch verschiedene gesetzliche und rechtliche Vorgaben besteht hierbei immer die Verpflichtung zur Durchführung einer am Bewohner oder Patienten orientierten sachgerechten Pflege nach allgemein anerkanntem Stand des pflegefachlichen Wissens:

- ▶ Gemeinsame Grundsätze der Qualitätsvereinbarung für die ambulante und stationäre Pflege (📖 3)
- ▶ Rahmenvertrag (📖 4) für die ambulante Pflege (Behandlungspflege)
- ▶ § 1 Abs. 2 in den Empfehlungen für die Inhalte der Rahmenvertrag nach § 75 SGB XI (📖 7):
  „Durchführung und Organisation der Pflege richten sich nach dem allgemeinen Stand der medizinisch-pflegerischen Erkenntnisse. Die Pflegeleistungen sind in Form der aktivierenden Pflege unter Beachtung der Qualitätsvereinbarungen nach § 80 SGB XI zu erbringen".

Dieser Passus gilt sowohl für stationäre und teilstationäre Einrichtungen als auch für die Kurzzeitpflege. Für die ambulante Pflege findet sich die gleiche Aussage in § 1 Abs. 2.

- ▶ § 11 Abs. 3 Heimgesetz (📖 5):
  „Ein Heim darf nur betrieben werden, wenn der Träger und die Leitung eine angemessene Qualität der Betreuung der Bewohnerinnen und Bewohner ... einschließlich der Pflege nach dem allgemein anerkannten Stand medizinisch-pflegerischer Erkenntnisse ... sichern."

▶ **Anhand einer lückenlos geführten Pflegedokumentation können Pflegekräfte den Nachweis einer sachgerechten Pflege nach allgemein anerkanntem Stand des pflegfachlichen Wissens mühelos erbringen.** ◀

Definition sachgerechter Pflege

Im Berufsfeld „Pflege" wird derzeit ausführlich darüber diskutiert, was unter der Begrifflichkeit „sachgerechter" Umgang mit einer Pflegesituation zu verstehen ist. Um mit in diese Diskussion einsteigen und sich ein eigenes Urteil bilden zu können, müssen Pflegende sehr gut informiert sein und ihr eigenes Verhalten immer wieder hinterfragen.

Für Pflegekräfte besteht zum einen die Chance aber letztlich auch die Verpflichtung, sich mit den Aussagen zu den „neusten pflegefachlichen Erkenntnissen" auseinander zu setzen. Es sollte im eigenen Interesse einer jeden Pflegekraft liegen, sich ständig fort- und weiterzubilden. Dazu verpflichtet sie letztlich schon der eigene Berufskodex.

Bei der Definition, was nun genau unter einer sach- und fachgerechten Pflege zu verstehen ist, können Pflegende zur Information verschiedene Unterlagen heranziehen:

- ▶ Expertenstandards des Deutschen Netzwerks für Qualitätsentwicklung in der Pflege (DNQP) (📖 9)
- ▶ Grundsatzstellungnahmen des Medizinischen Dienstes der Spitzenverbände (MDS) (📖 10)
- ▶ Fachliteratur.

1.3 Ziel und Zweck der Pflegedokumentation

Auch in der MDK-Anleitung zur Prüfung der Qualität nach § 112, 114 SGB XI (🕮 7, 8) finden sich detaillierte Fragen bezüglich eines „sachgerechten" Umganges mit unterschiedlichen Pflegesituationen, z. B.
- Wird bei Dekubitusgefahr mit dieser Situation sachgerecht umgegangen?
- Wird bei vorliegendem Dekubitus mit dieser Situation sachgerecht umgegangen?
- Wird bei Bewohnern/Pflegebedürftigen mit Inkontinenz (ohne Katheter) mit dieser Pflegesituation sachgerecht umgegangen?
- Wird bei Kontrakturen mit dieser Pflegesituation sachgerecht umgegangen?
- Wird bei Bewohnern/Pflegebedürftigen mit einer PEG-Sonde (ohne Katheter) mit dieser Pflegesituation sachgerecht umgegangen?

Die Aussagen der MDK-Anleitung und auch die Grundsatzstellungnahmen des MDS haben dabei nur „Leitfunktion". Von Seiten der Pflegenden kann immer auch eine andere Vorgehensweise angewandt werden, wenn dies fachlich begründet werden kann.

Auch die Expertenstandards des DNQP stellen keine direkte Verbindlichkeit für die Pflegekräfte und Pflegeeinrichtungen dar. Die inhaltlichen Aussagen der Standards werden allerdings bei juristischen Auseinandersetzungen zur Beurteilung des aktuellen Standes der medizinisch-pflegewissenschaftlichen Erkenntnisse herangezogen. Expertenstandards können somit auch als „vorweggenommene Sachverständigengutachten" (🕮 11) gewertet werden.

So wird auch die Frage nach der Berücksichtigung der Expertenstandards von Seiten der Prüfer jeder Pflegedienstleitung in einer Qualitätsprüfung gestellt:

Auszug aus dem Erhebungsbogen zur Qualitätsprüfung

Nach §§ 112, 114 SGB XI in der stationären Pflege:

	Ja	Nein	Trifft nicht zu	Empfehlung
6.3 Werden die für die stationäre Pflege relevanten Aussagen der Expertenstandards des DNQP im Rahmen des Qualitätsmanagements berücksichtigt oder sind konkrete Maßnahmen in dieser Hinsicht geplant?				☐
a. Dekubitusprophylaxe	☐	☐		
b. Pflegerisches Schmerzmanagement	☐	☐	☐	
c. Sturzprophylaxe	☐	☐		

Quelle MDS (2005): Qualitätsprüfungsrichtlinien (QPR) vom 10. November 2005

In der ambulanten Pflege ▶ Anhang 1, Frage 6.3

Auch wenn sich aus den verschiedenen Expertenstandards und den Schriften des MDS keine direkte Rechtsverbindlichkeit ableiten lässt, so bieten die aufgeführten Aussagen den Pflegenden doch zumindest eine gute Diskussionsgrundlage.

Für alle Pflegefachkräfte ist es daher empfehlenswert, sich intensiv mit den Inhalten der Expertenstandards und den Ausarbeitungen des MDS vertraut zu machen. Dies bedeutet sicherlich nicht, kritiklos alle Vorgaben anzunehmen und mit blindem Handlungsaktionismus schnellst möglich umzusetzen. Stattdessen sollten sich Pflegende gezielt mit den verschiedenen Themenbereichen auseinandersetzen und anschließend einzelne Handlungsschritte, die sinnvoll und für die Praxis geeignet erscheinen, systematisch umsetzen.

Wissensstand der Pflegenden ist entscheidend

Dies kann auch bedeuten, dass sich eine Pflegekraft ganz bewusst anders als gefordert in ihrem Handeln entscheidet. Kann diese anscheinend **nicht** sachgerecht erbrachte Pflege nachvollziehbar begründen werden, wird dies z. B. in einer von den Pflegekassen initiierten Überprüfung der Qualität einer Einrichtung grundsätzlich akzeptiert werden.

Die aktive Auseinandersetzung der Pflegenden mit den Anforderungen einer sachgerechten Pflege muss aus der Pflegedokumentation eines pflegebedürftigen Menschen ableitbar sein. Aber nur, wenn Pflegende über das erforderliche Wissen in Bezug auf eine sach- bzw. fachgerechte Pflege verfügen, kann eine adäquate Dokumentation gelingen.

> **Reflexion** Nehmen Sie sich einige Minuten Zeit und beantworten Sie ganz für sich die folgenden Fragen:
> - Wie schätzen Sie selbst Ihren Wissensstand zu den aktuellen Themen in der Pflege ein?
> - Sind Ihnen die einschlägigen Unterlagen des MDS bekannt? Welche Meinung haben Sie zu den Inhalten?
> - Führen Sie die Pflege immer sach- und fachgerecht durch?
> - In welchen Pflegesituationen fühlen Sie sich unsicher?
> - Wo bemerken Sie vielleicht selbst, dass Sie mit einer Situation nicht „sachgerecht" umgehen?
> - Liegt es in Ihrer Verantwortung, wenn Sie nicht sachgerecht arbeiten oder sind andere Umstände/Personen dafür verantwortlich?
> - Was möchten Sie für sich verändern? Welche konkreten Schritte sind möglich?

Für die Kostenträger zu Abrechnungszwecken

Die Pflegedokumentation ist immer auch Abrechnungsgrundlage für erbrachte Pflegeleistungen
- für die Krankenkasse im Rahmen der Behandlungspflege nach SGB V in der ambulanten Pflege
- für die Pflegekasse bei Pflegeleistungen im Rahmen der Pflegeversicherung
- falls erforderlich für den Sozialhilfeträger
- für den Pflegebedürftigen oder seinen gesetzlichen Vertreter als Kunden.

Leistungskomplexe in der ambulanten Pflege

Insbesondere in der ambulanten Pflege kommt dem Nachweisdokument Pflegedokumentation besondere Wichtigkeit zu. Dies ist bedingt durch eine direkte Abrechnung der Grund- und Behandlungspflege mit den Kostenträgern. Da die Abrechnung der Pflegeleistungen mit der Pflegeversicherung auf Grundlage von Leistungsmodulen erfolgt, ist ein genauer Nachweis zwingend erforderlich.

Ein Leistungskomplex ist dabei nur abrechnungsfähig, wenn sich dies plausibel aus den Erkrankungen und Fähigkeitsstörungen eines pflegebedürftigen Menschen ableiten lässt und wenn zudem alle Inhalte eines Komplexes von den Pflegekräften nahezu vollständig erbracht werden.

Für alle Pflegenden in der ambulanten Pflege hat dies zur Folge, dass sich aus der Pflegedokumentation sowohl die Notwendigkeit eines Leistungskomplexes als auch die inhaltliche Erfüllung lückenlos ableiten lassen muss. Dies setzt voraus, dass sich alle Pflegekräfte mit den genauen Inhalten der Leistungskomplexe vertraut machen müssen.

> **Beispiel** Herr Müller wird zweimal täglich von einem ambulanten Pflegedienst versorgt. Er benötigt aufgrund seiner Fähigkeitsstörungen Hilfe bei der Körperpflege und beim Ankleiden. Im Rahmen der Ausscheidung ist er überwiegend selbstständig. Er benötigt hier lediglich unterstützende Maßnahmen, wie Utensilien bereitstellen und die Vorlage entsorgen. Auch bei der Durchführung der Körperpflege verfügt Hr. Müller über große Ressourcen und kann viele Pflegehandlungen mit Unterstützung selbstständig durchführen. Insgesamt gestaltet sich die pflegerische Versorgung dadurch sehr zeitintensiv. Bei einer Qualitätsprüfung stellen die Gutachter bei der Abrechnungsprüfung fest, dass von Seiten des Pflegedienstes morgens der Komplex 19 (große Grundpflege) abgerechnet wird. Der Komplex 19 beinhaltet neben den Hilfen zur Ganzkörperwäsche und dem An- und Auskleiden auch die Hilfe zur Ausscheidung. Da sich aber kein entsprechender Bedarf der Hilfe bei der Ausscheidung aus der Pflegedokumentation ableiten lässt, wird dem Pflegedienst eine fehlerhafte Abrechnung unterstellt, was ggf. eine Rückzahlungsforderung der Pflegekasse nach sich ziehen könnte.

Was war passiert? Die Pflegekraft hatte den Unterstützungsbedarf von Herrn Müller bei der Ausscheidung nicht direkt als solchen wahrgenommen. Die Vorlage war im Vergleich zur Körperpflege immer schnell entsorgt und das Bereitstellen der benötigten Utensilien wurde mehr „nebenbei" erbracht. Die Pflegekraft war sich ihrer eigenen Arbeit nicht wirklich bewusst und „vergaß" aus diesem Grund, den Hilfebedarf in der Pflegeplanung darzustellen. Der Beweis der Notwendigkeit zur Abrechnung des Leistungskomplexes 19 war deshalb für Außenstehende nicht mehr nachvollziehbar und ergab schlussfolgernd den Eindruck einer nicht sachgerechten Abrechnung.

Auch im Rahmen der Abrechnung der Behandlungspflege ist die lückenlose Dokumentation der Leistungen in der ambulanten Pflege von größter Wichtigkeit. Wird ein Leistungsnachweis – aus welchen Gründen auch immer – fehlerhaft geführt, kann dies für einen Pflegedienst existenzielle Folgen haben. Da tatsächlich nur für jede einzelne mit Handzeichen der durchführenden Pflegekraft dokumentierte Behandlungspflege eine Vergütung erfolgt (▶ Kap. 2.4), sind Lücken im Leistungsnachweis für den Pflegedienst immer mit finanziellen Einbußen verbunden.

Abrechnung Behandlungspflege ambulant

Bei der Abrechnung von Pflegeleistungen hat jeder „Kunde", unabhängig ob in der ambulanten oder stationären Pflege, ein Interesse, Leistungen möglichst kostengünstig einzukaufen. Nur mit einem detaillierten Nachweis ist eine Abrechnung für ihn als Außenstehenden nachvollziehbar. Dies gilt insbesondere in den Fällen, wenn das Geld der Pflegeversicherung nicht mehr ausreicht und eine Zuzahlung zu den ambulanten oder stationären Pflegeleistungen gezahlt werden muss.
Um letztlich allen Interessengruppen gerecht zu werden, muss die Auswahl und Durchführung aller pflegerischen Maßnahmen lückenlos nachvollziehbar der Pflegedokumentation entnommen werden können.

Leistungsnachweis bei Zuzahlung

Für den medizinischen Dienst der Krankenversicherung (MDK)

Die Pflegedokumentation kann eine entscheidende Rolle bei der Einstufung eines pflegebedürftigen Menschen in eine Pflegestufe spielen. Da die Vergütung von Pflegehandlungen sowohl für die Einrichtungen der ambulanten als auch der stationären Altenhilfe entscheidend von der Pflegestufe abhängt, die einem Menschen von der Pflegekasse zugesprochen wurde, ist es im Rahmen einer Begutachtung durch den MDK von besonde-

Nachweisdokument zur Pflegeeinstufung

rer Bedeutung, dass der tatsächliche Pflegebedarf eines Menschen lückenlos und plausibel aus der Pflegedokumentation abgeleitet werden kann.

Gerade in der ambulanten Pflege werden erforderliche Leistungen oftmals nur bei Vorliegen einer möglichst hohen Pflegestufe abgerufen. Denn nur, wenn dem Pflegebedürftigen entsprechend der Pflegestufe eine möglichst hohe Sachleistung zur Verfügung steht, können eingekaufte Leistungen auch überwiegend von dem Geld der Pflegeversicherung bezahlt werden.

▶ **Die Pflegedokumentation stellt in der Begutachtungssituation eines Menschen ein geeignetes Instrument dar, den tatsächlichen Hilfebedarf des pflegebedürftigen Menschen und die daraus resultierenden Pflegehandlungen plausibel darzustellen und nachzuweisen.** ◀

Die Begutachtungsrichtlinien (BRi) (□ 12) beziehen sich an vielen Stellen auf dieses geeignete Hilfsmittel (Auszüge der Bri):
- ▶ *„Die Häufigkeit der Pflege durch Pflegeeinrichtungen ist den vorliegenden Dokumentationen und Berichten dieser Einrichtung zu entnehmen."*
- ▶ *„Die vorliegenden Befundberichte sind zu prüfen und zu bewerten ... Hierzu sind im Begutachtungsverfahren vorgelegte Berichte zu berücksichtigen, wie z. B. Pflegedokumentationen „...", Pflegeberichte ..."*
- ▶ *„Evtl. vorhandene längerfristige Aufzeichnungen über den Pflegeverlauf (Pflegetagebuch/Pflegedokumentationen ...) sind zu berücksichtigen."*

Gutachter muss Pflegedokumentation berücksichtigen

Von den Pflegekräften ist daher insbesondere in einer Begutachtungssituation ein selbstbewusster Umgang mit der Pflegedokumentation gefordert.

Der Gutachter sollte aufgefordert werden, die für einen pflegebedürftigen Menschen erstellte Pflegeplanung wenigstens in Auszügen zu lesen, um sich ein genaueres Bild über die Situation machen zu können. Pflegekräfte sollten die Chance nutzen, in dieser Situation deutlich zu machen, dass sie tatsächlich auch von der Qualität „ihrer" Pflegedokumentation überzeugt sind.

Für die Planstellenberechnung (nur stationäre Pflege)

Für die Bewohner und Mitarbeiter einer stationären Altenpflegeeinrichtung stellt sich die Situation anders dar. Da sich in der stationären Altenpflege die Höhe des Pflegesatzes, den ein Bewohner an eine Einrichtung zu zahlen hat, nach der Höhe der Pflegestufe berechnet, hat der Bewohner selbst und seine Bezugspersonen eher ein Interesse an einer möglichst niedrigen Pflegeeinstufung.

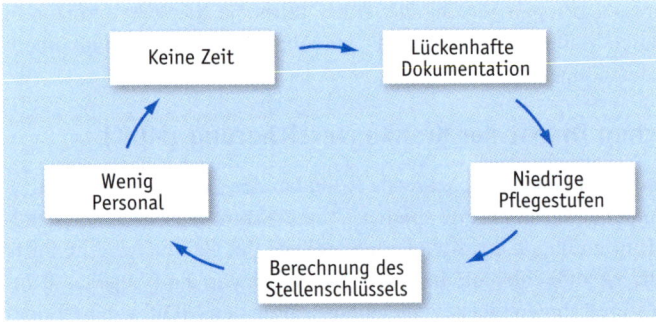

Abb. 1.2: Kreislauf der lückenhaften Pflegedokumentation durch Zeitmangel.

1.3 Ziel und Zweck der Pflegedokumentation

Da aber die Berechnung des Personalschlüssels in einer stationären Einrichtung auf Grundlage der Pflegestufen der Bewohner erfolgt, ist es entscheidend, dass alle Bewohner in die Pflegestufe eingestuft sind, die auch ihrem tatsächlichen Pflegebedarf entspricht. Die Aussagekraft einer Pflegedokumentation hat somit gravierende Auswirkung auf die Stellenberechnung einer Einrichtung. Die Pflegedokumentation muss daher zweifelsfrei und schlüssig den realen Pflegebedarf eines Bewohners darstellen. Die Aufzeichnungen der Pflegenden sollten so erfolgen, dass sie als „Beweismittel" auch in einem evtl. Rechtsstreit, z. B. beim Einklagen einer höheren Pflegestufe, standhalten können. Unbestritten ist, dass für das Führen einer aussagekräftigen Pflegedokumentation Zeit investiert werden muss. Zeit und Zeitressourcen sind aber in der Pflege kaum mehr vorhanden und Pflegende fühlen sich oftmals in einem Kreislauf gefangen (▶ Abb. 1.2).

Bedarfsgerechte Pflegestufen durch schlüssige Pflegedokumentation

Pflegende sind der Zeitnot nicht hilflos ausgeliefert. Insbesondere mit dem Beweismittel „Pflegedokumentation" können sie großen Einfluss auf die Personalausstattung ihrer Einrichtung nehmen. Daher sollten Pflegekräfte motiviert an die Bearbeitung „ihrer" Pflegedokumentation gehen und dieses Arbeitsinstrument professionell auf allen Ebenen einsetzen. Nur so kann es gelingen, den oben beschriebenen „Kreislauf" zu durchbrechen (▶ Abb. 1.3).

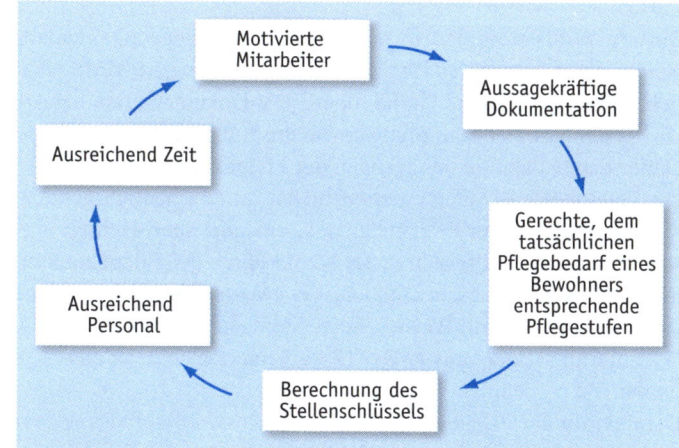

Abb. 1.3: Positive Auswirkungen unter Einsatz einer aussagekräftigen Pflegedokumentation.

Reflexion Stoppen Sie in einer Schicht die realen Minuten, die Sie an diesem Arbeitstag für das Führen der Ihnen zugeordneten Pflegedokumentationen benötigen.
War die Zeit länger oder kürzer als von Ihnen erwartet? Haben Sie das Gefühl, allen Anforderungen gerecht geworden zu sein?
Falls Ihnen die Dokumentation insgesamt zu zeitaufwendig erschien, sehen Sie Möglichkeiten, die Zeit zu reduzieren?
Welche Dokumentationszeiten haben sich bei Ihren Kollegen ergeben? Gab es große Unterschiede? Wenn ja, worin lag dies begründet?

2 Wo wird dokumentiert?

2.1 Auswahl eines geeigneten Pflegedokumentationssystems

Um die Vielzahl von Daten, die von Pflegenden wahrgenommen, weitergeben und verarbeitet werden müssen, in adäquater Weise zu sammeln, werden diese auf verschiedenen Dokumentationsformularen gesammelt.
Die Herausforderung für Pflegekräfte besteht darin, die Flut von mündlichen und schriftlichen Daten möglichst effektiv zu sichern und sie miteinander zu verknüpfen.

Geeigneter Platz zur Datensammlung

Ein standardisiertes und in sich schlüssiges Pflegedokumentationssystem stellt Pflegenden einen geeigneten Platz zur Datensammlung zur Verfügung. Dabei ist es unerheblich, ob es sich um eine Papier- oder EDV-Dokumentation handelt.
Die Systematik der Sammlung sowie die Nutzung der verschiedenen Dokumentationsblätter liegen dabei in den Händen der Pflegekräfte.
Da die einzelnen Dokumentationsblätter unterschiedlich genutzt werden können, sind klare Absprachen der Pflegenden untereinander sehr wichtig.
Jede Pflegekraft sollte sich daher beim Führen der Pflegedokumentationen immer wieder fragen, ob die Verschriftlichung der gesammelten Informationen auch tatsächlich auf eine effektive Art und Weise erfolgt. Stellt sich in der Praxis ein Gefühl von „doppelter Buchführung" oder „unsinniger Dokumentation" ein, ist dieses „Gefühl" der Pflegende immer erst zu nehmen!
Darüber, ob der Pflegeverlauf dokumentiert werden muss oder nicht, braucht es keine Diskussion mehr (▶ Kap. 1). Die Chance für professionell Pflegende liegt vielmehr in der Möglichkeit, auf welche Art und Weise die Daten gesammelt und die Pflegedokumentation inhaltlich gestaltet wird.

Erarbeitung einer praxistauglichen Pflegedokumentation

Für Pflegende ist es immer lohnenswert, gemeinsam mit den Kollegen Zeit zu investieren, um eine wirklich „praxistaugliche" Pflegedokumentation zu entwickeln. Dies setzt voraus, dass jede Pflegekraft die eigene Dokumentation immer wieder reflektiert und – falls erforderlich – in eine fachliche Diskussion mit ihren Kollegen tritt.
Seit einigen Jahren sind von verschiedenen Institutionen Bestrebungen im Gange, einheitliche Musterpflegedokumentationen zu entwerfen. Und immer wieder wird von „Entbürokratisierung" in der Pflege gesprochen.
Ob es tatsächlich **die** Pflegedokumentation für alle ambulanten und stationären Altenpflegeeinrichtungen geben kann und wann eine Pflegedokumentation als „entbürokratisiert" gilt, bleibt fraglich.
Die Pflegekräfte einer Einrichtung, ob ambulant oder stationär, sind gut beraten, sich selbst über alle Möglichkeiten der Dokumentationssammlung zu informieren und ge-

2.1 Auswahl eines geeigneten Pflegedokumentationssystems

meinsam im Team eine eigene, den Bedürfnissen der Bewohner und Pflegekräfte angemessene Pflegedokumentation zusammenzustellen!

▶ **Die Erarbeitung einer praxistauglichen Pflegedokumentation, die tatsächlich auch der Arbeitserleichterung dient, kann nur durch Pflegekräfte an der Basis gelingen!** ◀

Bei der Erarbeitung bzw. Zusammenstellung einer individuellen, auf die Einrichtung und das Klientel ausgerichteten Dokumentation ist lediglich zu beachten, dass diese einheitlich für alle zu Pflegenden eingesetzt wird.

Auszug aus dem Erhebungsbogen zur Qualitätsprüfung

Nach §§ 112, 114 SGB XI in der stationären Pflege

	Ja	Nein	Empfehlung
7.1 Liegt ein einheitliches Pflegedokumentationssystem vor?	❏	❏	❏

Quelle MDS (2005): Qualitätsprüfungsrichtlinien (QPR) vom 10. November 2005

Ambulante Pflege ▶ Anhang 1, Frage 7.1

Jeder Einrichtung steht es hierbei frei, ob sie ein auf dem Markt befindliches Pflegedokumentationssystem auswählt oder ein selbstentwickeltes System einsetzt. Es liegt ebenfalls in der alleinigen Entscheidung der Pflegeeinrichtung, ob die Datensammlung auf dem Papier (händische Dokumentation) oder EDV-gestützt erfolgen soll.
Ein geeignetes Pflegedokumentationssystem muss hierbei die Voraussetzung erfüllen, eine übersichtliche und jederzeit nachvollziehbare Dokumentation aller Stammdaten sowie des gesamten Pflegeprozesses zu ermöglichen!

Freie Wahl des Pflegedokumentationssystems

Auszug aus dem Erhebungsbogen zur Qualitätsprüfung

Nach §§ 112, 114 SGB XI in der stationären Pflege

	Ja	Nein	Empfehlung
7.2 Können alle relevanten Informationen mit dem angewandten Pflegedokumentationssystem erfasst werden?			❏
a. Stammdaten	❏	❏	
b. Pflegeanamnese/Informationssammlung	❏	❏	
c. Biografie	❏	❏	
d. Bedürfnisse, Probleme und Fähigkeiten, Ziele und geplante Maßnahmen sowie die Evaluation der Ergebnisse	❏	❏	
e. verordnete medizinische Behandlungspflege	❏	❏	
f. Gabe verordneter Medikamente	❏	❏	
g. Durchführungsnachweis	❏	❏	
h. Pflegebericht	❏	❏	
i. Bewegungs- bzw. Lagerungsplan	❏	❏	
j. Trink-/Bilanzierungsplan	❏	❏	
k. Ernährungsplan	❏	❏	
l. Überleitungsbogen	❏	❏	
m. Wunddokumentation	❏	❏	
n. Dekubitusrisiko/Dekubitusrisikoskala	❏	❏	
o. Fixierung	❏	❏	

	Ja	Nein
p. Gewichtsverlauf	☐	☐
q. Miktionsprotokoll	☐	☐
r. Sturzrisiko	☐	☐
s. Sonstiges	☐	☐

Quelle MDS (2005): Qualitätsprüfungsrichtlinien (QPR) vom 10. November 2005

Ambulante Pflege ▶ Anhang 1, Frage 7.2

Wie gut ein Dokumentationssystem dann tatsächlich für die Praxis geeignet ist, zeigt sich in der Regel erst im täglichen Gebrauch. Sollte eine Einrichtung sich mit dem Gedanken einer Dokumentationsumstellung beschäftigen, ist es immer empfehlenswert, ein neues System für mehrere Wochen bei verschiedenen zu Pflegenden zu testen.
Ist eine Dokumentationsumstellung erst einmal erfolgt, gibt es meist keinen Weg mehr zurück!

Kombination verschiedener Dokumentationssysteme möglich

So mancher Mitarbeiter des MDK oder der Heimaufsicht hat in einer Qualitätsprüfung oder Heimbegehung geäußert, dass es nicht möglich sei, Formulare verschiedener Hersteller untereinander zu mischen und auch von der Herstellung eigener Dokumentationsblätter abgeraten. Diese Aussage ist nicht nachvollziehbar. Hier sollten die Einrichtungen unbedingt nach der Rechtsgrundlage dieser Aussage fragen und um Erläuterung bitten.

▶ **Die Nutzung von Dokumentationsblättern verschiedener Hersteller ist genauso möglich wie eine Verknüpfung mit selbstentwickelten Formularen (▶ Tabelle).** ◀

Kombinationsvarianten eines Dokumentationssystems			
Variante 1	**Variante 2**	**Variante 3**	**Variante 4**
Ausschließliche Nutzung bereits vorgefertigter Dokumentationsformulare a) eines Herstellers **oder** b) verschiedener auf dem Markt befindlicher Hersteller		Überwiegende Nutzung vorgefertigter Dokumentationsformulare a) eines Herstellers oder b) verschiedener auf dem Markt befindlicher Hersteller	
	Ausschließliche Nutzung **selbstentwickelter** Dokumentationsformulare	in Kombination mit selbstentwickelten Formularen	Überwiegende Nutzung selbstentwickelter Dokumentationsformulare in Kombination mit einzelnen standardisierten Formularen a) eines Herstellers **oder** b) verschiedener auf dem Markt befindlicher Hersteller

Hinweis: Die Kombination von Papier- und EDV-gestützter Dokumentation ist bei allen Varianten möglich

Jedoch ist bei der Kombination von standardisierten Formularen und selbst entwickelten Dokumentationsblätter Vorsicht geboten. Durch die Unterbrechung des systematischen Aufbaus eines standardisierten Dokumentationssystems der Hersteller, besteht die Gefahr einer unübersichtlichen Datensammlung und der doppelten Dokumentation von Daten. Dies muss allerdings nicht zwingend geschehen!

Werden Dokumentationsblätter einrichtungsintern entwickelt, sollten diese auch einem gewissen Qualitätsstandard in Bezug auf die Form und den Aufbau entsprechen. Lieblos gestaltete und schlecht fotokopierte Formulare ohne fortlaufende Nummerierung, Angabe der Erstellung und Freigabe etc. entsprechen sicherlich nicht dem Mindeststandard für ein Dokument!

Anforderung an selbstentwickelte Dokumentationsblätter

Zudem sollte jeder Einrichtung bewusst sein, dass die Pflegedokumentation und insbesondere jedes selbstentwickelte Dokumentationsblatt immer auch als Aushängeschild für eine Einrichtung gilt! Dies trifft insbesondere auf die ambulanten Pflegedienste zu, da hier die Pflegedokumentation meist wesentlich mehr (fremden) Personen zugänglich ist wie in einer stationären Einrichtung.

Mittlerweile bieten viele Dokumentationsfirmen den Service an, selbstentwickelte Dokumentationsblätter entsprechend den Wünschen der Einrichtung in das standardisierte System einzuarbeiten.

Dies hat den Vorteil, dass das Layout der Pflegedokumentation auch bei einer „kombinierten" Dokumentation einheitlich bleibt und sich das Risiko einer Mehrfachdokumentation deutlich verringert!

Natürlich hängt eine aussagekräftige Pflegedokumentation nicht von dem einheitlichen Layout der Dokumentationsformulare ab!

Einrichtungsintern sollte unbedingt verbindlich geregelt werden, welche Dokumentationsblätter verwendet werden. Dies ist immer auch abhängig von der zu betreuenden Klientel.

Dokumentationsformulare kritisch auswählen

Nicht jedes auf dem Markt befindliche Formular ist für jede Einrichtung auch wirklich sinnvoll.

Die Pflegekräfte in der Praxis sind bei der Bewertung eines Dokumentationsformulars die wirklichen Experten! Denn nur beim täglichen Gebrauch eines Formulars wird ersichtlich, ob der Einsatz auch tatsächlich sinnvoll bzw. erforderlich ist. So kann es passieren, dass ein neues Dokumentationsblatt auf den ersten Blick in sich logisch und perfekt im Aufbau erscheint, sich aber im Praxisgebrauch als unübersichtlich und umständlich in der Nutzung zeigt.

2.1.1 EDV-gestützte Pflegedokumentation

Die EDV-Dokumentation setzt sich heutzutage immer mehr durch. Den Pflegekräften bietet sich durch den Einsatz eines EDV-Systems eine Vielzahl von Möglichkeiten der Sammlung und Auswertung von erhobenen Daten. Auf Knopfdruck können die unterschiedlichsten Informationen (z. B. sämtliche Arztkontakte im letzten Monat) übersichtlich ausgedruckt werden. Vieles gestaltet sich in der täglichen Praxis leichter und der Schreibaufwand kann deutlich geringer ausfallen.

Vielfältige Auswertungsmöglichkeiten von Daten

Allerdings gilt auch hier, die verschiedenen auf dem Markt befindlichen Systeme gut zu prüfen. Die Vorauswahl eines EDV-Systems kann sicherlich auf Leitungsebene durchgeführt werden. Die Prüfung auf Praxistauglichkeit sollte allerdings unbedingt durch die Pflegefachkräfte, die später auch mit dem EDV-System arbeiten werden, erfolgen.

Auch bei der Umstellung auf ein EDV-System sollte vorab nicht auf die Durchführung eines „Probelaufs" verzichtet werden. Unter Einsatz einer Demoversion lässt sich an ausgewählten zu Pflegenden die tatsächliche Alltagstauglichkeit gut prüfen.

▶ **Bevor eine Einrichtung den Einsatz einer EDV-Dokumentation in Betracht zieht, muss von Seiten der Pflegekräfte ein grundsätzliches Verständnis in Bezug auf die Anwendung des Pflegeprozesses und der damit verbundenen Dokumentation vorhanden sein.** ◀

Ein Wechsel von der Papierdokumentation hin zur EDV-Dokumentation ist nicht geeignet, um bestehenden Dokumentationsdefiziten einer Einrichtung entgegenzuwirken. Es gibt Einrichtungen, in denen die Pflegedokumentation mit Einführung der EDV deutlich schlechter geworden ist.

Einsatz zusätzlicher Papierformulare

Bei den meisten EDV-gestützten Dokumentationssystemen ist es zur Gewährleistung einer lückenlosen und nachvollziehbaren Dokumentation erforderlich, ausgewählte Daten auch weiterhin auf Papierformularen zu bestätigen.

Die Zusatzformulare sollten, genauso wie bei der alleinigen Nutzung einer handgeschriebenen Pflegedokumentation, unmittelbar beim zu Pflegenden ausliegen.

Die erforderlichen Regelungen der „Aufbewahrung" sind einzuhalten (▶ Kap. 1.2.2).

Zeitnahe Dokumentation am PC

Wird neben einer EDV-gestützten Dokumentation keine händische Dokumentation mehr durchgeführt, bedeutet dies für eine Pflegekraft, immer wieder das Dienstzimmer aufsuchen zu müssen, um dort am PC die erforderlichen Informationen abzurufen bzw. deren Durchführung zeitnah bestätigen zu können.

Dies betrifft vorrangig die Dokumentation
- von Ein- und Ausfuhr
- der Mobilisation (Bewegungsprotokoll)
- von freiheitseinschränkenden Maßnahmen
- Therapiemaßnahmen bzw. Heilbehandlungen (z. B. Krankengymnastik).

Einsatz von Scangeräten

Dies trifft **nicht** auf EDV-Systeme zu, bei denen Pflegehandlungen mittels Scanpen oder ähnlichem Gerät, das jede Pflegekraft mit sich führt, unmittelbar nach erfolgter Durchführung bestätigt werden können.

Auswirkungen auf die Arbeitsorganisation

Eine effektive und genaue Dokumentation der genannten Pflegehandlungen kann bei der alleinigen Nutzung der üblichen EDV-gestützten Pflegedokumentation bei den vorliegenden Rahmenbedingungen in der (teil-)stationären Altenpflege mit üblicherweise maximal 1–2 PCs in jedem Bereich wohl kaum gelingen.

> **Beispiel** Pflegekraft Petra lagert Frau Müller aus der Seitenlage für die Einnahme einer Mahlzeit auf den Rücken. Sie reicht dann Frau Müller und einigen anderen Bewohnern das Mittagessen an. Danach führt sie bei Frau Müller noch eine Inkontinenzversorgung durch und möchte sie dann erneut lagern. Leider kann sie sich nicht mehr erinnern, auf welcher Seite Frau Müller vorher gelegen hat. Ein Gang ins Dienstzimmer an den PC ist unvermeidlich.

Es stellt sich die Frage, wie oft die Pflegekraft auch bei den anderen Bewohnern im PC nachschauen muss, auf welche Seite diese gelagert werden müssen – arbeitsorganisatorisch in der Summe eines Tages sicherlich ein enorm hoher Zeitaufwand! Schwierigkeiten werden in der Praxis von Pflegenden oftmals sehr kreativ gelöst. Doch muss überprüft werden, ob diese Lösungen auch fachgerecht sind. So brachten beispielsweise die Pflegekräfte aus dem beschriebenen Fallbeispiel in der Einrichtung, in der der Einsatz einer zusätzlichen Papierdokumentation von der Pflegedienstleitung ausdrücklich „verboten" war, ein Bändchen an der Seite des Bettgitters an, auf der ein Bewohner vor der Entlagerung in die Rückenlage gelegen hat, um sich zusätzliche Wege ins Dienstzimmer zu ersparen.

Natürlich erhielt in dieser Einrichtung auch wieder die alte „Zettelregelung" Einzug, bei der alle wichtigen Informationen „heimlich" auf einem Zettelchen notiert und später in den PC übertragen wurden. Dass diese Vorgehensweise, die hier aus der Not der Pflegekräfte heraus entstand, in der Praxis nicht als sinnvoll erachtet werden kann, steht außer Frage.

Dokumentation auf Notizzetteln nicht sinnvoll

Auch die Idee des Ausdruckes eines im PC detailliert mit Uhrzeit und Lagerungsart erstellten Bewegungszeitplanes, der im Zimmer eines Bewohners zur Orientierung der Pflegenden ausgelegt wird, ist nur bedingt tauglich.

Da sich z. B. durch einen längeren Besuch der Angehörigen oder der Krankengymnastin eine Zeitverschiebung der geplanten Lagerungsintervalle ergeben kann, verschieben sich alle weiteren im Bewegungsplan vorausgeplanten angegebenen Intervalle. Da der Ausdruck ja nur als Übersichtsplan für die Pflegenden gilt, besteht für die Pflegekraft nun doch wieder die Verpflichtung, die Abweichung der Planung im Pflegebericht zu dokumentieren und den Bewegungsplan anzupassen und neu auszudrucken. Dies stellt einen erheblichen arbeitsorganisatorischen Aufwand dar.

Die pflegefachliche Bewertung der Aussage einer examinierten Pflegekraft, dass diese Problematik doch auch ganz einfach dadurch gelöst werden könnte, dass alle Bewohner nach dem Mittagessen auf die gleiche Seite gelagert werden könnten, ist jedem Leser selbst überlassen.

Des Weiteren stellt sich die Frage, wie auch andere an der Pflege beteiligte Personen die oben aufgeführten Daten dokumentieren können?

Beim Einsatz einer händischen Dokumentation besteht die Möglichkeit, beispielsweise zur erforderlichen Dokumentation der Trinkmenge das Trinkprotokoll zu den Sozialdienstangeboten oder zur Mahlzeiteneinnahme in die Cafeteria mitzunehmen.

Papierformular kann mitgeführt werden

Professionell Pflegende sollte sich also bereits bei dem Gedanken an eine EDV-gestützte Pflegedokumentation überlegen, wie die Problematik der zeitnahen Dokumentation bestimmter Informationen fachgerecht gelöst werden kann.

> **Reflexion** Wenn Sie mit einer EDV-gestützten Pflegedokumentation arbeiten, wägen Sie gemeinsam mit Ihren Kollegen ab, ob Ihnen der zusätzliche Einsatz von Papierformularen sinnvoll erscheint? Wenn ja, überlegen Sie, wo diese Formulare aufbewahrt werden sollen. Was sind die Vor- und Nachteile? Ggf. können Sie auch die Heimaufsicht hinzuziehen und um Beratung bitten.

2.1.2 Einsatz einer Musterdokumentation

In der Praxis hat es sich bewährt, eine Musterdokumentationsmappe zu erarbeiten. Die Mustermappe enthält eine Übersicht über alle in der Einrichtung gültigen Formulare, die eine Pflegedokumentation eines zu Pflegenden enthält (▶ Abb. 2.2).

Orientierung für alle Pflegenden

Bewährt hat sich hierbei auch die Unterteilung in Pflicht- und Bedarfsformulare und/ oder die Zuordnung der eingesetzten Formulare entsprechend dem angewandten Pflegemodell, z. B. nach den AEDL von Frau Monika Krohwinkel*.

Zu jedem Formular wird eine ausführliche Beschreibung mit den wichtigsten Ausfüllhinweisen erstellt und zudem ein beispielhaft ausgefülltes Dokumentationsformular mit in die Musterdokumentationsmappe geheftet (▶ Abb. 2.3 und 2.4a–b).

---

* Frau M. Krohwinkel hat ihr Modell überarbeitet. Die Nummerierung und teilweise auch die Begrifflichkeiten der 13 AEDL wurden angepasst und nennen sich nun 13 ABEDL® = Aktivitäten, Beziehungen und existenzielle Erfahrungen des Lebens.

Marienstift Alpen gGmbH – Leben und Wohnen im Alter –
Ulrichstraße 16-18, 46519 Alpen
Tel.: 02802/82-0, Fax: 02802/82-58
Email: info@marienstift-alpen.de, www.marienstift-alpen.de

Inhaltsverzeichnis Musterdokumentationsmappe DAN

In diesem Dokumentationssystem sollen alle Bewohnerdaten und Pflegetätigkeiten nachvollziehbar aufgeführt werden.
Diese Dokumentation gilt als Leistungsnachweis für die Pflegeversicherung und als wichtiges Beweismittel bei gerichtlichen Auseinandersetzungen. Die Entwicklung und der Zustand des Bewohners sollen hier zuverlässig, transparent und gewissenhaft dokumentiert werden.
Jedes Dokumentationsblatt ist anfangs mit dem kompletten Bewohnernamen, Datum und Jahr zu versehen.

Hauptmappe im Wohnbereichsstützpunkt

1	Stammblatt	3130
2	Biografieblatt	3018
3	Vitalwerte	3017
4	Betäubungsmittel	3313
5	Ärztliche Kommunikation	3213
6	Ärztliche Verordnung	3013
7	Durchführungskontrolle	3224
8	Planungsblatt (AEDL)	3124
9	Behandlungspflege	5514
10	Sturzrisikofaktoren	3118
11	Therapieblatt	3117
12	Wunddokumentation	3039
13	Dekubitusrisikoerkennung	3049
14	Grundpflege Nachtdienst	1355
15	Grundpflege Spätdienst	1255
16	Grundpflege Frühdienst	1155
17	Berichteblatt	3015
18	Pflegeanamnese AEDL DL	3131
19	Pflegeüberleitungsbogen	2030
20	Archivierung der Bewohnerdokumentation	

Zusatzmappe im Bewohnerzimmer

1	Freiheitsentziehende Maßnahmen	3040
2	Orale Ernährung	3053
3	Bewegungsplan	3037
4	Einfuhrplan/Ausfuhrplan DL	3115

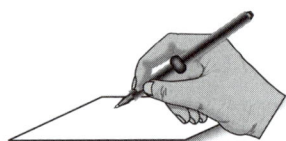

Nicht dokumentierte Leistungen gelten als nicht erbracht!

P-010-01   ©ah marienstift 2006

Abb. 2.2: Beispiel Inhaltsverzeichnis Musterdokumentationsmappe.

Mustermappe zur Pflegdokumentation – Seniorenpflegeeinrichtung Haus Wunderschön

Ausfüllhinweise zum Stammblatt – Nr. 3130

→ enthält alle relevanten Daten des zu Pflegenden
→ muss vor dem ersten bzw. beim ersten Pflegeeinsatz vollständig ausgefüllt vorliegen
→ weitere Ergänzungen erfolgen durch die Pflegekraft
→ *Fehlende Daten können in der Verwaltung erfragt werden!*

- Angaben zur Person einschl. Konfession, Kostenträger und Pflegestufe nach SGB XI
- Bezugspersonen (nur die erste Bezugsperson), Angehörige, ggf. Betreuer mit vollständiger Adresse und Telefonnummer
- Hausarzt mit Adresse und Telefonnummer, ggf. behandelnde Fachärzte
- Hilfsmittel, ärztliche Diagnosen einschließlich Herkunft
- Allergien → Feld immer ausfüllen z. B. „derzeit keine bekannt"!
- Größe, Gewicht, RR etc. → Verweis auf Infosammlung kann genutzt werden
- Auflistung aller an der Pflege Beteiligten mit Namen und Telefonnummer (z. B. KG)
- Kostform → Verweis auf Infosammlung kann genutzt werden
- mitgebrachte Dokumente, Vorsorgevollmacht etc. und/oder Eigentum (z. B. Fernseher)
- Informationen zu Notfallsituationen (Wer ist im Notfall zu verständigen, Bestattungswünsche etc.)
- Aufenthalte in anderen Einrichtungen, z. B. Kurzzeit- und/oder Tagespflege, Krankenhaus, Kur, etc.
- Angabe der Bezugspflegekraft, Handzeichen und Datum der Erstellung

Eine fortlaufende Aktualisierung ist erforderlich. Bei Bedarf ist das Stammblatt zu erneuern!

Pflichtblatt

Abb. 2.3: Ausfüllhinweis Stammblatt.

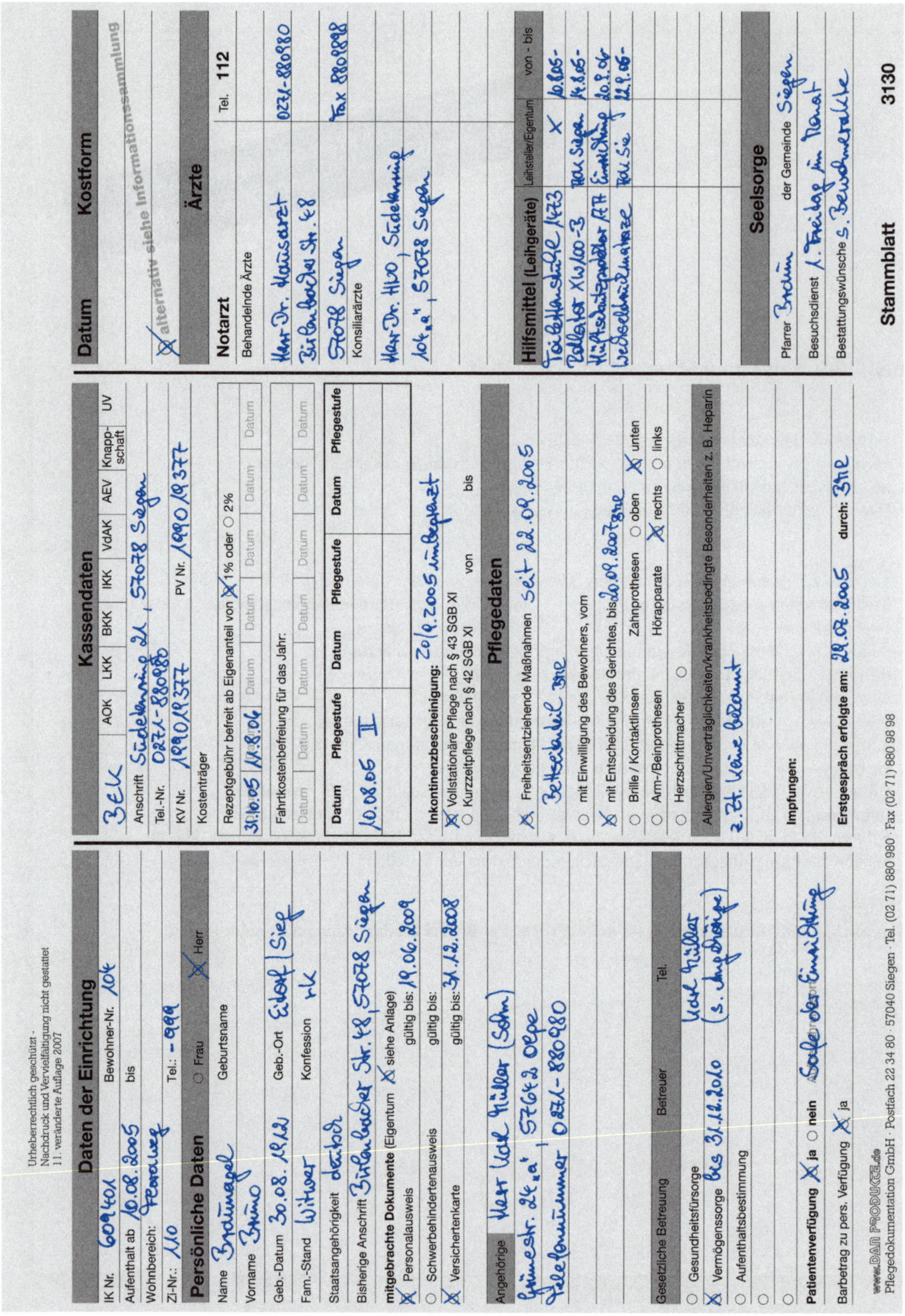

Daten der Einrichtung

IK Nr. 609401 Bewohner-Nr. 104
Aufenthalt ab 10.08.2005 bis
Wohnbereich: Fernweg
Zi-Nr.: 110 Tel.: -999

Persönliche Daten ○ Frau ☒ Herr

Name Braunagel Geburtsname
Vorname Bruno
Geb.-Datum 30.08.1912 Geb.-Ort Eitorf/Sieg
Fam.-Stand Witwer Konfession rk
Staatsangehörigkeit deutsch
Bisherige Anschrift Birlenbacher Str. 48, 57078 Siegen
mitgebrachte Dokumente (Eigentum ☒ siehe Anlage)
☒ Personalausweis gültig bis: 19.06.2009
○ Schwerbehindertenausweis gültig bis:
☒ Versichertenkarte gültig bis: 31.12.2008

Angehörige Herr Karl Müller (Sohn)
Grünestr. 24„a", 57642 Olpe
Telefonnummer 0271-880980

Gesetzliche Betreuung Betreuer Tel.
○ Gesundheitsfürsorge Karl Müller
☒ Vermögenssorge bis 31.12.2010 (s. Angehörige)
○ Aufenthaltsbestimmung
○
○
Patientenverfügung ☒ ja ○ nein Safe der Einrichtung
Barbetrag zu pers. Verfügung ☒ ja

Kassendaten

BEK | AOK | LKK | BKK | IKK | VdAK | AEV | Knappschaft | UV
Anschrift Südetenring 21, 57078 Siegen
Tel.-Nr. 0271-880980
KV Nr. 1990193777 PV Nr. 1990193777
Kostenträger

Rezeptgebühr befreit ab Eigenanteil von ☒ 1% oder ○ 2%
31.10.05 | 17.8.06 | Datum | Datum | Datum | Datum | Datum

Fahrtkostenbefreiung für das Jahr:
Datum | Datum | Datum | Datum | Datum | Datum | Datum

Datum	Pflegestufe	Datum	Pflegestufe	Datum	Pflegestufe
10.08.05	II				

Inkontinenzbescheinigung: 20.9.2005 unbegrenzt
☒ Vollstationäre Pflege nach § 43 SGB XI
○ Kurzzeitpflege nach § 42 SGB XI von bis

Pflegedaten

☒ Freiheitsentziehende Maßnahmen seit 22.09.2005
Bettseitenteil BME
○ mit Einwilligung des Bewohners, vom
☒ mit Entscheidung des Gerichtes, bis 20.09.2007 BME
○ Brille / Kontaktlinsen Zahnprothesen ○ oben ☒ unten
○ Arm-/Beinprothesen Hörapparate ☒ rechts ○ links
○ Herzschrittmacher ○

Allergien/Unverträglichkeiten/krankheitsbedingte Besonderheiten z. B. Heparin
z.Zt. keine bekannt

Impfungen:

Erstgespräch erfolgte am: 29.07.2005 **durch:** BME

Datum **Kostform**

☒ alternativ siehe Informationssammlung

Ärzte

Notarzt Tel. 112
Behandelnde Ärzte
Herr Dr. Hausarzt 0271-880980
Birlenbacher Str. 48
57078 Siegen Fax 8809898
Konsiliarärzte
Herr Dr. HNO, Südetenring
104„a", 57078 Siegen

Hilfsmittel (Leihgeräte)	Leihsteller/Eigentum	von - bis
Toilettenstuhl 1473	X	10.8.05-
Rollator XW100-3	Rai Siegen	14.8.05-
Hüftschutzprotektor 177	Einrichtung	20.9.06-
Wechseldruckmatratze	Rai Sie	22.9.06-

Seelsorge

Pfarrer Braun der Gemeinde Siegen
Besuchsdienst 1. Freitag im Monat
Bestattungswünsche s. Bewohnerakte

www.DAN PRODUKTE.de
Pflegedokumentation GmbH · Postfach 22 34 80 · 57040 Siegen · Tel. (02 71) 880 980 · Fax (02 71) 880 98 98

Stammblatt 3130

Abb. 2.4a: Beispielhaft ausgefülltes Stammblatt [V099].

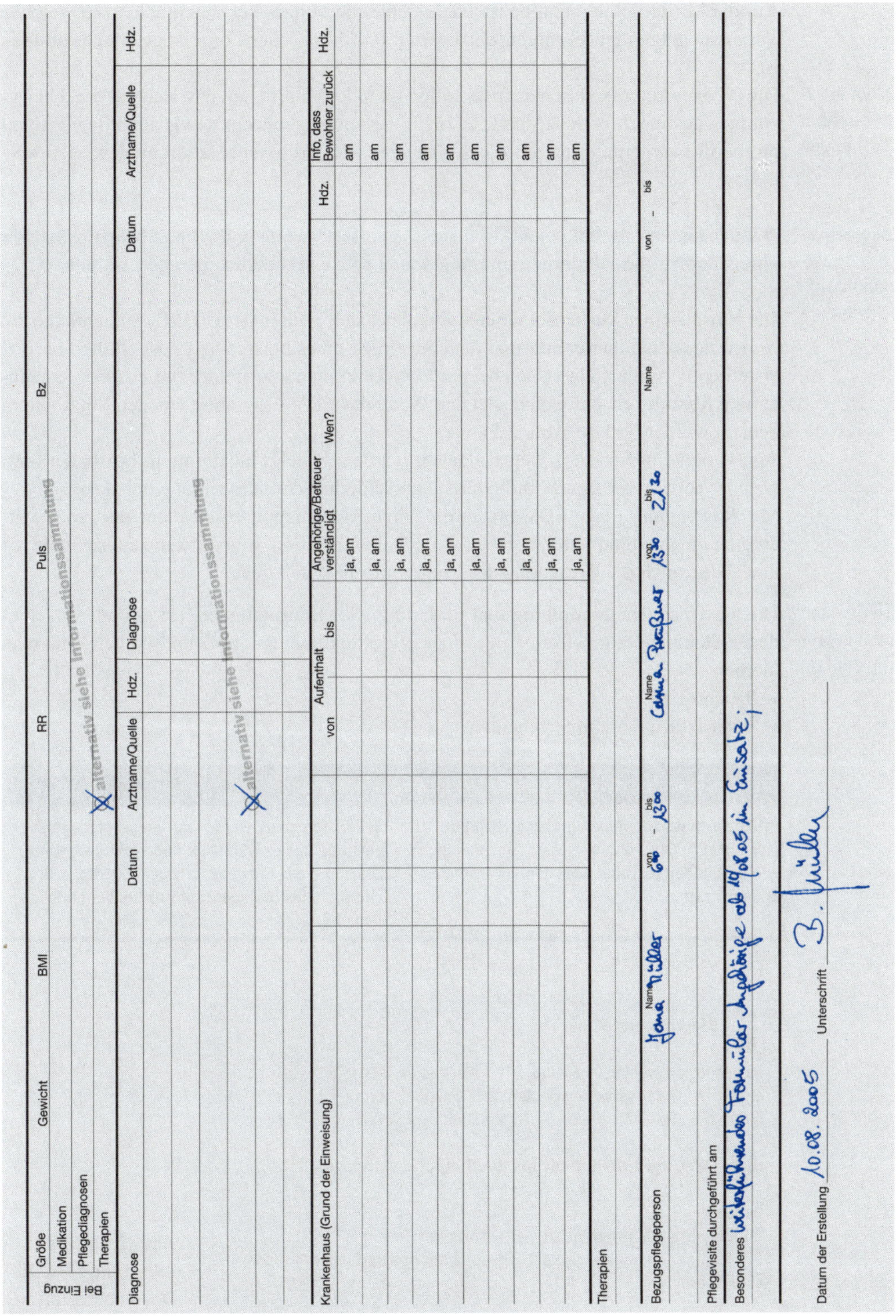

Abb. 2.4b: Beispielhaft ausgefülltes Stammblatt [V099].

Aus der Musterdokumentation ist jederzeit für alle Mitarbeiter ersichtlich, unter welchen Voraussetzungen ein Formular einzusetzen und in welcher Form es genau auszufüllen ist.

Musterdokumentation gut sichtbar aushängen

Die Musterdokumentationsmappe sollte für alle Mitarbeiter gut sichtbar im Dienstzimmer ausliegen oder aushängen. Im Einarbeitungskonzept sowie im Pflegevisitenprotokoll kann ergänzend auf die vorhandene Musterdokumentation hingewiesen werden.

Musterdokumentation auch bei EDV-Dokumentation sinnvoll

▶ **Auch eine Musterdokumentation muss „gepflegt" werden. Die Verantwortlichkeit für eine ständige Aktualisierung und Anpassung sollte verbindlich geregelt werden.** ◀

Der Einsatz einer Musterdokumentation bietet sich auch in der EDV-Dokumentation an. Neben der Ausfüllanleitung und dem Ausdruck eines beispielhaft ausgefüllten per PC erstellten Formulars bietet sich bei der EDV-Dokumentation zudem an, in einer Kurzanleitung festzulegen, auf welche Art und Weise das EDV-Programm von den Mitarbeitern bedient werden soll (▶ Abb. 2.5).

Auch könnte auf diesem Weg festgelegt werden, welche Inhalte nicht bearbeitet bzw. welcher Button von den Mitarbeitern ausdrücklich **nicht** verwendet werden soll.

Mit Anwendung einer EDV-Musterdokumentationsmappe erhält nicht nur jeder Mitarbeiter eine verbindliche Vorgabe für die Dokumentation, sondern kann auf schnelle Art und Weise auch die Bedienung des Programms nachvollziehen.

Pflicht- und Bedarfsdokumentationsblätter

Die systematische Sammlung und Fixierung aller Informationen, erfolgt auf verschiedenen Dokumentationsformularen einer Pflegedokumentation. Grundsätzlich kann man hierbei
▶ Pflicht- und
▶ Bedarfsformulare unterscheiden.

Der Unterschied zwischen Pflicht- und Bedarfsformular	
Pflichtformulare kommen grundsätzlich bei jedem zu Pflegenden zum Einsatz, unabhängig von Gesundheitszustand oder den vorliegenden Erkrankungen.	Bedarfsformulare werden nur eingesetzt, wenn eine bestimmte Erkrankung oder ein bestimmter Zustand eines Pflegebedürftigen eintritt, z. B. Einsatz eines Bewegungsprotokolls bei plötzlicher Immobilität.

Biografieerstellung

Bewohner auswählen → Symbol anklicken → Biografieblatt erscheint → Kategorie auswählen, z. B. Familie, Beruf → Eintrag ins Feld schreiben → „Hinzufügen" anklicken

Dieser Weg wird wiederholt bis die Biografie vollständig ist.

Beachte:
Die Biografiearbeit gehört zu den wichtigsten Dokumentationen. Die Biografieerhebung wird bei Einzug begonnen und immer wieder aktualisiert.

Abb. 2.5: Kurzanleitung für EDV-Dokumentation.

Der Einsatz der Bedarfsformulare liegt entweder in der Fachlichkeit einer Pflegekraft, hier zumeist der Pflegefachkraft, oder erfolgt, wenn bestimmte Merkmale erfüllt sind. Die Vorgaben für den Einsatz der Bedarfsdokumentationsblätter sollten sich aus möglichst verbindlichen Vorgaben, z. B. aus Standards oder Richtlinien der Einrichtung, ableiten lassen.

Verbindliche Vorgaben festlegen

Beispiel für den Einsatz des Bedarfsformulars „Ernährungsprotokoll":
- Nach Ermessen der jeweiligen Bezugspflegefachkraft oder
- Auf ärztliche Anordnung oder
- Wenn BMI bei Übernahme des Pflegeauftrages unter 18 oder
- Bei gravierender Gewichtsabnahme.

Welche Dokumentationsblätter den Pflichtformularen zugeordnet werden, ergibt sich aus verschiedenen gesetzlichen Vorschriften und Verträgen (▶ Kap. 1).

Einen Orientierungsrahmen für die Festsetzung bietet auch die Grundsatzstellungnahme des MDS zum „Pflegeprozess und Dokumentation" von April 2005, die auch die vertraglichen Inhalte der Rahmenverträge in der ambulanten Pflege berücksichtigt. Demnach konzentriert sich die Pflegedokumentation im Wesentlichen auf die folgenden fünf Pflichtformulare:
- Stammblatt
- Formular zur Informationssammlung
- Pflegeplanung
- Durchführungsnachweis
- Pflegebericht.

Weitere Formulare müssen, soweit es die Situation erfordert, zusätzlich eingesetzt werden. Die Auswahl der möglichen Bedarfsformulare, die in der Praxis zum Einsatz kommen, liegt in der Entscheidung der jeweiligen Einrichtung, hier in der Regel in der Verantwortlichkeit der Pflegedienstleitung.

Auszug aus dem Erhebungsbogen zur Qualitätsprüfung

Nach §§ 112, 114 SGB XI in der stationären Pflege

	Ja	Nein	Empfehlung
4.2 Nimmt die verantwortliche Pflegefachkraft ihre Aufgaben wahr?			❏
a. Umsetzung des Pflegekonzeptes	❏	❏	
b. Organisation der fachlichen Planung, Durchführung und Evaluation der Pflegeprozesse	❏	❏	
c. Organisation für fachgerechte Führung der Pflegedokumentation	❏	❏	
d. an dem Pflegebedarf orientierte Dienstplanung der Pflegekräfte	❏	❏	
e. regelmäßige Durchführung der Dienstbesprechungen innerhalb des Pflegebereichs	❏	❏	
f. ausreichende Zeit für die Aufgaben der verantwortlichen Pflegefachkraft	❏	❏	

Quelle MDS (2005): Qualitätsprüfungsrichtlinien (QPR) vom 10. November 2005

Ambulante Pflege ▶ Anhang 1, Frage 4.2

> **Reflexion** Erstellen Sie gemeinsam mit Ihren Kollegen eine Musterdokumentation. Legen Sie verbindlich fest, welche Dokumentationsblätter eingesetzt werden sollen und wie diese auszufüllen sind.

2.2 Pflichtdokumentationsformulare

2.2.1 Anwendung der Pflichtdokumentationsformulare

Folgende aufgeführte Formulare sollten grundsätzlich für alle zu Pflegenden angelegt werden. Dies unabhängig davon, ob es sich z. B. um einen Besucher einer Tages- oder Kurzzeitpflegeeinrichtung handelt oder um einen Pflegebedürftigen, der durch eine ambulante oder stationäre Pflegeeinrichtung versorgt wird.

Umfang der Datensammlung der Betreuungsform anpassen

Der Umfang der Informationssammlung ist entsprechend der Betreuungsform anzupassen. So ist es wahrscheinlich, dass sich die Erhebung der biografischen Daten in einer Kurzzeitpflegeeinrichtung aufgrund der kurzen Verweildauer eines Gastes weniger ausführlich gestalten wird als in einer stationären Altenpflegeeinrichtung, in der ein Mensch seinen Lebensabend verbringen wird.

In speziellen Betreuungsformen, wie z. B. Hospiz oder Wohnbereiche für Menschen im Wachkoma, kann es sinnvoll sein, sich eigene bedarfsgerechte Formulare zu erstellen (▶ Kap. 2.1).

2.2.2 Stammblatt

Wichtige Informationen auf einen Blick

Die professionelle Sammlung aller für den Pflegeprozess relevanten Informationen beginnt mit der Anlage eines „Stammblattes". Das Formular kann bereits vor Aufnahme mit den wichtigsten Stammdaten eröffnet werden. Es sollte spätestens am Aufnahmetag vollständig ausgefüllt vorliegen. Dies gilt insbesondere für Gäste der Kurzzeitpflegeeinrichtung. Da die Bezugspersonen oftmals nicht erreichbar sind, ist es hier für Pflegende besonders schwer, im Nachhinein noch Informationen zu erhalten.

Das Stammblatt dient dem Zweck, alle wichtigen Daten strukturiert auf einen Blick darzustellen. Es ermöglicht so allen an der Pflege Beteiligten einen direkten Zugriff auf die wichtigsten Informationen über den zu versorgenden Menschen.

Das Formular sollte deshalb mit großer Sorgfalt und unbedingt immer vollständig ausgefüllt werden. Nicht ausgefüllte Felder auf dem Stammblatt können den Eindruck vermitteln, dass Pflegekräfte sich nicht um diese Information bemüht haben oder dass die Datenerhebung einfach vergessen wurde.

Beide Möglichkeiten sind wenig sachgerecht und geben den Anschein einer unprofessionellen Vorgehensweise bei der Bearbeitung einer Pflegedokumentation. Wird zudem eine Dokumentation z. B. vom MDK oder im Streitfall vom Gericht eingefordert, ist es für den prüfenden Sachverständigen sehr ärgerlich, wenn er die Adressen und Telefonnummern von Ärzten oder Bezugspersonen z. B. erst bei der Auskunft erfragen muss.

Urkundencharakter beachten

An dieser Stelle bietet sich noch einmal der Verweis auf den Urkundencharakter der gesamten Dokumentation an.

Eine Datenerhebung in Urkunden und Dokumenten hat grundsätzlich immer vollständig zu erfolgen. Oder können Sie sich Ihren Personalausweis oder Ihre Geburtsurkunde ohne Ihr Geburtsdatum und Ihren Vornamen vorstellen?

2.2 Pflichtdokumentationsformulare

Aussagekräftige Datenerhebung

Bei der Erhebung der Stammdaten ist insbesondere darauf zu achten, dass
- alle Namen und Adressen grundsätzlich vollständig erhoben sind (z. B. Vor- und Zuname, Straße, Postleitzahl)
- alle aufgeführten Telefonnummern unbedingt mit Vorwahl anzugeben sind
- der Name und die Adresse des Hausarztes immer komplett beschrieben wird
- bei den Fachärzten mindestens die Angabe des Namens, der Fachrichtung und die vollständige Telefonnummer ersichtlich ist
- bei der Angabe der ärztlichen Diagnosen neben dem Datum auch immer die Quelle (Herkunft) der Diagnose aufgeführt ist
- zusätzlich zum Datum eines Krankenhausaufenthaltes auch der Grund der Einweisung dokumentiert ist
- für spätere Vergleichsmessungen unmittelbar zu Beginn des Pflegeauftrages die Erhebung aller Vitalwerte (RR, Puls, BZ) und des Gewichts erfolgt
- auch die Größe des zu Pflegenden erhoben wird: hierbei sollten sich die Pflegekräfte nicht auf die Angabe im Personalausweis zu verlassen; diese entspricht in der Regel nicht mehr der tatsächlichen Größe des alten Menschen, stattdessen sollten geeignete Methoden ausgewählt werden, die auch bei immobilen Menschen angewandt werden können, wie z. B. Messung der Kniehöhe
- grundsätzlich alle vorgegebenen Felder bearbeitet werden.

Ist eine vollständige Datensammlung nicht möglich oder erfolgt die Erhebung dieser Information an anderer Stelle, ist dies deutlich zu vermerken.

Beispielformulierungen bei der Datenerhebung	
Stammblatt im Feld „Allergien, Unverträglichkeiten"	▶ Derzeit keine bekannt ▶ Derzeit keine Hinweise auf evtl. Allergien oder Unverträglichkeiten
Stammblatt im Feld „Kostform"	▶ Siehe Anamnese/Informationssammlung ▶ Siehe Pflegeplanung
Biografieblatt	▶ Bezugsperson(en) möchte(n) keine Angaben machen ▶ Derzeit keine Datenerhebung möglich, Aussagen von Seiten des Bewohners aufgrund Demenzerkrankung nicht möglich, keine Bezugspersonen vorhanden ▶ Hr. Müller möchte sich diesbezüglich nicht äußern
Sonstiges	▶ Informationen können aufgrund fehlender Bezugspersonen nicht in Erfahrung gebracht werden

▶ **Alle Stammdaten müssen jederzeit der aktuellen Situation entsprechen. Sie sind daher regelmäßig zu aktualisieren.** ◀

Dies betrifft insbesondere die Punkte:
- Adressen der Bezugspersonen
- Kostform
- Hilfsmittel
- Krankenhausaufenthalte
- wichtige Informationen, Allergien, Unverträglichkeiten.

Auszug aus dem Erhebungsbogen zur Qualitätsprüfung

Nach §§ 112, 114 SGB XI in der stationären Pflege

	Ja	Nein	Empfehlung
14.2 Wurden alle Stammdaten in der Pflegedokumentation erfasst?			☐
a. Angaben zur Person und ggf. Konfession	☐	☐	
b. Versicherungsdaten, Kostenübernahmeregelungen, Pflegestufe nach SGB XI	☐	☐	
c. Datum des Einzugs, ggf. Umzugs im Haus	☐	☐	
d. pflegebegründende Diagnosen	☐	☐	
e. Information zu Allergien	☐	☐	
f. Kostform	☐	☐	
g. medizinische/therapeutische Versorgungssituation (Hausarzt, Rehabilitation, Krankenhausaufenthalt etc.)	☐	☐	
h. soziale Versorgungssituation	☐	☐	
i. Informationen zu Patientenverfügung	☐	☐	

Quelle MDS (2005): Qualitätsprüfungsrichtlinien (QPR) vom 10. November 2005

Ambulante Pflege ▶ Anhang 1, Frage 12.3

Reflexion Überprüfen Sie die Stammblätter verschiedener Dokumentationen. Sind alle aufgeführten Kriterien erfüllt? Überarbeiten oder ergänzen Sie die Stammblätter falls erforderlich.

2.2.3 Formular zur Anamneseerhebung und Informationssammlung

Grundsätzliches zur Anamneseerhebung und Informationssammlung

Begriffsdefinition — Das Wort Anamnese kommt aus dem Griechisch-Lateinischen und bedeutet übersetzt *„Erinnerung"*.
Im Duden Fremdwörterbuch (8. Auflage) wird das Wort Anamnese mit *„Vorgeschichte einer Krankheit nach Angaben des Kranken"* erläutert.

Pflegerelevante Vorgeschichte — Somit umfasst die Anamnese die Darstellung der Vorgeschichte eines zu Pflegenden in Bezug auf die Erkrankungen und die daraus resultierende pflegerische Versorgung eines Menschen.
Neben der Erhebung der „Krankengeschichte" benötigen Pflegende für die Gewährleistung einer sach- und fachgerechten Versorgung eines Menschen jedoch noch weitere umfangreiche Informationen.

Sammlung weiterer pflegerelevanter Informationen — Die Datenerhebung auf dem Anamneseformular sollte sich daher nicht nur auf Aussagen zur Vorgeschichte der Krankheiten des zu Pflegenden beschränken, sondern zusätzlich auch die Dokumentation weiterer Daten ermöglichen, wie z. B.
▶ Angabe biografieorientierter Gewohnheiten oder Rituale
▶ Aussagen zu Wünschen, Erwartungen aber auch Sorgen des zu Pflegenden und/oder seiner Bezugspersonen
▶ Aussagen zur eigenen Einschätzung des zu Pflegenden zu seiner Situation

2.2 Pflichtdokumentationsformulare

▶ Angabe und Einschätzung der Fähigkeiten und des Fähigkeitspotenzials des zu Pflegenden
▶ Ermittlung der Einschränkungen bzw. Probleme des zu Pflegenden in seiner Selbstständigkeit
▶ Risikopotenziale des zu Pflegenden
▶ Ressourcen/Hilfsmittel
▶ Aussagen anderer an der Pflege beteiligter Personen, z. B Therapeuten, Fachärzte.

Auszug aus dem Erhebungsbogen zur Qualitätsprüfung

Nach §§ 112, 114 SGB XI in der stationären Pflege

	Ja	Nein	Empfehlung
14.3 Ist eine Pflegeanamnese/Informationssammlung erstellt worden?			☐
a. pflegerelevante Vorgeschichte	☐	☐	
b. persönliche Pflegegewohnheiten	☐	☐	
c. Bedürfnisse/Wünsche/Abneigungen	☐	☐	
d. aktuelle Ressourcen/Fähigkeiten	☐	☐	
e. aktuelle Probleme/Defizite	☐	☐	
f. durch PFK	☐	☐	

Quelle MDS (2005): Qualitätsprüfungsrichtlinien (QPR) vom 10. November 2005

Ambulante Pflege ▶ Anhang 1, Frage 12.4

Aufgrund der Erhebung der vielfältigen Informationen wird die Begrifflichkeit „Anamneseformular" immer seltener verwendet. Stattdessen findet sich immer häufiger der Kombinationsbegriff „Formular zur Anamnese/Informationssammlung". Auch wird von verschiedenen Firmen nur noch die Begrifflichkeit „Informationssammlung" für das ursprüngliche Anamneseformular benutzt. — Bezeichnung des Formulars verändert

Die „pflegerelevante Vorgeschichte" eines Menschen sowie die ersten wichtigen Informationen sollten allen an der Pflege Beteiligten frühestmöglich bekannt sein. Pflegende werden ansonsten nur schwer in der Lage sein, sofort mit Beginn des Pflegeauftrages eine bedarfsgerechte individuelle Pflege entsprechend den Wünschen und Bedürfnissen des zu Pflegenden sicherzustellen. Die Gefahr von Missverständnissen ist bei fehlender oder mangelnder Informationssammlung deutlich erhöht. — Zeitnahe Erstellung

▶ **Die „Eröffnung" des Formulars zur Anamneseerhebung/Informationssammlung sollte nach Möglichkeit bereits vor Aufnahme eines zu Pflegenden, spätestens aber am Tag der Aufnahme des Pflegeauftrages erfolgen.** ◀

Wahrscheinlich wird eine Pflegekraft die Versorgung eines zu Pflegenden auch ohne ausführliche Anamnese bzw. Informationssammlung fachgerecht durchführen. Ob die Pflege dann allerdings auch entsprechend den Wünschen und Gewohnheiten des zu Pflegenden erfolgt, ist fraglich. Selbst wenn dies so sein sollte, hat die Versorgung nur einen „zufälligen" Charakter. Die Pflege durch diese eine Pflegekraft ist „zufällig" gut.
Es bleibt die Frage, ob die nächste Pflegekraft, die z. B am Wochenende diesen Menschen versorgt, genauso pflegt oder alles wieder etwas anders durchführt? — Zufällig gute Pflege oder geplante gute Pflege?

Es ist verwunderlich, wie schwer es professionellen Pflegekräften fällt, sich in einem pflegerischen Aufnahmegespräch z. B. nach den Ausscheidungsgewohnheiten der aufzunehmenden Person zu erkundigen. — Individuelle Gegebenheiten müssen bekannt sein

Aber wie soll es Pflegenden gelingen, eine fachgerechte Pflege zu planen und durchzuführen, wenn sie nicht danach fragen, was die Norm z. B. bei der Stuhlausscheidung für den zu Pflegenden darstellt?

▶ **Professionell Pflegende müssen den eigenen Anspruch haben, eine ganz auf den jeweiligen Menschen zugeschnittene Pflege leisten zu wollen. Dies setzt immer eine ausführliche Informationssammlung voraus.** ◀

Nachweis des „Ist-Zustandes" bei Aufnahme

Nur wenn die Informationssammlung unmittelbar beginnt, ist der „Ist-Zustand" eines zu Pflegenden bei seiner Aufnahme nachvollziehbar erkennbar.

Pflegenden dient die Dokumentation des „Ist-Zustandes" letztlich als Nachweis des Pflegeerfolges. Oftmals gelingt es Pflegenden durch ihre professionelle und aktivierende Pflege, beispielsweise Menschen, die lange Zeit völlig immobil waren, wieder zu mobilisieren und längst vergessene Fähigkeiten wieder sichtbar zu machen und zu fördern. Aber nur, wenn innerhalb der Pflegedokumentation ein Abgleich mit dem „Ist-Zustand" zum Zeitpunkt der Aufnahme möglich ist, sind solche Erfolge auch deutlich erkennbar.

▶ **Die erste Informationssammlung sollte zügig erfolgen, um schnell einen Gesamtüberblick über die Situation des zu Pflegenden zu erhalten und entsprechende pflegerische Maßnahmen einleiten zu können.** ◀

Verantwortlichkeit für Pflegehandlungen benennen

Unbedingt sollte in der Anamnese/Informationssammlung auch vermerkt werden, welche Pflegehandlungen im Rahmen des Pflegeprozesses von welchen Personen erbracht werden und wer für welche Angelegenheiten, wie z. B. Friseur- oder Fußpflegetermine oder Medikamentenbestellungen, verantwortlich ist.

Dies gilt insbesondere für den ambulanten Bereich, da hier oftmals viele Menschen an der pflegerischen Versorgung eines Menschen beteiligt sind.

▶ **Je klarer die schriftlichen Absprachen formuliert sind, desto weniger Möglichkeiten gibt es für Unstimmigkeiten.** ◀

Angabe von Pflegemaßnahmen nicht sinnvoll

In der Pflegeanamnese bzw. auf dem Formular zur Informationssammlung geht es **nicht** primär darum, eine Ansammlung von erforderlichen Pflegemaßnahmen aufzulisten.

Beispiel: AEDL 2 Sich bewegen können
Herr Müller benötigt Hilfe beim Aufstehen und Gehen.

Ausführliche Beschreibung der Probleme/Fähigkeitsstörungen

Vielmehr gilt es neben der Erklärung, welche speziellen Pflegegewohnheiten vorhanden sind, darum, die Fähigkeitsstörungen des zu Pflegenden ausführlich zu beschreiben. Nur so sind die erforderlichen Pflegemaßnahmen dann auch plausibel ableitbar.

Beispiel: AEDL 2 Sich bewegen können
Herr Meier läuft mit vorn übergebeugter Körperhaltung am Rollator. Er äußert, zeitweise über seine eigenen Füße zu stolpern. Bei weiten Strecken nutzt er einen Rollstuhl. Kann nicht selbstständig aus sitzender und liegender Position aufstehen.

Betonung der Fähigkeiten

Pflegekräfte, die bei der Betrachtung der Gesamtsituation den Schwerpunkt auf die Benennung und das Hervorheben der (Rest-)Fähigkeiten eines zu Pflegenden legen, zeigen eine große Wertschätzung diesem Menschen gegenüber. Sie signalisieren einem pflegebedürftigen Menschen, dass er als Person ernst genommen wird und jede noch so kleine (Rest-)Fähigkeit förderungswürdig ist.

2.2 Pflichtdokumentationsformulare

Beispiel: AEDL 2 Sich bewegen können
Hr. Meier ist motiviert, alleine zu laufen, er kennt seine Grenzen, fordert Hilfe an. Nutzt auf allen Wegen seinen Rollator, weiß diesen zu bedienen.

Für eine Pflegekraft ist es oftmals wesentlich schwieriger, sich dem Pflegenden gegenüber zurückzunehmen und den Menschen lediglich in seinem eigenen Tun zu stärken und zu unterstützen, als selbst aktiv zu werden.

Es ist entscheidend, sich immer wieder die Fähigkeiten eines Menschen in Erinnerung zu bringen. Wenn sich Frau Klai mit einem Löffel an ihrem Bettgitter Gehör verschafft, so mag dies für Pflegende einerseits nervenaufreibend sein. Andererseits besitzt Frau Klai noch die Fähigkeit, auf sich aufmerksam zu machen! Da sie die Notrufklingel nicht bedienen kann, hat sie eine für sich geeignete Möglichkeit gefunden, sich bemerkbar zu machen – was für eine Leistung!
In der Anamnese/Informationssammlung sind gerade diese „versteckten" Fähigkeiten ausführlich zu beschreiben.

Fähigkeiten/ Ressourcen nicht immer leicht erkennbar

Beispiel: AEDL 11 Für Sicherheit sorgen können
Frau Klai kann die Notrufanlage nicht bedienen, ist aber in der Lage, Wünsche und Bedürfnisse nonverbal durch Klopfen am Bettgitter zu äußern.

> **Reflexion** Überlegen Sie sich zunächst einmal ganz genau, über welche Fähigkeiten bestimmte zu Pflegende verfügen, und überprüfen Sie die Informationssammlungen dahingehend, ob Sie alle Fähigkeiten dort aufgeführt finden. Erheben Sie für sich selbst eine Anamnese/Informationssammlung. Nutzen Sie hierbei die Frageliste (▶ Abb. 2.7) und heben Sie ganz besonders die Fähigkeiten der zu Pflegenden hervor.

Wird eine Problematik ausführlich in einer Pflegeplanung bearbeitet, können die Aussagen in der Anamnese bzw. Informationssammlung auf die nötigsten Inhalte beschränkt werden. Wird allerdings **kein** Pflegeplanungsproblem eröffnet, müssen die Angaben in der Anamnese/Informationssammlung entsprechend ausführlicher sein.
Durch die ausführliche Schilderung der Bedürfnisse, Wünsche und Fähigkeiten des zu Pflegenden muss ableitbar sein, dass weder ein Problem vorhanden ist, noch ein potenzielles Risiko besteht, das in einer Pflegeplanung bearbeitet werden müsste.

Umfang der Informationserhebung

Während des gesamten Verlaufs der pflegerischen Versorgung eines zu Pflegenden wird das Formular zur Anamnese bzw. Informationssammlung kontinuierlich weitergeführt (▶ Kap. 4.2).
Eine Ergänzung relevanter Daten wird immer dann erforderlich, wenn sich bei dem zu Pflegenden **gravierende** Veränderungen ergeben.
Alle nachträglichen Ergänzungen sind mit Datum und Handzeichen der Pflegekraft kenntlich zu machen. Sehr übersichtlich bleibt selbst eine mehrmalige Anpassung des Formulars, wenn unterschiedliche Stiftfarben zur Dokumentation der Zustandsveränderungen genutzt werden.
Teilweise finden sich auf den Formularen auch bereits mehrere vorgegebene Zeilen, in denen das Datum der Ergänzungen und das Handzeichen der Pflegekraft übersichtlich dargestellt werden kann (▶ Abb. 2.6a–c).

Aktualisierung bei Veränderungen

3. Auflage 2006
DAN PRODUKTE Pflegedokumentation GmbH · Postfach 22 34 80 · 57040 Siegen · Tel. (02 71) 880 980 · Fax (02 71) 880 98 98

Vor-/Nachname: Bruno Brämagel

Hilfebedarf bitte in der Spalte Hilfe ankreuzen: A = Anleitung B = Beaufsichtigung U = Unterstützung TÜ = teilweise Übernahme VÜ = vollständige Übernahme

1. kommunizieren können

sehen, hören, tasten, schmecken, riechen, mündlich und schriftlich kommunizieren, Gestik, Mimik, etc.

Fähigkeiten / Ressourcen: Wendet sich Gesprächspartnern zu und kann so Gespräche verfolgen. Setzt das Hörgerät selbstständig ein und nimmt es auch wieder heraus. Kann die Brille selbst aufsetzen. Wendet sich von seinem Gesprächspartner ab, wenn ihn das Gespräch nicht mehr interessiert.

Problembeschreibung: Eingeschränktes Hörvermögen rechts. Nimmt leise Geräusche und Ansprache ohne Blickkontakt nicht wahr. Besitzt ein Hörgerät, benutzt es aber selten. Beidseitig eingeschränktes Sehvermögen (ohne Brille ist alles verschwommen). Verlegt seine Brille häufig u. findet sie dann nicht mehr.

Hilfe: keine Hilfe [ ] A [X] B [ ] U [ ] TÜ [ ] VÜ [ ]

Gewohnheiten, Wünsche und Rituale: Lässt sich gerne aus der Tageszeitung vorlesen. Reinigung von Hörgerät u. Brille 1x täglich.

Hilfsmittel: [X] Brille [X] Hörgerät rechts ○ Hörgerät links ○

Pflegediagnose: optional

Pflegeplan: ja [ ] nein [X]

2. sich bewegen können

Körperbewegungen, Gleichgewicht, gefährdete Körperregionen, Lagerung, Hilfsmittel, etc.

Fähigkeiten / Ressourcen: Kann mit Rollator längere Strecken laufen. Benutzt bei kurzen Entfernungen den Handlauf. Bevorzugt festes Schuhwerk. Kann seinen rechten Arm voll bewegen und sich damit auch abstützen. Geht auch noch kürzere Treppen, wenn rechts ein Handlauf angebracht ist. Kann sich über längere Zeit in einer Lage halten.

Problembeschreibung:
[X] Dekubitusgefahr: sitzt viel im Sessel und verändert dabei seine Sitzposition nur geringfügig
○ Kontrakturgefahr
[X] Thrombosegefahr: hat nach 2-stündigem Sitzen Ödeme und Schmerzen in beiden Beinen.
[X] Gangunsicherheit / Sturzgefahr: kann ohne Hilfsmittel nur kurze Distanzen zurücklegen. Kann den linken Arm nicht strecken und nicht hinter den Kopf führen aufgrund von Schmerzen im linken Schultergelenk.

Hilfe: keine Hilfe [ ] A [X] B [ ] U [X] TÜ [ ] VÜ [ ]

Gewohnheiten, Wünsche und Rituale: Sitzt gerne am Fenster. Geht gerne mit seiner Tochter spazieren.

Hilfsmittel: ○ Gehstock [X] Rollator ○ Rollstuhl ○

Dekubitus [X] Nein ○ Ja, wo:

Kontraktur [X] Nein ○ Ja, wo:

Pflegediagnose: optional

Pflegeplan: ja [X] nein [ ] Wunddokumentation [ ] Dekubitusrisikoerkennung [X] Lagerung/Bewegung [ ] Therapie/Plan [ ] Sturzrisikoerkennung [X] [ ]

3. vitale Funktionen aufrecht erhalten können

Atmen, Kreislauf regulieren, Temperatur regulieren, etc.

Fähigkeiten / Ressourcen: Hustet selbstständig ab. Macht bei längeren Wegstrecken eine Pause. Legt bei Schmerzen und Schwellungen in den Beinen diese auf einen bereitgestellten Hocker.

Problembeschreibung:
[X] Pneumoniegefahr: Ist starker Raucher, hustet morgens zähflüssiges, gelbes Sekret ab. Wird bei längeren Gehstrecken kurzatmig u. hat dann zyanotische Lippen. Hat bei körperlicher Anstrengung roten Kopf u. einen RR bis zu 180/90 mmHg.

Hilfe: keine Hilfe [ ] A [ ] B [X] U [ ] TÜ [ ] VÜ [ ]

Gewohnheiten, Wünsche und Rituale: Raucht besonders gerne nach den Mahlzeiten. Tasse Kaffee immer mit 1–2 Zigaretten.

Hilfsmittel: ○

Kreislauf: RR 140/90 70 Puls

Pflegediagnose: optional

Pflegeplan: ja [ ] nein [X] Vitalwerte [X] ärztl. Verordnung [X] [ ]

4. sich pflegen können

sich waschen, einzelne Körperbereiche pflegen (Mund, Augen, Finger, Nase, etc.), die Haut pflegen und schützen, etc.

Fähigkeiten / Ressourcen: Wäscht Gesicht, vorderen Oberkörper u. Intimbereich selbstständig. Rasur u. Haarpflege werden sehr sorgfältig durchgeführt – legt darauf großen Wert. Akzeptiert die Unterstützung bei der Körperpflege. Pflegt die Zahnprothese für den Unterkiefer selber.

Problembeschreibung:
○ Gefahr einer Hautschädigung
○ Gefahr eines Schleimhautdefektes
[X] Intertrigogefahr: i. den Bauchfalten u. Intimbereich. Schwitzt bei körperlicher Anstrengung. Kann Rücken und Beine nicht selbstständig erreichen.

Hilfe: keine Hilfe [ ] A [ ] B [ ] U [X] TÜ [ ] VÜ [ ]

Gewohnheiten, Wünsche und Rituale: Wäscht sich morgens bei geöffnetem Fenster. Benutzt Rasierwasser der Marke „Tabac".

Hilfsmittel: [X] Zahnprothesenbecher, Rasierapparat

Wundverhältnis [X] Nein ○ Ja, wo:

Pflegediagnose: optional

Pflegeplan: ja [X] nein [ ] Wunddokumentation [ ] [ ]

Abb. 2.6a: Informationssammlung AEDL [V099].

2.2 Pflichtdokumentationsformulare

Abb. 2.6b: Informationssammlung AEDL [V099].

10. sich als Mann/Frau fühlen können

sich als Frau bzw. als Mann wahrnehmen, annehmen und darstellen, seine Sexualität bejahen und leben, Intimsphäre, etc.

Fähigkeiten / Ressourcen	Problembeschreibung	Hilfe	Pflegeplan
Hat eine klare Vorstellung vom Erscheinungsbild des Mannes. Unterstreicht dieses auch durch die Art der Kleidung	Nimmt Hilfestellung bei der Intimpflege nur ungerne von weiblichem Personal an.	keine Hilfe / A / B / ☒ U / TÜ / VÜ	ja ☐ nein ☒
Hilfsmittel: ○	**Gewohnheiten, Wünsche und Rituale** Pflegemaßnahmen erwünscht durch ☐ weibliche Pflegeperson ☒ männliche Pflegeperson ☐ kein geschlechtsbezogener Wunsch Intimpflege erwünscht durch ☐ weibliche Pflegeperson ☒ männliche Pflegeperson ☐ kein geschlechtsbezogener Wunsch		
Pflegediagnose: optional			

11. für Sicherheit sorgen können

Orientierung, Gesundheitsrisiken, Entscheidungsfähigkeit, Hilfsmittel zur Orientierung, einschränkende Wohnbedingungen, etc.

Fähigkeiten / Ressourcen	Problembeschreibung	Hilfe	Pflegeplan
Kennt die körperlichen Belastungsgrenzen (z.B. Spaziergehen). Akzeptiert die Unterstützung bei der Medikamenteneinnahme. Nimmt Unterstützung bei der Einstellung des Insulin-PEN an.	☒ Selbstgefährdung bzgl. Verwechslung der Medikamente ○ Fremdgefährdung ○ Weglaufgefahr ○ Orientierung (zeitlich, örtlich, persönlich, situativ) Kann die Medikamente, aufgrund von Verwechslungsgefahr, nicht mehr selbstständig einnehmen. Braucht Hilfe bei der Einstellung des Insulin-PEN (eingeschränkte Sehfähigkeit).	keine Hilfe / A / ☒ B / U / ☒ TÜ / VÜ	ja ☒ nein ☐ Freiheitsentziehende Maßnahmen ☐
Hilfsmittel: ☒ Medikamentendosierbox, Insulin-PEN	**Gewohnheiten, Wünsche und Rituale** Ist es gewohnt seine Probleme selber zu lösen.		
Pflegediagnose: optional			

12. soziale Bereiche des Lebens sichern können

Soz. Beziehungen gestalten, Verantwortung + Verpflichtung nachkommen, finanz. Situation, versicherungsrechtl. Fragen, Wohnung/Unterbringung, pfleg. Anleitung + Beratung von pers. Bezugspersonen, etc.

Fähigkeiten / Ressourcen	Problembeschreibung	Hilfe	Pflegeplan
Knüpft Kontakte zu den Mitbewohnern. Tochter regelt die finanzielle Situation. Hält soziale Kontakte mit Hilfe der Tochter u. des soz. Dienstes aufrecht.	○ Vereinsamung Hat Angst, daß seine Kontakte zur Familie u. Freunden abbrechen.	keine Hilfe / A / ☒ B / ☒ U / TÜ / VÜ	ja ☒ nein ☐
Hilfsmittel: ○	**Gewohnheiten, Wünsche und Rituale** Kontakte zu: Tochter Jana Müller und seinem langjährigen Freund Rolf Lindner		
Pflegediagnose: optional			

13. Umgang mit existenziellen Erfahrungen

Existenzgefährdende Erfahrungen, Existenzstützende Erfahrungen, Erfahrungen, welche die Existenz stützen o. gefährden können, etc.

Fähigkeiten / Ressourcen	Problembeschreibung	Hilfe	Pflegeplan
Spricht gerne über seine berufliche Vergangenheit. Äussert Schmerzen und fragt nach der Bedarfsmedikation.	☒ chronische Schmerzen Hat Angst, dass seine Schmerzen weiter zunehmen und ihn noch mehr belasten bzw. seine Möglichkeiten noch weiter einschränken.	~~keine Hilfe~~ / A / ☒ B / ☒ U / TÜ / VÜ	ja ☒ nein ☒ Schmerzerfassung ☒ Schmerzprotokoll ☒
Hilfsmittel: ☒ siehe Biografie	**Gewohnheiten, Wünsche und Rituale**		
Pflegediagnose: optional			

Datum der Ersterstellung in blau von: 10.08.2005 bis 17.08.2005 Unterschrift B. Müller

An der Erstellung beteiligten Personen: Tochter Jana Müller

Fortschreibung der Informationssammlung

1. Veränderung wurde in grün durchgeführt und erfolgte am: 25.09.2005 Unterschrift B. Müller

2. Veränderung wurde in schwarz durchgeführt und erfolgte am: Unterschrift

medizinische Diagnosen	Datum	Arztname	Hdz	medizinische Diagnosen	Datum	Arztname	Hdz
Insulinpfl. Diab. mellitus	10.8.05	[Unterschrift]		Katarakt beider Augen	10.8.05	[Unterschrift]	
dekomp. Herzinsuffizienz	10.8.05			Nikotinabusus	10.8.05		
COLD	10.8.05			Schmerzen linke Schulter (nach Sturz vom 10.07.05)	10.8.05		
Belastungsdyspnoe	10.8.05						
Tachyarrhythmie	10.8.05						
instabile Angina pectoris	10.8.05						
Ödeme beider Beine	10.8.05						

Datum	ganzheitliche Betrachtung des Bewohners	Hdz
17.8.05	Legt Wert auf die Erhaltung seiner Selbstständigkeit. Hat eine Enge Bindung zur Tochter mit der er seine Belange bzw. Probleme abstimmt. Seine Haltung bzw. Einstellung zur Annahme pflegerischer Unterstützung ist positiv. Er akzeptiert die notwendigen Hilfestellungen.	BMe

Abb. 2.6c: Informationssammlung AEDL [V099].

▶ **Bei jeder Evaluation der Pflegeplanung (▶ Kap. 4.7) ist immer auch das Formular „Anamnese/Informationssammlung" mit einzubeziehen.** ◀

Formularauswahl

Der Aufbau und die Struktur eines Formulars zur Anamnese oder Informationssammlung müssen sich am gewählten Pflegemodell der Einrichtungen orientieren. Dies ist insbesondere bei selbst entwickelten Formularen zu beachten.
Viele Hersteller bieten mittlerweile sehr strukturierte und gut durchdachte Formulare an.
Pflegenden bietet eine gute Formularstruktur oftmals eine große Arbeitserleichterung. So werden Pflegekräfte z. B. an die Erhebung besonders wichtiger Aspekte, wie etwa die Einschätzung möglicher Risikopotenziale oder die Erhebung individueller Vorlieben oder Rituale eines zu Pflegenden, durch bereits vorgedruckte Hinweise „erinnert" (▶ Abb. 2.6a–c).
Auch die Vorgabe beispielhafter Problembeschreibungen und Hilfsmittel kann Pflegende beim Ausfüllen eines Formulars unterstützen, wenn zusätzlich noch ausreichend Platz für individuelle Ergänzung besteht.
Reine Ankreuzformulare haben sich in der Praxis nicht bewährt.

Geeignete Formulare einsetzen

Damit eine möglichst vollständigen Erhebung aller relevanten Daten gelingen kann, hat sich zu Orientierung der Pflegenden der Einsatz einer standardisierten Fragenliste zur Anamnese bzw. Informationssammlung als sehr sinnvoll erwiesen (▶ Abb. 2.7).

Fragenliste zur Informationserhebung

> **Reflexion** Überarbeiten Sie die Fragenliste entsprechend Ihrem Bedarf und schweißen Sie diese in eine Folie ein. Nutzen Sie Ihre Fragenliste bei jeder Datenerhebung. Tipp: Setzen Sie Ihre Frageliste auch bei der Erstellung der Pflegeplanung ein.

Besonders übersichtlich ist es, wenn auf einem Formular direkt angekreuzt werden kann, ob ein Pflegeplan bzw. eine Pflegeplanung in einem bestimmten Bereich, z. B. bei der Ausscheidung, erstellt wurde (▶ Abb. 2.6a–c).
Die Entscheidung darüber, ob die gesamte Datensammlung komprimiert auf nur einem Formular erfolgt oder ob zusätzliche Bedarfsformulare, z. B. zur solitären Einschätzung der Risikobereiche eines zu Pflegenden (▶ Abb. 2.8a–b, 2.9), eingesetzt werden, liegt in der Verantwortlichkeit der Pflegenden.
Im Zweifelsfalle gilt es, sich immer die Frage zu stellen, mit Einsatz welcher Formulare die erforderlichen Informationen allen an der Pflege Beteiligten möglich schnell und übersichtlich zur Verfügung stehen. Der Fluss aller Informationen innerhalb der Pflegedokumentation muss lückenlos gewährleistet sein.

Übersichtlichkeit der Informationen

> **Reflexion** Überprüfen Sie die Praktikabilität Ihres derzeitig eingesetzten Formulars zur Anamnese bzw. Informationssammlung. Hat es sich in der Praxis bewährt oder gibt es Schwierigkeiten? Testen Sie nach Absprache mit Ihrer Leitung verschiedene andere Formulare.

Von den meisten Dokumentationsherstellern werden mittlerweile auch Formulare zur Anamnese bzw. Informationssammlung angeboten, die spezielle auf gerontopsychiatrisch erkrankte Menschen ausgerichtet sind. Auf diesen Formularen fließen dann bereits auch viele biografische Daten ein (▶ Kap. 2.3.2).

Formulare für gerontopsychiatrisch erkrankte Menschen

Fragenliste zur Anamneseerhebung/Informationssammlung

AEDL 1 – Kommunizieren können
→ Wie gut können Sie hören/sehen/lesen? Benötigen Sie ein Hilfsmittel (z. B. Brille)?
→ Wie merken Sie sich Dinge, die für Sie wichtig sind? Logopädische Behandlung?
→ Ist Ihr Erinnerungs- und Konzentrationsvermögen intakt? Bemerken Sie Veränderungen?
Beobachtung Pflegekraft: Bewusstseinslage und Orientierung in Bezug auf Person, Zeit, Raum und Ort? Auffälligkeiten bei der Nutzung von Hilfsmittel (z. B. Hörgerät)? Verbale Kommunikation möglich? Ggf. nonverbal Äußerungen (Mimik, Gestik)?

AEDL 2 – Sich bewegen können
→ Fühlen Sie sich sicher beim Gehen? Gab es Sturzereignisse?
→ Sind Sie in Ihren Bewegungen eingeschränkt? Gibt es Lähmungen, Schmerzen?
→ Können Sie aus sitzender und liegender Position alleine aufstehen?
→ Welche Hilfestellung/Hilfsmittel nutzen Sie beim Gehen, Stehen etc.?
→ Erhalten Sie Physiotherapie, Bewegungsbäder oder ähnliches?
Beobachtung Pflegekraft: Sicheres Gehen (Schuhe)? Körperhaltung! Gleichgewicht?
Risiken: Dekubitus-, Sturz-, Kontraktur- und/oder Thrombosegefahr?

AEDL 3 – Vitale Funktionen des Lebens aufrechterhalten können
→ Haben Sie Probleme mit der Atmung oder Ihrem Blutdruck?
→ Frieren oder schwitzen Sie leicht?
Beobachtung Pflegekraft: Haut des Bew./Pat. blass oder gerötet? Durchblutung?
Risiken: Pneumoniegefahr? Aspirationsgefahr? (☞ AEDL 5)

AEDL 4 – Sich pflegen können
→ Was sind Ihre Waschgewohnheiten? Baden oder duschen Sie lieber?
→ Wobei benötigen Sie Unterstützung bei der Körperpflege? Nutzen Sie Hilfsmittel?
→ Haben Sie eine trockene Haut? Sind Sie anfällig für Hauterkrankungen/Allergien?
→ Ist Ihre Haut insgesamt intakt?
→ Bevorzugen Sie ein bestimmtes Hautpflegemittel oder auch Parfüm oder Schminke?
→ Welche Wünsche/Bedürfnisse haben Sie bzgl. Mund-, Haar-, Nagel- und Fußpflege?
Beobachtung Pflegekraft: Hautzustand insbesondere an schwer zugänglichen Stellen
Risiken: Intertrigo-, Soor- und/oder Parotitisgefahr? (☞ AEDL 5)

AEDL 5 – Essen und trinken können
→ Zu welchen Tageszeiten essen und trinken Sie?
→ Benötigen Sie Unterstützung bei der Nahrungs- und/oder Getränkeaufnahme?
→ Mundgerechte Zubereitung oder passierte Kost? (→ Soor-, Parotitisgefahr ☞ AEDL 4)
→ Ist eine besondere Kostform erforderlich? Haben Sie Schluckbeschwerden?
→ Benötigen Sie Hilfsmittel? War oder ist eine PEG-Anlage vorhanden?
→ Hat sich Ihr Gewicht in letzter Zeit verändert? Jetziges Gewicht normal? BMI?
→ Spüren Sie Durst? Trinken Sie ausreichend?
Beobachtung Pflegekraft: Hautzustand insbesondere Schleimhäute; Ausscheidungen insbesondere Urin
Risiken: Gefahr der Kachexie, Mangelernährung oder Exikkose oder Dehydratation? Aspirationsgefahr (☞ AEDL 3), Obstipationsgefahr (☞ AEDL 6)

AEDL 6 – Ausscheiden können
→ Spüren Sie Stuhl- und Harndrang? Gehen Sie zu festen Zeiten zur Toilette?
→ Haben Sie besondere Gewohnheiten oder Probleme bei den Ausscheidungen?
→ Benötigen Sie Hilfsmittel (Inkontinenzartikel, Katheter, Medikamente etc.)?
→ Benötigen Sie Unterstützung bei der Intimhygiene und dem Richten der Bekleidung?
→ Wie häufig haben Sie Stuhlgang?
Beobachtung Pflegekraft: Beschaffenheit Stuhl- und Harn, Ausscheidungsintervalle
Risiken: Harnwegsinfekt? Obstipation (☞ AEDL 5), Intertrigo (☞ AEDL 4)

Abb. 2.7: Fragenliste zur Anamneseerhebung/Informationssammlung.

AEDL 7 – Sich kleiden können
→ Was tragen Sie tagsüber am liebsten? Welche Nachtwäsche tragen Sie?
→ Wechseln Sie Ihre Kleidung täglich oder nur die Unterwäsche?
→ Tragen Sie an Sonn- und Feiertagen besondere Kleidung?
→ Können Sie sich selbst an- bzw. auskleiden?
→ Benötigen Sie Spezialkleidung (orthopädisches Schuhwerk, spezielles Mieder)?
Beobachtung Pflegekraft: Äußeres Erscheinungsbild, Kleidung passend und sauber?

AEDL 8 – Ruhen und schlafen können:
→ Wie sind Ihre Schlafgewohnheiten? Wie viel Stunden schlafen Sie?
→ Schlafen Sie gut? Ein- oder Durchschlafstörungen, starkes nächtliches Schwitzen?
→ Benötigen Sie Einschlafhilfen (pflanzlich, natürlich, chemisch)?
→ Brauchen Sie regelmäßige Ruhepausen? Halten Sie Mittagsschlaf? Wenn ja, wo?
→ Haben Sie Probleme beim Aufstehen (z.B. Drehschwindel ☞ AEDL 3)?
Beobachtung Pflegekraft: Auffällige Müdigkeit, Erschöpfung?

AEDL 9 – Sich beschäftigen können
→ Wie gestalten Sie derzeit Ihren Tagesablauf? Haben Sie Hobbys? Interessieren Sie sich für Medien?
→ Bestehen Kontakte zur Nachbarschaft oder Freunden/Bekannten?
→ Was bereitet Ihnen Freude? Mögen Sie die Gesellschaft von anderen Menschen?
→ Mögen sie Kinder und Tiere?
Beobachtung Pflegekraft: Wie beschäftigt sich der Bewohner/Patient? Biografie bekannt?
Risiken: Gefahr der Vereinsamung

AEDL 10 – Sich als Mann/Frau fühlen und verhalten können
→ Sind/waren Sie verheiratet; haben/hatten Sie einen Lebenspartner (Kinder)?
→ Welche Rolle spielte bzw. spielt Sexualität (heute)?
→ Wenn Hilfe bei der Intimpflege nötig ist, bevorzugen Sie eine(n) Pfleger(in)?
Beobachtung Pflegekraft: Wie lebt der Bewohner/Patient seine Sexualität? Besteht ggf. ein erhöhter Sexualtrieb aufgrund von Medikamentennebenwirkung?

AEDL 11 – Für eine sichere und fördernde Umgebung sorgen können
→ Gibt es Probleme beim Umgang mit Elektrogeräten, Feuer, Wasser, Strom?
→ Möchten/können Sie Ihre Wohnung/Ihr Zimmer eigenständig pflegen?
→ Wie fordern Sie im Notfall Hilfe an (Notrufklingel, Hausnotruf, Telefon)?
→ Hat Ihre Nachbarin; Bekannte etc. einen Hausschlüssel? – amb. Pflege!
Beobachtung Pflegekraft: Können Gefahrensituationen eingeschätzt werden?

AEDL 12 – Soziale Bereiche des Lebens sichern können
→ Welche gesellschaftlichen Kontakte haben Sie (Freunde, Nachbarschaft, Kirche)?
→ Bestehen Kontakte zu Vereinen/Interessensgemeinschaften?
→ Wer sind derzeit ihre engsten Bezugspersonen? Welche Kontakte möchten Sie auf jeden Fall aufrechterhalten?
→ Besteht oder ist eine Betreuung beantragt worden? In welchen Angelegenheit?
Beobachtung Pflegekraft: Familiensituation, Unterstützung durch die Angehörige?

AEDL 13 – Mit existentiellen Erfahrungen des Lebens umgehen können
→ Gab es einschneidende Erlebnisse, sowohl gute als auch schlechte? (☞ Biografie)
→ Sind Sie religiös? Wie leben Sie Ihre Religion aus? Was gibt Ihnen Halt im Leben? Wovor haben Sie Angst?
→ Welche Ziele und Ideale haben Sie (nicht) verwirklichen können?
→ Welche Gedanken haben Sie sich über Tod/Sterben gemacht?
→ Beeinträchtigen Schmerzen Ihr Leben?
Beobachtung Pflegekraft: Umgang mit Freude, Trauer, Schmerzen, Bewältigung von Problemen
Risiken: Gefahr der Vereinsamung, Verwahrlosung?

Abb. 2.8a: Risikoassessmentbogen [V166].

2.2 Pflichtdokumentationsformulare

Abb. 2.8b: Risikoassessmentbogen [V166].

2 Wo wird dokumentiert?

Abb. 2.9: Zusätzliche Bedarfsformulare zur Einschätzung eines Dekubitus [V166].

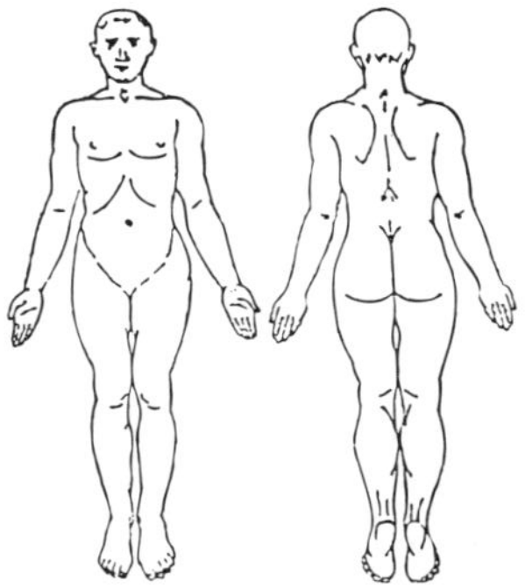

2.2 Pflichtdokumentationsformulare

Auszug aus dem Erhebungsbogen zur Qualitätsprüfung

Nach §§ 112, 114 SGB XI in der stationären Pflege

14.4 Enthält die Pflegeanamnese/Informationssammlung Angaben zur Biografie?   Ja ❏   Nein ❏   Empfehlung ❏

Quelle MDS (2005): Qualitätsprüfungsrichtlinien (QPR) vom 10. November 2005

Ambulante Pflege ▶ Anhang 1, Frage 12.5

Eine gute Idee, die besonders häufig in der ambulanten Pflege genutzt wird, ist der Einsatz eines Zusatzformulars zur Erhebung der Rituale und Gewohnheiten, oftmals auch „Ritualienliste" genannt (▶ Abb. 2.10). — **Sinnvolles Zusatzformular**

Grundsätze bei der Erhebung

Das Formular zur Anamnese- und Informationssammlung ist unbedingt durch eine Pflegefachkraft z. B. im Rahmen eines pflegerischen Aufnahmegespräches zu erstellen. — **Erhebung durch Pflegefachkraft**

Da es um die Erhebung von pflegerelevanten Daten geht und zudem auch verschiedene Risikobereiche, wie z. B. Dekubitus- und Sturzgefahr, eingeschätzt werden müssen, ist diese Vorgehensweise dringend anzuraten.

Nur eine Pflegefachkraft besitzt aufgrund ihrer Ausbildung die formale Qualifikation zur Erhebung einer aussagekräftigen Informationssammlung einschließlich der Einschätzung aller Risikobereiche.

Wird eine Anamnese bzw. Informationssammlung von anderen an der Pflege beteiligten Personen erhoben, kann es passieren, dass diese aufgrund der fehlenden pflegerischen — **Erhebung durch andere Personen**

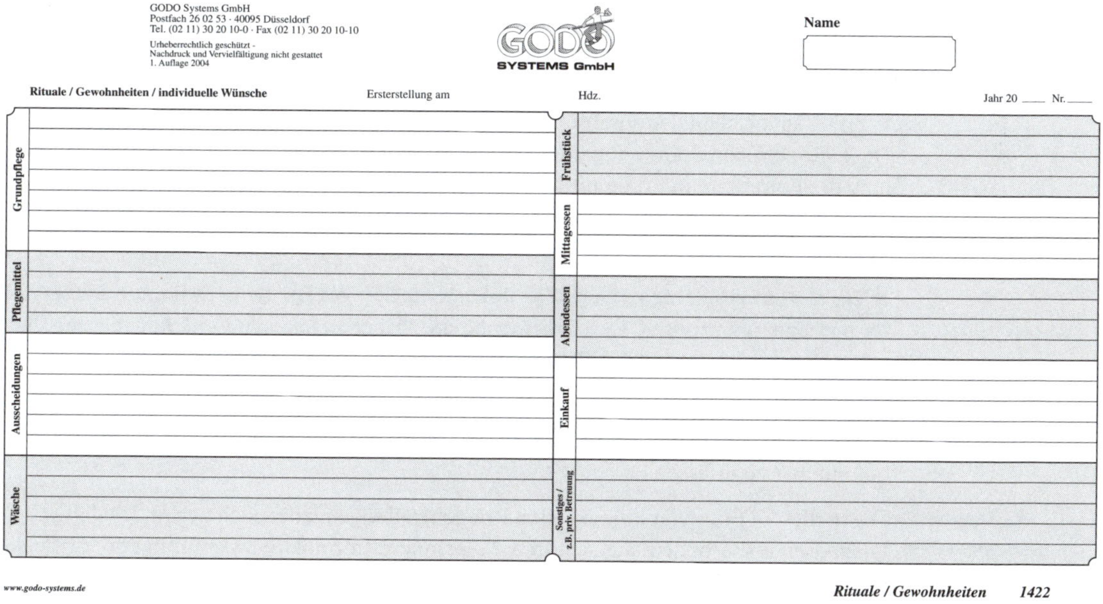

Abb. 2.10: Formular zur Sammlung von Ritualen und Gewohnheiten [V430].

Ausbildung Risikopotenziale des zu Pflegenden nicht erkennen. Dies könnte gegenenfalls zur Folge haben, dass die Einleitung erforderlicher Sofortmaßnahmen, wie z. B. Ansetzen einer kalorienreichen eiweißhaltigen Kost oder Einsatz von bestimmten Lagerungshilfsmitteln, aus Unkenntnis nicht erfolgt.

Erleidet nun der Pflegebedürftige aufgrund der Fehleinschätzung einen Schaden, ist die Schuldfrage zu klären.

Personen ohne pflegerische Ausbildung nur eingeschränkt haftbar

Eine Person ohne pflegerische Ausbildung könnte jederzeit beteuern, dass sie nach bestem Wissen und Gewissen die Anamnese erhoben hat. Dass der Pflegebedürftige so extrem gefährdet gewesen sei, wäre ihr einfach nicht bewusst gewesen. Es bedürfte dann der weiteren Klärung, wer haftungsrechtlich zum Schadensausgleich herangezogen werden wird.

Erfolgt eine fehlende Risikoeinschätzung durch eine Pflegefachkraft, ist der Fall klar. Eine Pflegefachkraft muss nach neusten pflegewissenschaftlichen Erkenntnissen pflegen und ist somit natürlich für das Versäumnis, Risikofaktoren eines ihr anvertrauten Menschen nicht eingeschätzt zu haben, haftbar (▶ Kap. 1.2).

Sicherlich ist es möglich, einzelne Informationen, wie z. B. die Erhebung der Stammdaten, Aussagen zur Beschäftigung oder den sozialen Bereichen des Lebens, auch von anderen an der Pflege beteiligten Personen erheben zu lassen.

▶ **Die Verknüpfung der Informationen und die gesamte Lenkung des Pflegeprozesses liegen letztendlich aber in der Verantwortung einer Pflegefachkraft.** ◀

2.2.4 Durchführungsnachweis

Allgemeines

Lückenloser Nachweis

Der Durchführungsnachweis dient der Bestätigung aller erbrachten Pflegemaßnahmen für einen zu Pflegenden.

Die Bestätigung der erbrachten Pflegemaßnahmen erfolgt auf dem Durchführungsnachweis

- ▶ zeitnah, d. h. spätestens am Tag der Leistungserbringung,
- ▶ unter Angabe der tageszeitlichen Zuordnung oder der Uhrzeit,
- ▶ und Handzeichen der durchführenden Pflegekraft.

Die tageszeitliche Zuordnung ergibt sich in der vollstationären Pflege aus der Unterteilung der Formulare in Frühdienst, Spät- und Nachdienst. Die genaue Angabe einer Uhrzeit auf dem Durchführungsnachweis ist in der vollstationären Pflege nicht erforderlich.

▶ **Da in der ambulanten Pflege die Dokumentation vor Ort beim Patienten hinterlegt ist und dort unmittelbar nach Erbringung der Pflegemaßnahmen mit Angabe der Uhrzeit geführt wird, ist eine „zeitnahe" Dokumentation automatisch gegeben.** ◀

Besonderheiten sofort bestätigen

Routinetätigkeiten können im stationären Bereich am Ende einer Schicht dokumentiert werden, Besonderheiten, wie z. B. zusätzlich erforderliche ungeplante Maßnahmen, sind unmittelbar zu erfassen.

Maßnahmen müssen nachvollziehbar sein

Die in diesem Formular aufgeführten Pflegehandlungen leiten sich neben den ärztlichen Diagnosen insbesondere aus den in der Anamnese/Informationssammlung oder Pflegeplanung aufgeführten Einschränkungen und Fähigkeitsstörungen eines zu Pflegenden ab.

Wird beispielsweise laut Durchführungsnachweis zusätzlich zur Ganzkörperwäsche morgens noch eine Teilwäsche des Ober- und/oder Unterkörpers am Abend durchgeführt, sollte sich die pflegerische Notwendigkeit der zusätzlichen Waschung aus der Pflegedokumentation ableiten lassen, z. B. durch Vorliegen einer Harninkontinenz oder krankheitsbedingtes starkes Schwitzen.

Variationsmöglichkeiten des Durchführungsnachweises

In der Praxis gibt es verschiedenste Varianten, einen Pflegedurchführungsnachweis zu führen.
Vom Grundsatz her ist es möglich, einen Durchführungsnachweis soweit „auszudünnen", dass er sich auf wenige Handzeichen pro Schicht reduziert.
Existiert eine aussagekräftige Anamnese bzw. Informationssammlung und eine detaillierte Pflegeplanung (▶ Kap. 4), ist eine zusammenfassende Bestätigung auf dem Durchführungsnachweis völlig ausreichend, z. B.

Unterschiedliche Möglichkeiten prüfen

▶ Maßnahmen erbracht, wie in Pflegeplanung festgelegt.
▶ Maßnahmen laut Pflegeplanung.

Diese Variante findet in der Praxis allerdings selten Anwendung. Viele Pflegende möchten „auf Nummer sicher gehen" und verwenden wesentlich ausführlichere Formulare zur Leistungsbestätigung.
Die bekannteste Regelung stellt die Bestätigung aller erbrachten Einzelleistungen einer Schicht durch die ausführende Pflegekraft dar.
Hierbei wird jede Handlung im Früh-, Spät- oder Nachdienst einzeln von der zuständigen Pflegekraft mit ihrem Handzeichen bestätigt. Alle Pflegehandlungen in 24 Stunden sind so lückenlos nachweisbar, und auch die durchführende Person ist auf diese Art und Weise sofort erkennbar.

Der Nachteil besteht darin, dass eine Pflegekraft ca. 20–30 Unterschriften pro Dienst leisten muss, was einen nicht unerheblichen Zeitaufwand bedeutet.
Zudem hat sich in der Praxis gezeigt, dass die Durchführungskontrollen aufgrund des Umfangs der zu leistenden Unterschriften von den Pflegenden oftmals „blind" geführt werden.

Bestätigung von einzelnen Maßnahmen wenig sinnvoll

> **Beispiel** Eine Pflegedienstleitung, die sich immer wieder über falsch bestätigte Handzeichen ihrer Mitarbeiter ärgert, ergänzt handschriftlich in einigen Durchführungskontrollen: „Fünf Euro an die Pflegedienstleitung zahlen." Sie setzt ihr Handzeichen in die Spalte und wartet einige Tage ab. Als sie wieder in die Dokumentationen schaut, haben wie erwartet im Laufe der Woche alle Pflegekräfte diese Maßnahme mit ihrem Handzeichen bestätigt!

Jedem Leser wird diese Problematik bekannt sein. Bei der Fülle der zu leistenden Handzeichen bei jedem zu Pflegenden schaut keine Pflegekraft mehr so ganz genau, was sie denn da alles unterschreibt.

Bestätigt aber eine Pflegekraft nun im Durchführungsnachweis eine nicht erbrachte Pflegehandlung, ist durch diesen unbewussten „Flüchtigkeitsfehler" schnell der Tatbestand der Urkundenfälschung erfüllt (▶ Kap. 1).

Gefahr der Urkundenfälschung

▶ **Die „Urkunde" Durchführungsnachweis muss immer und zu jeder Zeit mit den tatsächlichen Pflegeleistungen übereinstimmen.** ◀

Bei der herkömmlichen Dokumentationsvariante der Einzelbestätigung aller Maßnahmen ist also unbedingt auf eine sehr gewissenhafte Führung zu achten.

Ausdünnung des Durchführungsnachweises

Da es jedoch keine gesetzliche Vorgabe gibt, die Pflegende zur Bestätigung der erbrachten Pflegehandlungen per „Einzelhandzeichen" verpflichtet, ist es empfehlenswert, über Sinn – und Unsinn – der Bestätigung von bis zu 30 Einzelhandlungen pro Dienst nachzudenken.

Aus pflegefachlicher und arbeitsorganisatorischer Sicht ist die „Ausdünnung" des Durchführungsnachweises unbedingt zu empfehlen.

Im Rahmen der Bestrebungen einer „Endbürokratisierung der Pflegedokumentation" werden von den Dokumentationsherstellern mittlerweile unterschiedliche Formularvarianten der Durchführungsnachweise angeboten.

Durchführung mit Maßnahmenkomplexen bestätigen

Eine „sichere" und trotzdem wesentlich weniger umfangreiche Dokumentationsvariante kann auch mit den herkömmlichen Formularen der Durchführungsnachweise durchgeführt werden.

Statt des üblichen Abzeichnens der einzelnen Maßnahmen erfolgt bei dieser Variante nur noch die Bestätigung der verschiedenen zusammengefassten Bereiche, wie z. B. Körperpflege, Ausscheidung.

Da sich die unterschiedlichen Bereiche immer aus vielen einzelnen Maßnahmen zusammensetzten, können diese gemeinsam bestätigt werden.

Beispielsweise lassen sich dem Bereich Ernährung folgende Einzelleistungen zuordnen:
- Mundgerechte Zubereitung der Mahlzeiten
- Essen/Anreichen einer Mahlzeit
- Verabreichung Sondenkost
- Zwischengetränk
- Zwischenmahlzeit.

Durchführungsnachweis handschriftlich ergänzen

Um der durchführenden Pflegekraft die Möglichkeit eines „Gesamthandzeichens" für die Bestätigung eines Bereichs zu ermöglichen, ist eine handschriftliche Ergänzung in einer der Leerzeilen der aufgeführten Pflegehandlungen erforderlich, z. B. Maßnahmen gesamt Ernährung.

Wird eine Vollzeitkraft durch einen Teilzeitmitarbeiter bei der Versorgung eines zu Pflegenden unterstützt, sollte in einer weiteren Leerzeile auch für diesen Mitarbeiter die Möglichkeit der Bestätigung erbrachter Leistungen geschaffen werden, z. B. durch folgenden Vermerk:
- Maßnahmen gesamt Ernährung Mitarbeiter Vollzeit
- Maßnahmen gesamt Ernährung Mitarbeiter Teilzeit.

An Stelle der vorherigen Bestätigung aller Einzelleistungen setzt die ausführende Pflegekraft nun nur noch ein Handzeichen pro Bereich. Je nach Aufbau des Formulars ergeben sich so maximal 4–5 Handzeichen (▶ Abb. 2.11).

▶ **Die Bestätigung der Behandlungspflege oder der sozialen Betreuung bleibt davon unberührt und erfolgt bei Bedarf zusätzlich.** ◀

2.2 Pflichtdokumentationsformulare

STANDARD SYSTEME GmbH
Postfach 90 09 41, 21049 Hamburg
Tel. (040) 767 319-0 . Fax (040) 767 319-60
© 03.2007 Urheberrechtlich geschützt - Nachdruck verboten
Bestell-Nr. 81.652
„STANDARD SYSTEME"

Hinweis: Inhalte gemäß der Begutachtungsrichtlinie (BRI) vom 11.05.2006 inklusive möglicher Prophylaxen.

Name: Bitte ankreuzen, wenn unmittelbarer zeitlicher und sachlicher Zusammenhang zu einer krankheitsspezifischen Pflegemaßnahme besteht.   Monat: Jahr:

	Grundpflegenachweis - Frühdienst	Häufigkeit	Standard Nr.	1	2	3	4	5	6	7	8	9	10	11	12	13	14	15	16	17	18	19	20	21	22	23	24	25	26	27	28	29	30	31
K Ö R P E R P F L E G E / A U S S C H E I D U N G	☐ Ganzwaschung Bett/Waschbecken																																		
	☒ Teilwaschung Bett/Waschbecken OK	1x	TW₁																																
	☒ Teilwaschung Bett/Waschbecken UK	1x	TW₃																																
	☒ Teilwäsche Hände n. den Mahlzeiten	3x																																	
	☒ Teilwäsche Gesicht n. den Mahlzeiten	3x																																	
	☒ Duschen u. Haare waschen u. trocknen	Do.	D₂	Tö					Tö																										
	☐ Baden																																		
	☒ Zahnpflege/Mundpflege	2x	Za 2																																
	☒ Kämmen	1x																																	
	☒ Rasieren Damenbart	2xwö																																	
	☐ Wasserlassen (Intimhygiene, Toilettenspülung)																																		
	☐ Stuhlganglassen (Intimhygiene, Toilettenspülung)																																		
	☒ Richten d. Bekleidung	4x																																	
	☒ Wechsel v. IKM n. Wasserlassen (Intimhyg., Entsorgung)	3x	Ik 3																																
	☒ Wechsel v. IKM n. Stuhlgang (Intimhyg., Entsorgung)	1x	Ik 4																																
	☐ Wechsel kleiner Vorlagen																																		
	☐ Wechsel/Entleeren Urinbeutel																																		
	☐ Wechsel/Entleeren Stomabeutel																																		
	☐ Soor- u. Parotitisprophylaxe																																		
	☒ Intertrigoprophylaxe		IP																																
	☐ Obstipationsprophylaxe																																		
	☐ Harnkontinenzförderung																																		
	☐ Infektionsprophylaxe Blasenverweilkatheter																																		
	☐ mit 2 Pflegekräften																																		
	☒ Maßnahmenkomplex Vollzeit Pk			Tö Ra	Tö Ra	Le	Le	Le	Le	Le	Tö Se	Tö Se	Tö	Le Ra	Le Ra	Le	Le																		
	☒ Maßnahmenkomplex Teilzeit Pk																																		
E R N Ä H R U N G	☐ mundg. Zubereitung e. Hauptmahlzeit + Getränke																																		
	☐ Aufnahme von Nahrung inkl. Trinken																																		
	☐ Verabreichung Sondenkost inkl. Reinigung																																		
	☐ Zwischenmahlzeit																																		
	☐ Zwischengetränk																																		
	☐ Kachexieprophylaxe																																		
	☐ Exsikkose-/Dehydratationsprophylaxe																																		
	☐ Infektionsprophylaxe PEG																																		
		Häufigkeit	Standard Nr.	1	2	3	4	5	6	7	8	9	10	11	12	13	14	15	16	17	18	19	20	21	22	23	24	25	26	27	28	29	30	31
M O B I L I T Ä T	einfache Hilfe beim Aufstehen/zu Bett gehen																																		
	Umlagern																																		
	Ankleiden gesamt																																		
	Ankleiden OK																																		
	Ankleiden UK																																		
	Entkleiden gesamt																																		
	Entkleiden OK																																		
	Entkleiden UK																																		
	Stehen (Transfer) z.B. auf/von Rollstuhl, WC																																		
	Gehen																																		
	Verlassen/Wiederaufsuchen d. Einrichtung																																		
	Wartezeit der Begleitperson																																		
	Dekubitusprophylaxe																																		
	Kontrakturenprophylaxe																																		
	Thromboseprophylaxe																																		
	Pneumonieprophylaxe																																		
	Immobilitätsprophylaxe (z.B. Muskelatrophie)																																		
	Sturzprophylaxe																																		
	mit 2 Pflegekräften																																		
INFO. LEISTUNGEN	abweichender Pflegebedarf (siehe Berichte)																																		
	B = Betreuer A = Angehöriger																																		
	M = Maniküre/Pediküre F = Friseur																																		
	TW = Bett beziehen teilweise																																		
	BG = Bett beziehen ganz BM = Bett machen																																		
	Stuhlgang FD, SD, ND																																		
	E = Erbrechen D = Durchfall (siehe Berichte)																																		
	Grundpflegenachweis - Frühdienst	Häufigkeit	Standard Nr.	1	2	3	4	5	6	7	8	9	10	11	12	13	14	15	16	17	18	19	20	21	22	23	24	25	26	27	28	29	30	31

Abb. 2.11: Durchführungsnachweis [V166].

Auszug aus dem Erhebungsbogen zur Qualitätsprüfung

Nach §§ 112, 114 SGB XI in der stationären Pflege

	Ja	Nein	Empfehlung
14.10 Wird die Durchführung der geplanten Maßnahmen dokumentiert und von den durchführenden Mitarbeitern mit Handzeichen bestätigt?			❏
a. alle durchgeführten Maßnahmen/Maßnahmenkomplexe abgezeichnet	❏	❏	
b. Datum und tageszeitliche Zuordnung ersichtlich	❏	❏	
c. Abzeichnung durch durchführende Mitarbeiter	❏	❏	
d. zeitnah abgezeichnet	❏	❏	

Quelle MDS (2005): Qualitätsprüfungsrichtlinien (QPR) vom 10. November 2005

Ambulante Pflege ▶ Anhang 1, Frage 12.13

Der Durchführungsnachweis in der EDV-gestützten Dokumentation

Maßnahmenkomplexe individuell anpassen

In der EDV-Dokumentation sind beide Varianten möglich. Zumeist wird von Pflegenden die Möglichkeit der Bestätigung von Maßnahmenkomplexen genutzt. Sind diese bereits im Dokumentationsprogramm der Herstellungsfirma vorgegeben, ist unbedingt darauf zu achten, dass die Komplexe individuell auf den tatsächlichen Bedarf des zu Pflegenden angepasst werden.

Für Pflegende ist es äußerst peinlich, wenn im Rahmen einer Überprüfung der Dokumentation bei einer weiblichen Bewohnerin täglich eine Nassrasur abgezeichnet ist, diese Dame aber in der Realität keine Damenbartrasur benötigt.

Der Durchführungsnachweis im Rahmen der entbürokratisierten Dokumentation

Wenige Handzeichen

Im Rahmen der entbürokratisierten Pflegedokumentation kommt entweder die zuvor geschilderte Version zur Anwendung oder es wird eine noch knappere Variante gewählt. Da bei der entbürokratisierten Pflegedokumentation die pflegerischen Maßnahmen nicht mehr in der Pflegeplanung aufgeführt sind, sondern stattdessen in eine Tagesstruktur bzw. einen Pflegeablaufplan einfließen, umfasst der Durchführungsnachweis lediglich noch zwei Handzeichen:

▶ Ein Handzeichen für die Bestätigung aller Maßnahmen, die in der Tagesstruktur bzw. dem Pflegeablaufplan erwähnt sind, und
▶ Ein Handzeichen für die Bestätigung der ärztlichen Anordnungen (▶ Abb. 2.12).

Gegebenenfalls findet sich ergänzend das Handzeichen der an der Durchführung beteiligten Teilzeitkraft und evtl. auch noch das Handzeichen des Mitarbeiters der sozialen Betreuung, sofern dies nicht auf einem anderen Formular erfolgt.

▶ **Die Anwendung eines „entbürokratisierten" Durchführungsnachweises kann Pflegenden eine erhebliche Arbeitserleichterung bieten. Sie setzt allerdings immer auch eine stets aktuelle Pflegeplanung und Informationssammlung voraus!** ◀

2.2 Pflichtdokumentationsformulare

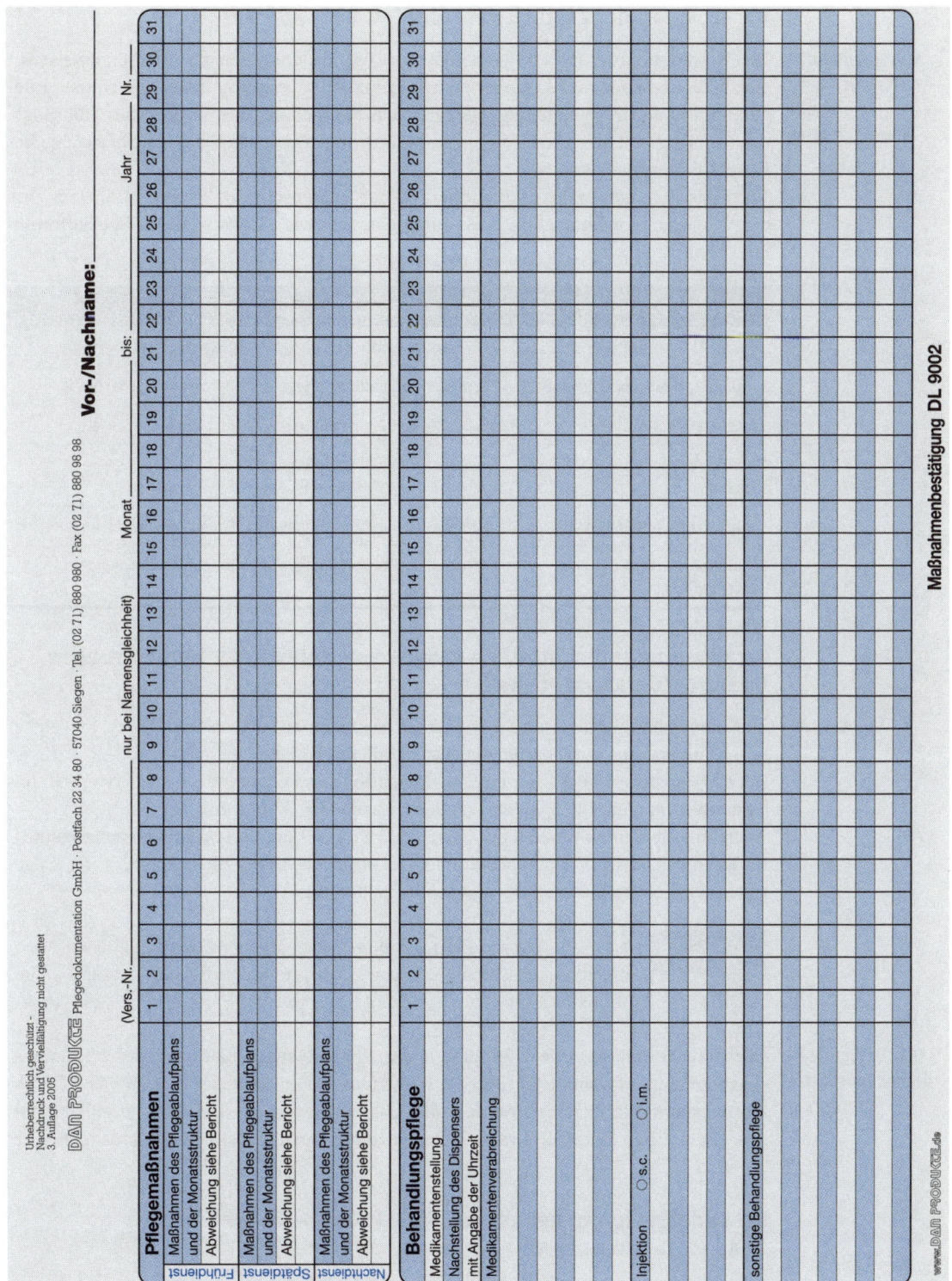

Abb. 2.12: „Entbürokratisierter" Durchführungsnachweis [V099].

Bestätigung der ärztlich verordneten Behandlungspflege

Bestätigung der Durchführung meist auf Zusatzformular

Die Bestätigung der Behandlungspflege erfolgt in der stationären Pflege zumeist auf einem Zusatzformular. Es ist aber genauso möglich, wie häufig in der ambulanten Pflege angewandt, die behandlungspflegerischen Maßnahmen mit in den Durchführungsnachweis aufzunehmen, z. B. durch handschriftliche Ergänzung in einer freien Zeile des Durchführungsnachweises.

Wird das Zusatzformular „Behandlungspflege" eingesetzt, ist darauf zu achten, dass eine Mehrfachdokumentation, z. B. durch den Gebrauch eines weiteren Spezialformulars, vermieden wird.

Wo wird die ärztliche verordnete Behandlungspflege dokumentiert	
Was wird verordnet	Wo wird die erbrachte Leistung dokumentiert
3 × täglich Medikamentengabe	Formular Behandlungspflege oder Durchführungsnachweis
1 × tägl. RR-Kontrolle	Formular Behandlungspflege oder Formular Vitalzeichen
1 × täglich Kompressionsstrümpfe anziehen	Formular Behandlungspflege
3 × wöchentlich Wundversorgung	Formular Behandlungspflege oder Formular Wunddokumentation
1 × täglich dermatologische Hauteinreibung	Formular Behandlungspflege oder Durchführungsnachweis

Bestätigung erbrachter Leistungen von beteiligten Berufsgruppen im Durchführungsnachweis

Therapeuten

Im Rahmen des Nachweises der erbrachten Maßnahmen ist auch festzulegen, in welcher Form Therapeuten ihre Leistungen dokumentieren können.

Bei den meisten standardisierten Dokumentationensystemen gibt es mittlerweile Extrablätter die von den Therapeuten ausgefüllt werden (▶ Abb. 2.13a–b).

Auch im ambulanten Bereich hat es sich bewährt, mit diesen Formularen zu arbeiten. Im Rahmen der EDV-Dokumentation ist es möglich, bestimmten Personen in festgelegten Bereichen einzelne Zugangsrechte einzuräumen.

> **Reflexion** Erfolgt in Ihrer Einrichtung die eigenständige Dokumentation durch Therapeuten? Welche Ideen haben Sie diesbezüglich? Was halten Sie für sinnvoll?

Beschäftigungsangebote/soziale Betreuung

Auch die Bestätigung der Leistungen des Sozialdienstes bzw. der Beschäftigungsangebote muss gewährleistet sein. Die Bestätigung kann entweder in die übliche Durchführungskontrolle integriert werden oder aber auf einem zusätzlichen Formular erfolgen. Die meisten Herstellerfirmen bieten auch hier verschiedene Formulare an (▶ Abb. 2.14).

Besonderheiten in der ambulanten Pflege – Durchführungs- und Leistungsnachweis

In ambulanten Pflegeeinrichtungen wird nur äußerst selten ein wie in der vollstationären Pflege beschriebener ausführlicher Durchführungsnachweis verwendet.

2.2 Pflichtdokumentationsformulare

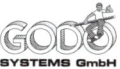

Abb. 2.13a–b: Leistungsnachweis anderer Berufsgruppen (Therapien) [V430].

Zumeist wird nur **ein** Durchführungsnachweis für alle Einsätze eines Tages eingesetzt, selten erfolgt auch hier eine Unterteilung in verschiedene Früh-, Spät- und Nachtdienstformulare.

In der ambulanten Pflege orientiert sich der Durchführungsnachweis an den mit den Kostenträgern im Rahmen des SGB XI vereinbarten Leistungskomplexen (LK) und den im Rahmen des SGB V vereinbarten Leistungsgruppen (LG).
Der Durchführungsnachweis umfasst in der Regel sowohl die Bestätigung der Leistungen nach SGB X (Pflegeversicherung) als auch die Leistungen des SGB V (ärztlich verordnete Behandlungspflege). Zur besseren Übersicht können auch zwei nach SGB V und SGB XI getrennte Formulare eingesetzt werden.

Gemeinsamer Durchführungsnachweis für SGB V und SGB XI

Im Durchführungsnachweis wird in der Regel nur der vereinbarte Leistungskomplex (LK), wie z. B. „LK 1 – Ganzwaschung", aufgeführt und ggf. noch einige wichtige Hinweise, etwa Baden, Haare waschen oder Stuhlgang.

Angabe der Leistungskomplexe

STANDARD SYSTEME GmbH
Postfach 90 09 41, 21049 Hamburg
Tel. (040) 767 319-0 · Fax (040) 767 319-60

Bestell-Nr. 81.661

Name: Jahr Nr.

☐ Zeile für Aktivität ☐ Zeile für Handzeichen

☐ **Nachfolgend aufgeführte Maßnahmenbeschreibung erfolgt über die Pflegeprozessplanung**

Maßnahmenplanung soziale Betreuung	Datum:	Hdz:				
	Montag	**Dienstag**	**Mittwoch**	**Donnerstag**	**Freitag**	**Samstag**	**Sonntag**
vormittags							
nachmittags							
nachts							

Maßnahmenplanung soziale Betreuung	Datum:	Hdz:				
	Montag	**Dienstag**	**Mittwoch**	**Donnerstag**	**Freitag**	**Samstag**	**Sonntag**
vormittags							
nachmittags							
nachts							

Maßnahmenplanung soziale Betreuung	Datum:	Hdz:				
	Montag	**Dienstag**	**Mittwoch**	**Donnerstag**	**Freitag**	**Samstag**	**Sonntag**
vormittags							
nachmittags							
nachts							

G = Gymnastik Sp = Spazierengehen GT = Gedächtnistraining T = Tierbesuchsdienst ___ = ___
M = Musizieren K = Kirche ZB = 10 Minuten Aktivierung NC = Nachtcafé ___ = ___
S = Spielen L = Lesungen/Vorlesen A = Ausflüge ___ = ___ ___ = ___

Monat	1	2	3	4	5	6	7	8	9	10	11	12	13	14	15	16	17	18	19	20	21	22	23	24	25	26	27	28	29	30	31

Abb. 2.14: Durchführungskontrolle Sozialdienst [V166].

2.2 Pflichtdokumentationsformulare

Ergänzend, falls ärztlich angeordnet, wird zusätzlich noch die Behandlungspflege vermerkt, z. B. LG 1 – Medikamentengabe.

Beispiel 1: Durchführungsnachweis ambulante Pflege								
Monat November 2006		1	2	3	4	5	6	7
LK	Morgens	8.30	8.20	8.20	8.35	8.35	8.35	8.35
1	Ganzwaschung	ka	ka	ka		le	le	le
	Baden				le			
	Haare waschen				le			
	Nagelpflege				le			
LG 1	Medikamentengabe	ka	ka	ka	le	le	le	le

Diese Angaben auf dem Durchführungsnachweis sind absolut ausreichend. Sollten allerdings auch verbundene Leistungskomplexe mit der Pflegekasse abrechenbar sein, z. B. wie in NRW vereinbart, ist die Angabe und die Einzelbestätigung der jeweiligen Inhalte der Komplexe dringend zu empfehlen.

Beispielsweise umfasst der Verbundkomplex LK 23 – Große Grundpflege mit Betten und Lagern insgesamt drei Einzelkomplexe die alle einzeln mit einem Handzeichen versehen werden sollten.

Auflistung der Komplexinhalte

Beispiel 2: Durchführungsnachweis ambulante Pflege								
Monat November 2006		1	2	3	4	5	6	7
LK	Morgens	8.30	8.20	8.20	8.35	8.35	8.35	8.35
23	Große Grundpflege mit Betten/Lagern							
	1 Ganzwaschung	ka	ka	ka	le	le	le	le
	2. Ausscheidungen	ka	–	ka	le	le	le	le
	3. Lagern/Betten	ka	ka	ka	–	le	le	le
LG 1	Medikamentengabe	ka	ka	ka	le	le	le	le

Auf diese Art und Weise können alle an der Pflege Beteiligten nachvollziehen, welche Inhalte sich hinter einem Verbundkomplex „verstecken", und zudem ist klar erkennbar, welche Leistungen tatsächlich durchgeführt wurden.

Aus dieser Dokumentationsvariante ist zudem sofort ersichtlich, wenn sich eine geplante Maßnahme verändert hat, was oftmals Auswirkungen auf die Abrechnung der geplanten Leistung hat.

Abweichungen müssen sichtbar sein

Wird beispielsweise der oben aufgeführte Verbundkomplex Nr. 23 nicht mit allen drei Inhalten vollständig erbracht, ist er als solcher auch nicht mehr abrechenbar.
Daher könnte bei Beispiel 2 am 2. Nov. nur eine Einzelabrechnung der Komplexe LK 1 und LK 3 erfolgen und am 4. Nov. nur das „kleinere" Verbundmodul LK 19 – Große Grundpflege.

▶ **Pflegekräfte in der ambulanten Pflege müssen über ein sehr gutes Wissen in Bezug auf die Inhalte der einzelnen Komplexe/Verbundkomplexe verfügen. Jede Pflegefachkraft muss genau erkennen können, in welchen Leistungskomplex die jeweils erbrachten Pflegehandlungen einsortiert werden können.** ◀

Gefahr des Abrechnungsbetruges

Zum einen ist dies wichtig, damit auch eine leistungsgerechte Abrechnung erfolgen kann, zum anderen aber auch, damit es gar nicht erst zu einem „zufälligen" Abrechnungsbetrug kommen kann.

> **Beispiel** Ein Pflegedienst in NRW erbrachte laut Durchführungsnachweis bei einem Herrn täglich den Leistungskomplex 19 – Große Grundpflege und rechnete diesen auch mit dem Patienten ab.
> Der LK 19 umfasst laut Vereinbarung mit den Pflegekassen die Inhalte:
> ▶ LK 1 – Ganzwaschung = Waschen, Duschen, Baden und
> ▶ LK 3 – Ausscheidungen = Unterstützung und allgemeine Hilfestellung, Überwachung der Ausscheidungen.
>
> Auf dem Durchführungsnachweis wurde täglich das Verbundmodul mit Handzeichen der durchführenden Pflegekraft bestätigt, eine Aufschlüsselung der einzelnen Leistungskomplexe erfolgte nicht.
> Da es sich um einen relativ rüstigen Patienten handelte, hatte die Pflegefachkraft in der Pflegeplanung lediglich das AEDL 4 – Sich pflegen können und AEDL 7 – Sich kleiden können bearbeitet.
> Sie leerte zwar jeden Morgen den Toilettenstuhl und fragte den Patienten, ob er bereits Stuhlgang hatte, da eine Obstipationsneigung bestand, aber grundsätzlich sah diese Pflegekraft weder die Notwendigkeit, eine Pflegeplanung in diesem AEDL zu eröffnen, noch waren ihr die Zusammenhänge der genauen Leistungskomplexe und deren Abrechnungsvoraussetzungen näher bekannt.
> Im Rahmen einer Qualitätsprüfung war nun aufgrund der fehlenden Aussagen in der Pflegedokumentation und Pflegeplanung nicht nachvollziehbar, warum der Pflegedienst ein Leistungsmodul in Rechnung stellte, das die Ausscheidung mit einschloss.
> Im Abschlussgespräch sprach der Prüfer von einem Abrechnungsbetrug.

▶ **Der Problematik eines Abrechnungsbetruges sollten Pflegende durch eine aussagekräftige und nachvollziehbare Pflegedokumentation entgegenwirken.** ◀

Zusätzliche Pflichtformulare für die ambulante Pflege

Für die ambulante Pflege besteht auf Grundlage der Rahmenverträge SGB XI und SGB V die Verpflichtung, zusätzlich zum Durchführungsnachweis noch einen „Leistungsnachweis" zu führen (▶ Kap. 1).
Der Leistungsnachweis dient der Pflegekasse zur Abrechnung der Grundpflege nach SGB XI und der Krankenkasse zur Abrechnung der Behandlungspflege nach SGB V.

▶ **Hinter jedem Handzeichen auf den Leistungsnachweisen nach SGB V und SGB XI steht letztlich ein mit den Kostenträgern vereinbarter Geldbetrag.** ◀

Für die Mitarbeiter eines ambulanten Pflegedienstes bedeutet dies, dass neben den herkömmlichen Pflichtformularen mindestens noch ein weiteres Nachweisblatt zur Abrechnung mit der Pflegekasse eingesetzt werden muss.
Wird zusätzlich noch eine ärztlich verordnete behandlungspflegerische Maßnahme durchgeführt, ist ein zweites Pflichtformular zur Leistungsabrechnung einzusetzen.

2.2 Pflichtdokumentationsformulare

Für den Leistungsnachweis der Kranken- und Pflegekasse sind folgende Mindestinhalte vorgeschrieben:
- Krankenversichertennummer des Patienten
- Name, Vorname und Geburtsdatum des Patienten
- Tag/Datum der Leistungserbringung
- Genaue Uhrzeit (Beginn) der Leistungserbringung
- Beschreibung der Art der Leistung
- Handzeichen der leistungserbringenden Pflegekraft unmittelbar nach der Durchführung
- Je nach Vertragsgrundlage 1–2 × monatlich Datum und Unterschrift des Patienten oder eines Bevollmächtigten
- 1 × monatlich Handzeichen der verantwortlichen Pflegefachkraft (PDL)
- IK-Nummer
- Name und Anschrift des Pflegedienstes.

Inhalte des Leistungsnachweises

Es ist unabdingbar erforderlich, dass die im Leistungsnachweis dokumentierten Maßnahmen lückenlos mit den Angaben des Durchführungsnachweises übereinstimmen, um einer evtl. Abrechnungsprüfung durch die Kranken- und Pflegekassen standhalten zu können. Der Leistungsnachweis gilt vertragsrechtlich als „Abrechnungsbeilage" und stellt **keinen** Bestandteil der Pflegedokumentation dar.

Völlige Übereinstimmung der Formulare

▶ **Der reguläre Durchführungsnachweis in der Pflegedokumentation kann daher nicht für Abrechnungszwecke mit den Kostenträgern verwendet werden.** ◀

Bei lückenhaft geführtem Leistungsnachweis ist der Anspruch auf Leistungsabrechnung der fehlenden Handlungen mit der Kranken- und Pflegekasse immer strittig. Selbst wenn in diesem Fall der Durchführungsnachweis ausführlich geführt ist, sind die Kostenträger oftmals nicht zu Zahlungen bereit. Sie berufen sich zumeist erfolgreich darauf, dass der Durchführungsnachweis eben kein Dokument zur Abrechnung darstellt.
Können die Kostenträger auf Grundlage eines lückenhaft geführten Leistungsnachweises bzw. einer insgesamt lückenhaft geführten und in sich nicht schlüssigen Pflegedokumentation einen Abrechnungsbetrag nachweisen, kann es zu massiven Rückzahlungsforderungen kommen, die durchaus existenzielle Folgen für einen Pflegedienst haben können.

Kostendefizit bei lückenhafter Dokumentation

▶ **Jedes fehlende Handzeichen im Leistungsnachweis, kann ein Kostendefizit bei der monatlichen Abrechnung des Pflegedienstes bedeuten!** ◀

Jede Pflegekraft sollte deshalb zum Erhalt des eigenen Arbeitsplatzes ein ureigenes Interesse daran haben, die Leistungs- und Durchführungsnachweise für die Kranken- und Pflegekasse lückenlos zu führen.
Die Bestätigung einer erbrachten Leistung muss für Pflegekräfte letztlich so selbstverständlich sein wie das Desinfizieren der Hände nach der Pflege!

> **Reflexion** Wenn Sie in einem ambulanten Pflegedienst tätig sind, wählen Sie zum Ende eines Monats einen Leistungsnachweis nach dem Zufallsprinzip aus. Gleichen Sie diesen mit der Durchführungskontrolle, den Tourenplänen und den vereinbarten Leistungen im Pflegevertrag ab. Stimmen alle Dokumente plausibel überein oder ergeben sich fragwürdige Lücken? Haben Mitarbeiter vergessen, die erbrachten Leistungen zu dokumentieren? Wenn ja, errechnen Sie die Höhe des Entgeltes, welches nun am Monatsende nicht abgerechnet werden kann. „Überraschen" Sie die betreffende Kollegin mit Ihrer Berechnung!

2.2.5 Pflegebericht

Informationssammelstelle und Verbindungsglied

Der Pflegebericht dient der fortlaufenden Informationssammlung im gesamten Pflegeprozess. Er enthält Berichte und Situationsschilderungen zu aktuellen Problemen, deren Verlaufsbeschreibung, aber auch Beschreibungen zur Befindlichkeit eines Pflegebedürftigen oder zur Abweichung von der geplanten Pflege.

Der Pflegebericht ist **das** entscheidende Verbindungsglied zu allen in der Pflegedokumentation enthaltenen Dokumentationsblättern. Alle Informationen fließen an dieser Stelle ein und werden falls erforderlich weitergeleitet (▶ Abb. 2.15).

Inhalte Pflegebericht

Der Pflegebericht umfasst akut auftretende Ereignisse, so dass ein entsprechendes situationsgerechtes Handeln der Pflegekräfte immer erkennbar ist.

Dem Pflegebericht kann lückenlos entnommen werden, welche Maßnahmen eingeleitet wurden. Erforderliche Arztkontakte sind nachvollziehbar kommentiert. Eine lückenlose Verlaufsdarstellung ist gewährleistet.

Im Pflegebericht erfolgt immer wieder auch die Beschreibung von geförderten oder erhaltenen Ressourcen und Fähigkeiten. Es finden sich regelmäßig Beschreibungen zur aktuellen Befindlichkeit des zu Pflegenden.

Grundsätzlich sollte es immer wieder Eintragungen von allen Schichten im Pflegebericht geben.

Pflegebericht nur bei Besonderheiten führen

Der Pflegebericht ist nicht zwingend täglich zu führen. Die Häufigkeit der Eintragung im Pflegebericht ergibt sich immer aus der jeweiligen Situation des zu Pflegenden. Es ist durchaus möglich, dass wesentlich weniger Eintragungen bei einem immobilen Pflegebedürftigen mit PS III erforderlich sind als bei einem mobilen an Demenz erkrankten zu Pflegenden mit PS I oder II. Vorgaben in Bezug auf die Häufigkeit der Eintragungen entsprechend den Pflegestufen eines zu Pflegenden und sind daher nicht empfehlenswert.

Nebensächlichkeiten blockieren den Pflegebericht

Jeden Tag irgendetwas in den Pflegebericht zu schreiben, bzw. eine „Eintragungsverpflichtung" für jede Schicht ist wenig sinnvoll. Der Pflegebericht wird dadurch schnell durch „Nebensächlichkeiten" blockiert, und wirklich wichtige Informationen treten in den Hintergrund, bzw. sind im Verlauf nicht mehr sichtbar.

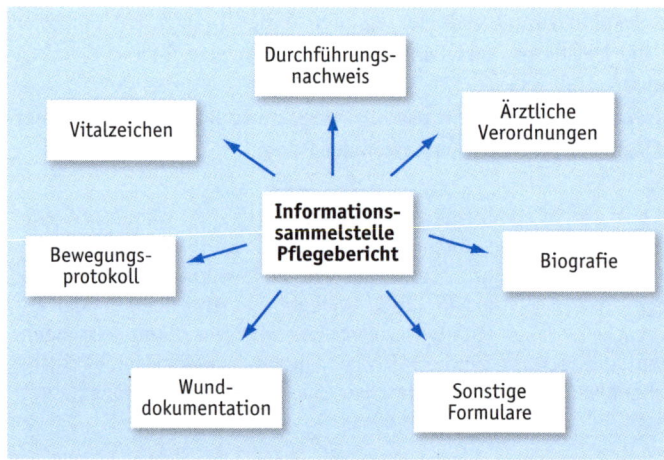

Abb. 2.15: Der Pflegebericht als Informationssammelstelle.

2.2 Pflichtdokumentationsformulare

> **Beispiel** Eine Mitarbeiterin des Nachtdienstes sitzt an der Dokumentation eines Bewohners, bei dem nur reguläre Pflegeleistungen wie Lagerung und Inkontinenzversorgung anfallen. Diese Leistungen hat sie bereits gewissenhaft im Durchführungsnachweis abgezeichnet. Nun überlegt sie lange, welche sinnvolle Eintragung sie noch im Pflegebericht vornehmen könnte. Da sich wirklich nichts Besonderes ereignet hat, in der Einrichtung aber die Verpflichtung zur Dokumentation in jeder Schicht besteht, notiert sie, wie auch die Kollegen zuvor: „Keine Besonderheiten".

Dieser Satz findet sich in leicht abgewandelter Form in nahezu jeder Schicht. Die Pflegenden einschließlich Pflegedienstleitung wähnen sich in (falscher) Sicherheit, da der Pflegebericht ja offensichtlich ausführlich geführt wird. Streicht man alle „Nebensächlichkeiten", bleibt leider keine wirklich wichtige und aussagekräftige Information mehr übrig.

Eintragungen wie „keine Besonderheiten" oder folgende aufgeführte Beispiele sind unbedingt zu unterlassen, sie haben keinerlei Aussagekraft und zeugen von einer schlechten Krankenbeobachtung:
- Versorgt nach Plan
- Pat. wurde grundpflegerisch versorgt
- AZ ↑, AZ ↓ (AZ = Allgemeinzustand)
- Keine Besonderheiten oder K. b. V. (= keine besonderen Vorkommnisse)
- Bew. ist unauffällig
- Alles wie gestern oder Zustand wie am 12.11.06
- Zustand wie immer
- Alles O. K.

Nicht aussagekräftige Eintragungen vermeiden

▶ **Pflegende sind aufgefordert sinnvolle Eintragungen vorzunehmen, die tatsächlich auch Rückschlüsse auf den Verlauf und die Ergebnisse der pflegerischen Versorgung zulassen.** ◀

Die „Grundregeln" der Dokumentation sind dabei einzuhalten:
- Alle Eintragungen erfolgen nicht wertend
- Alle Eintragungen erfolgen chronologisch fortlaufend
- Der Verlauf einer Situation oder eines Ereignisses ist lückenlos nachvollziehbar
- Keine Interpretationen oder Mutmaßungen der Pflegenden
- Keine persönlichen Meinungen der Pflegenden
- Keine eigene Diagnosestellung der Pflegenden
- Keine Eintragung von „Nebensächlichkeiten"
- Keine Eintragung von regulären „Pflegehandlungen"
- Keine Eintragungen ohne direkten Bezug zum Pflegebedürftigen bzw. zur Situation.

Grundregeln beachten

Auszug aus dem Erhebungsbogen zur Qualitätsprüfung

Nach §§ 112, 114 SGB XI in der stationären Pflege

	Ja	Nein	Empfehlung
14.12 Enthält der Pflegebericht Angaben zu Veränderungen, Befindlichkeiten des Bewohners, Reaktionen auf pflegerische Maßnahmen, Abweichungen von den geplanten Maßnahmen?		☐	

	Ja	Nein	Empfehlung
a. regelmäßige Angaben zu Befindlichkeiten/ Veränderungen	❏	❏	
b. Reaktionen und Abweichungen auf pflegerische Maßnahmen	❏	❏	
c. Verlauf spiegelt sich wider	❏	❏	
d. nicht wertende Beschreibungen	❏	❏	

Quelle MDS (2005): Qualitätsprüfungsrichtlinien (QPR) vom 10. November 2005

Ambulante Pflege ▶ Anhang 1, Frage 12.14

Was genau sollte nun im Pflegebericht stehen? Sinnvolle, auf den Pflegeprozess bezogene Eintragungen für einen zu Pflegenden werden unter Berücksichtigung der folgenden Auflistung schnell erkennbar:

An- und Abwesenheit des Pflegebedürftigen

Es ist schon erstaunlich, wie viele Pflegebedürftige irgendwo hingehen oder von ihren Bezugspersonen abgeholt werden und laut Verlauf im Pflegebericht niemals wieder zurückkommen!

Allein schon aus versicherungs- und abrechnungstechnischen Gründen ist die genaue An- und Abwesenheit nach Möglichkeit mit Angabe der genauen Uhrzeit im Pflegebericht aufzuführen. Für die ambulante Pflege trifft dies nur bedingt zu!

Auffälligkeiten/Abweichungen vom „Normalzustand" des zu Pflegenden

- ▶ Herr Bus statt 3 × üblich, heute Nacht 5 × Hilfe zur Toilette angefordert.
- ▶ Frau Igel hat heute statt einer Schnitte Brot, 2 Scheiben zu sich genommen.
- ▶ Frau Resse hat nicht wie sonst üblich bei jedem Rundgang geschlafen, sondern hatte heute immer Augen und Mund weit geöffnet.
- ▶ Herr Fees heute im Frühdienst 3 × Verdauung statt sonst nur 3 × wöchentlich.

Beobachtungen/Verlaufsbeschreibungen

- ▶ Trotz Bedarfsmedikation weiterhin dünnflüssigen Stuhlgang.
- ▶ Medikamentenänderung zeigt Erfolg, Frau Hall heute am Abend wesentlich ruhiger, um 22.00 Uhr bereits schlafend im Bett vorgefunden.
- ▶ Frau Gut äußert, dass das Bedarfsmedikament XY gut wirkt, hat kein Schwindelgefühl mehr, fühlt sich wieder besser.
- ▶ Keine Hautrötung mehr an re. Hüfte sichtbar. Keine weiteren Maßnahmen.

Allgemeine Befindlichkeit, Stimmung des zu Pflegenden

- ▶ Frau Müller gibt an, sich gut eingewöhnt zu haben. Freut sich auf den ersten Besuch ihrer Tochter aus England.
- ▶ Frau Trau in ihrem Zimmer am Tisch sitzend vorgefunden. Weinte, wollte aber nicht erklären warum. Bat mich das Zimmer zu verlassen.
- ▶ Herr Kop meidet derzeit größere Menschenansammlungen, verlässt sein Zimmer nur noch zu den Mahlzeiten, sitzt oft in zusammengesunkener Haltung in seinem Sessel am Fenster.

Reaktionen eines zu Pflegenden in bestimmten Situationen

▶ Frau Butt hat sich sehr über Post von ihrem Sohn gefreut.
▶ Herr Freut reagierte mit Abwehr auf der Handmassage, zog die re. Hand weg und schlug mit beiden Händen umher.
▶ Frau Wert reagierte entspannt auf die beruhigende Körperwaschung mit Duftöl, atmete tief und ruhig bei der Durchführung.
▶ Frau Tewis weinte bitterlich zum Lied „Stille Nacht, heilige Nacht".
▶ Frau Daus reagierte enttäuscht, dass der Märchenabend heute ausfällt, da die Erzählerin erkrankt ist.

Aussagen des zu Pflegenden

▶ Frau Ines hat laut eigenen Angaben seit drei Tagen starke Kopfschmerzen.
▶ Herr Gildes äußert, sich unwohl zu fühlen, gibt Kopfschmerzen an.
▶ Herr Meier äußert, keinen Appetit zu haben, möchte kein Abendbrot.
▶ Frau Erd schrie mich beim Eintreffen in die Wohnung an, ich solle diese sofort wieder verlassen, ich hätte sie belogen und betrogen und ihr allen Schmuck geklaut.

Wünsche/Bedürfnisse

▶ Herr Klee hat den Wunsch geäußert, im Speisesaal neben Herrn T. sitzen zu wollen.
▶ Frau Sorg äußert ihr Bedürfnis nach Zweisamkeit, ihr Mann fehlt ihr sehr; erzählte, er wäre sehr liebevoll gewesen.
▶ Frau Uht äußerte heute den Wunsch, unbedingt im Winter noch einmal auf den Weihnachtsmarkt gehen zu wollen.

Beschwerden

▶ Herr W. beschwert sich, dass sein Tischnachbar ihm das Essen wegisst.
▶ Frau Mir äußert, nicht schlafen zu können, weil ihre Mitbewohnerin so schnarcht.

Soziale Kontakte

▶ Frau Nane hatte Besuch von ihrer Betreuerin.
▶ Herr Bras hat sich sehr über den Besuch seines ehemaligen Wohnungsnachbarn gefreut, haben sich über frühere Zeiten unterhalten.

Fortschritte/positive körperliche und/oder geistige Veränderungen

▶ Frau Topf hat das erste Mal von ihren Ängsten gesprochen, macht sich Sorgen, dass …
▶ Herr Kling heute zum ersten Mal seit Krankenhausentlassung wieder gelächelt bei der Grundpflege.
▶ Frau Teufel läuft mit ihrem Rollator sicher drei Schritte vom Bett bis zum Tisch.
▶ Herr Frank hat mich mit Namen angesprochen, wusste sogar, welches Datum heute ist.
▶ Frau Timmendorf hat einen Jogurt ohne Unterstützung zu sich genommen.
▶ Herr Walter ist heute eigenständig 10 Schritte mit seinem Rollator gelaufen.
▶ Herr Jasi konnte heute sein Gesäß mit eigener Kraft anheben und so aktiv bei der Lagerung mithelfen.

Körperliche und/oder geistige Zustandverschlechterung/Veränderung des Hilfebedarf

- ▶ Frau Voss konnte heute Morgen nicht bei der Lagerung mithelfen und sich am Bettgitter festhalten, war zu kraftlos, wurde mit zwei Pflegekräften versorgt.
- ▶ Herr Sald nach 5 Schritten zu erschöpft, um weiter zu laufen, restliche Wegstrecke zur Cafeteria mit dem Rollstuhl geschoben.
- ▶ Frau Malta kann immer schlechter Aufforderungen noch in die Tat umsetzten. Schaut bei der Pflege oft in den Spiegel und nimmt Aufforderung und Anleitung zum Waschen nicht wahr.
- ▶ Frau Hold heute Nacht erneut 3 × Oberkörperwäsche durchgeführt und komplett umgekleidet wegen starkem Schwitzen.
- ▶ Heute zusätzlich 3 × Mundpflege durchgeführt wegen starker Verschleimung
- ▶ Herr Gut 2 × wieder angezogen nach eigenständigen Auszieversuchen.
- ▶ Unterkörper gewaschen und frisch bekleidet, Herr Klai war eingenässt.

Auffälligkeiten/Symptome/Komplikationen

Bei der Schilderung von besonderen Vorkommnissen muss neben einer aussagekräftigen Beschreibung der Situation immer auch der Zusammenhang, in dem das besondere Verhalten oder die Auffälligkeit aufgetreten ist, geschildert werden.

Beispiel: Pflegebericht besondere Vorkommnisse
30.10.06 13.15 Uhr Herr Klee äußert, dass sein Essen vergiftet sei, als ich ihn aus der Cafeteria abholte   Fa

Weitere Beispiele:
- ▶ Herr Sut fing immer wieder an, sich seine Hände zu waschen, sobald ich das Bad verließ.
- ▶ Fr. Zeig spricht mit ihrem Spiegelbild, beendet aber das Gespräch, wenn eine Person ihr Zimmer betritt.
- ▶ Herr Aar klagt 15 min. nach Einnahme der Antibiotika über Übelkeit und Magenschmerzen, Arzt wurde informiert.
- ▶ An der mit XY-Salbe eingeriebenen Hautregion Rötung und kleine Bläschen sichtbar.

Besondere Vorkommnisse/unvorhergesehene Ereignisse/Situationen den zu Pflegenden betreffend

- ▶ Umzug oder Arbeitsverlust einer Bezugsperson
- ▶ Tod eines Angehörigen oder einer Bezugsperson
- ▶ Geburt eines Enkels

Abweichungen von der geplanten Pflege

Eventuell erforderliche Abweichungen von den in der Pflegeplanung aufgeführten Maßnahmen werden einschließlich der Begründung, warum eine Maßnahme nicht durchgeführt werden konnte, beschrieben.
Gleichzeitig muss nachvollziehbar sein, welche geänderten Maßnahmen stattdessen erfolgten.

2.2 Pflichtdokumentationsformulare

Beispiel: Pflegebericht Abweichungen von der Planung
30.10.06   13.15 Uhr   Keine Mobilisation möglich, Fr. Schulz zu schwach, um aufzustehen, Vitalwerte 115/60, Puls 60, Körperpflege wurde im Bett durchgeführt   Fa

Weitere Beispiele:
- Lagerungsintervalle geändert, da Angehörige zu Besuch waren.
- Sozialdienstangebot konnte nicht wie geplant durchgeführt werden, weil …
- Frau Mit klagt heute über starke Rückenschmerzen, Oberkörperhochlagerung konnte jeweils nur für 30 min befristet durchgeführt werden.
- Körperpflege am Waschbecken nicht durchführbar. Fr. Dern heute zu kraftlos, um aufzustehen, Ganzkörperwäsche wurde im Bett durchgeführt.

Beschreibung der situationsgerechten Reaktionen/Pflegehandlungen

Im Pflegebericht muss jederzeit ein situationsgerechtes Handeln der Pflegekräfte erkennbar sein. Dies gilt insbesondere in Notfallsituationen (▶ Kap. 3.5.2).

Auszug aus dem Erhebungsbogen zur Qualitätsprüfung

Nach §§ 112, 114 SGB XI in der stationären Pflege

14.13 Kann dem Pflegebericht situationsgerechtes Handeln der Mitarbeiter der Pflegeeinrichtung bei akuten Ereignissen entnommen werden?   Ja ❏   Nein ❏   Empfehlung ❏

Quelle MDS (2005): Qualitätsprüfungsrichtlinien (QPR) vom 10. November 2005

Ambulante Pflege ▶ Anhang 1, Frage 12.15

Eingeleitete Maßnahmen/Benachrichtigung von Personen

- Frau Mohr klagte über starke Kopfschmerzen, Bedarfsmedikation verabreicht.
- Fr. Mohr eingenässt und eingestuhlt. Wurde geduscht und komplett umgekleidet. Bett frisch bezogen.
- Bewegungsprotokoll angelegt, liegt im Zimmer.
- Augenarzttermin für 10.12.06 vereinbart, Taxischein ist bestellt.
- Neurologe ist informiert, meldet sich für Terminabsprache Hausbesuch.
- Tochter ist informiert, will am Mittwochvormittag vorbeikommen.

Verlaufsdarstellung im Pflegebericht

Auf eine Eintragung der vorherigen Schicht erfolgt – falls erforderlich – **immer** eine Reaktion des Mitarbeiters der nachfolgenden Schicht. Die Entwicklung von neu aufgetretenen Problemen ist ebenso erkennbar, wie alle eingeleiteten Maßnahmen, deren Erfolg und der Abschluss.

Beispiel: Verlaufsbeschreibung Pflegebericht
30.10.06   10.15 Uhr   Bei Ganzkörperwäsche Hautrötung ca. 3 cm Durchmesser, in rechter Kniekehle sichtbar. Mit Heilsalbe versorgt und rechtes Bein in physiologische Grundstellung gelagert.   Le

30.10.06 18.00 Uhr Rötung in rechter Kniekehle rückläufig, 2 × erneut mit Heilsalbe eingerieben.   Bo

30.10.06 22.30 Uhr Keine Rötung mehr in rechter Kniekehle sichtbar, keine weiteren Maßnahmen.   Bo

Aussagen in Bezug auf die Wirkung der in der Pflegeplanung geplanten Maßnahmen

Hinweise in Bezug auf die Wirkung der in der Pflegeplanung geplanten Maßnahme müssen sich regelmäßig im Pflegebericht wieder finden. Ansonsten kann die verantwortliche Pflegefachkraft die Pflegeplanung eines zu Pflegenden nicht evaluieren.
- Gehübungen zeigen Erfolg, Frau Müller läuft viel sicherer seit die Gehübungen am Rollator 2 × täglich erfolgen.
- Ernährungsberatung erfolgreich, Herr Stai hält sich nun bereits drei Wochen an die Empfehlungen von Frau XY.
- Macht Fortschritte, äußert sich zufrieden mit auch SD-Angebote.
- 2-stündliche Toilettengänge zumeist ohne Erfolg, Frau Rut ist bei den Toilettengängen immer bereits stärk eingenässt, lässt dann auf Toilette keinen Urin mehr, noch eine Woche weiter testen.
- Frau Teil hilft auch weiterhin bei der Grundpflege mit. Unter Anleitung wäscht sie sich das Gesicht und ihre Hände.

Wochenberichte oder Monatsberichte

Wenn sich bei einem zu Pflegenden dauerhaft tatsächlich keine eintragungswürdigen „Besonderheiten" ergeben, sollte zumindest eine kurze Wochen- bzw. Monatszusammenfassung beschrieben werden (▶ Kap. 3.2). Regelmäßige Eintragungen sollten auch zu bestehenden Risiken erfolgen:
- Zustand ist weiterhin stabil.
- Frau Well äußert sich zufrieden mit ihrem Zustand, Maßnahmen weiter wie geplant.
- Keine Veränderung der Versorgung.
- Pflege konnte in dieser Woche wie geplant durchgeführt werden, keine Abweichungen erforderlich.
- Alle Ressourcen konnten erhalten bleiben, Haut ist trotz höchster Dekubitusgefahr auch weiterhin intakt.
- Es sind keine weiteren Pflegeprobleme aufgetreten.

Wiederaufnahmeberichte

Nach Krankenhausaufenthalt, Kurzzeitpflege oder Urlaub des zu Pflegenden sollte eine kurze Zusammenfassung zu seinem Zustand erfolgen (▶ Kap. 3.5.2).

Pflegevisiten/Fallbesprechung

Sowohl die Durchführung der Pflegevisite als auch einer Fallbesprechung sollte im Pflegebericht vermerkt werden. Ggf. kann eine kurze Ergebniszusammenfassung beschrieben werden, meist ist aber ein Verweis auf das entsprechende Zusatzformular ausreichend.

Überprüfung/Evaluation der Pflegeplanung

Im Pflegebericht wird auch die regelmäßige Evaluation/Überprüfung der Pflegeplanung ersichtlich. Begründungen für evtl. erforderliche Anpassungen der Pflegeplanung werden hier erklärt (▶ Kap. 4.7).

Beispiel: Evaluation im Pflegebericht
30.10.06 13.15 Uhr Evaluation Pflegeplanung: Ziele erreicht: alle Ressourcen sind weiterhin erhalten, bei Fr. Jade ist trotz höchster Dekubitusgefahr die Haut am gesamten Körper intakt. Der Urin klar, SPDK-Einstichstelle ist reizlos, Fr. Jade nimmt täglich ihre Mindestflüssigkeitsmenge zu sich. Alle Maßnahmen bleiben aktuell   Hä

Weitere Beispiele:
- Pflegeplanung überprüft. Umfangreiche Anpassungen aufgrund fortschreitender Gesundheitsverschlechterung erforderlich, Höherstufungsantrag ist gestellt.
- Evaluation Pflegeplanung: Frau Daus hat keinerlei Geh- und Stehvermögen mehr, ist nun seit ca. 2 Wochen völlig immobil. In Absprache mit den Angehörigen und dem Hausarzt werden keine weiteren Maßnahmen unternommen. Anpassung der Pflegeplanung in den AEDL 2, 4, 7, 8 und 9 erfolgt.

Kommunikation mit dem Arzt (Vereinbarungen, Absprachen, Visiten)

- Telefonat mit Dr. XY, Wundbehandlung ist abgesetzt.
- Nach Rücksprache mit Dr. XY soll Frau Hall heute Nachmittag zusätzlich 1 × die Bedarfsmedikation XX erhalten, eine Stunde später noch einmal anrufen.
- Nach Rücksprache mit Dr. XY keine weiteren Maßnahmen erforderlich.
- Absprache mit Dr. XY: er möchte auch in der Nacht über den Zustand von Frau Volz informiert werden. Bitte um 23.30 und um 3.00 Uhr anrufen.
- Visite durchgeführt, keine Änderungen erfolgt.

Aussagen/Gespräche/Termine mit Angehörigen, Betreuern, Behörden

- Angehörige waren zu Besuch, äußerten sich sehr zufrieden mit der Pflege ihrer Mutter, haben das Gefühl, dass sie sich hier viel besser fühlt als vor der Aufnahme alleine zu Hause.
- Amtsrichter hat sich für Montag, 12.11.06 zwischen 15.00 und 16.00 Uhr angemeldet, Betreuer ist informiert.
- MDK kommt am Freitag zwischen 10.00 und 12.00 Uhr zur Begutachtung, Tochter ist informiert, versucht auch zu kommen.
- Betreuer zur Pflegevisite (PV) eingeladen, kann leider nicht kommen. Zufriedenheitsbefragung der PV am Telefon durchgeführt.

Pflegebezogene Mitteilungen an Kollegen

Die Informationen des Pflegeberichtes müssen es der nachfolgenden Schicht ermöglichen, die Pflege des zu Pflegenden durchführen zu können. Welche Informationen sind so wichtig, dass sie notiert werden müssen? Welche Informationen müssen zwingend an die Kollegen weitergegeben werden, damit sie den zu Pflegenden adäquat versorgen zu können?

Beispiel: Pflegebericht Hr. Schulz
30.10.06 13.15 Uhr Hautrötung in rechter Kniekehle, bitte weiter beobachten. He

Manche Kritiker vertreten allerdings die Meinung, dass oben genannte Handlungsanweisung an Kollegen nicht unbedingt im Pflegebericht auftauchen sollte. Ihre Argumentation beruht darauf, dass z. B. die Beobachtung der Hautrötung für die Pflegekräfte eine Selbstverständlichkeit darstellt und deshalb nicht zusätzlich erwähnt werden muss.

In der Praxis haben diese schriftlichen „Aufforderungen" allerdings eine sehr große Akzeptanz. Pflegende äußern, durch die Eintragungen im Pflegebericht eines zu Pflegenden noch einmal an den genauen Arbeitsauftrag „erinnert" zu werden.

Arbeitsanweisungen an die nachfolgende Schicht können also durchaus sehr sinnvoll sein. Die Entscheidung für oder gegen diese Möglichkeit der Dokumentation sollten die Mitarbeiter gemeinsam im Team treffen.

> **Reflexion** Wählen Sie verschiedene Pflegeberichte nach dem Zufallsprinzip aus und suchen Sie ganz bewusst nach Eintragungen entsprechend den Beispielformulierungen. Schreiben bzw. formulieren Sie einen der Pflegeberichte (Kopie) neu. Versuchen Sie in Zukunft, den Pflegebericht aussagekräftig zu führen. Dokumentieren Sie keine Nebensächlichkeiten mehr.

2.2.6 Pflegeplanung

Formular orientiert sich am gewählten Pflegemodell

Das Pflegeplanungsblatt dient dazu, den von der Bezugspflegekraft festgelegten Pflege- und Behandlungsplan möglichst übersichtlich darzustellen. Der Aufbau des Formulars orientiert sich an dem von der Einrichtung genutzten Pflegemodell.

Meist findet sich eine klassische Unterteilung des Blattes in Probleme/Ressourcen, Ziele, Maßnahmen und Ergebnis oder Überprüfung.

Ob nun eine Pflegeplanung fortlaufend auf einigen wenigen Planungsformularen festgehalten wird oder ob die Pflegekräfte jeweils ein Blatt (z. B. pro AEDL) nutzen, ist unrelevant.

Übersichtlichkeit muss gewahrt werden

Bei der Nutzung eines Formulars pro AEDL besteht sicherlich der Vorteil, dass Anpassungen und Ergänzungen der Planung wesentlich leichter vorzunehmen sind und die Pflegeplanung so nachvollziehbar und gut lesbar bleibt. Dieser Vorteil verpflichtet aber nicht zum Einsatz von vielen einzelnen Planungsformularen.

Entscheidend ist, dass auch nach mehrmaliger Evaluation die Übersichtlichkeit der Auszeichnungen nachvollziehbar bleibt. Es sollte daher darauf geachtet werden, dass ein Planungsformular verwendet wird, das in den jeweiligen Unterteilungen ausreichend Platz bietet. Dies insbesondere bei der Beschreibung der geplanten Maßnahmen und der Darstellung der Ergebnisüberprüfung (▶ Abb. 2.16a–b).

Ergebnisspalte korrekt nutzen

Bei der Überprüfung der Pflegeplanung ist darauf zu achten, dass evtl. Veränderungen und Anpassungen innerhalb der Problem-, Ressourcen-, Ziel- und/oder Maßnahmenspalten vorgenommen werden und **nicht** in der Ergebnisspalte.

2.2 Pflichtdokumentationsformulare

Beispiel: Pflegeplanung 1				
Datum/Hdz.	Probleme/ Ressourcen	Ziele	Maßnahmen	Ergebnis
				10.10.06 - Änderung der Maßnahmen und Zielformulierungen aufgrund weiterer Gesundheitsverschlechterung

Die Ergebnisspalte enthält lediglich einige Kurzinformationen zur Auswertung oder auch einen Verweis auf den Pflegebericht, in dem weitere Informationen zu finden sind.

Beispiel: Pflegeplanung 2				
Datum/Hdz.	Probleme/ Ressourcen	Ziele	Maßnahmen	Ergebnis
				10.10.06 - Überprüft, keine Änderungen, siehe auch Pflegebericht

Laut Grundsatzstellungnahme „Pflegeprozess und Dokumentation" (📖 10) wird das Ergebnis der Evaluation im Pflegebericht dokumentiert. Dies bedeutet, dass sich im Pflegebericht eine kurze Begründung für evtl. Veränderungen und Anpassungen des Pflege- und Behandlungsplanes findet (▶ Kap. 2.2.5).
Ist ein Extraformular zur Ergebnisüberprüfung vorhanden, kann natürlich auch dieses genutzt werden (▶ Abb. 2.16b). Im Pflegebericht sollte zusätzlich ein kurzer Hinweis auf das eingesetzte Ergebnisblatt vermerkt sein.

Erforderliche Änderungen, die sich aus der Ergebnisüberprüfung ergeben, werden innerhalb der Problem-, Ziel- und Maßnahmenspalte vorgenommen. Dies bedeutet, dass ggf. Problem- und Zielformulierungen angepasst werden, Ressourcen evtl. abgesetzt und Maßnahmen ergänzt oder verändert werden müssen. Die Veränderungen und Anpassungen sollten sauber mit Absetz- bzw. Änderungsdatum und Handzeichen der Bezugspflegekraft erfolgen.

Änderungen müssen lesbar bleiben

▶ **Der auf dem Formular der Pflegeplanung dokumentierte Pflege- und Behandlungsplan muss übersichtlich sein und der aktuellen Situation des Pflegebedürftigen entsprechen.** ◀

Reflexion Testen Sie verschiedene Planungsformulare. Sind Sie zufrieden mit den Formularen? Mit welchem Planungsblatt fällt Ihnen das Schreiben am leichtesten? Wenn Sie unzufrieden sind, regen Sie bei Ihrer Pflegedienstleitung die Erarbeitung eines eigenen Formulars an.

Im Rahmen der „entbürokratisierten" Pflegedokumentation wird die klassische Unterteilung des Formulars unterbrochen. So findet sich nur noch die Unterteilungen in Probleme, einschließlich der Ressourcen und Ziele. Zusätzlich gibt es noch eine Ergebnisspalte. Die geplanten Maßnahmen werden auf dem Extraformular „Pflegeablaufplan" dokumentiert (▶ Abb. 2.17a–b).

„Entbürokratisierte" Dokumentation

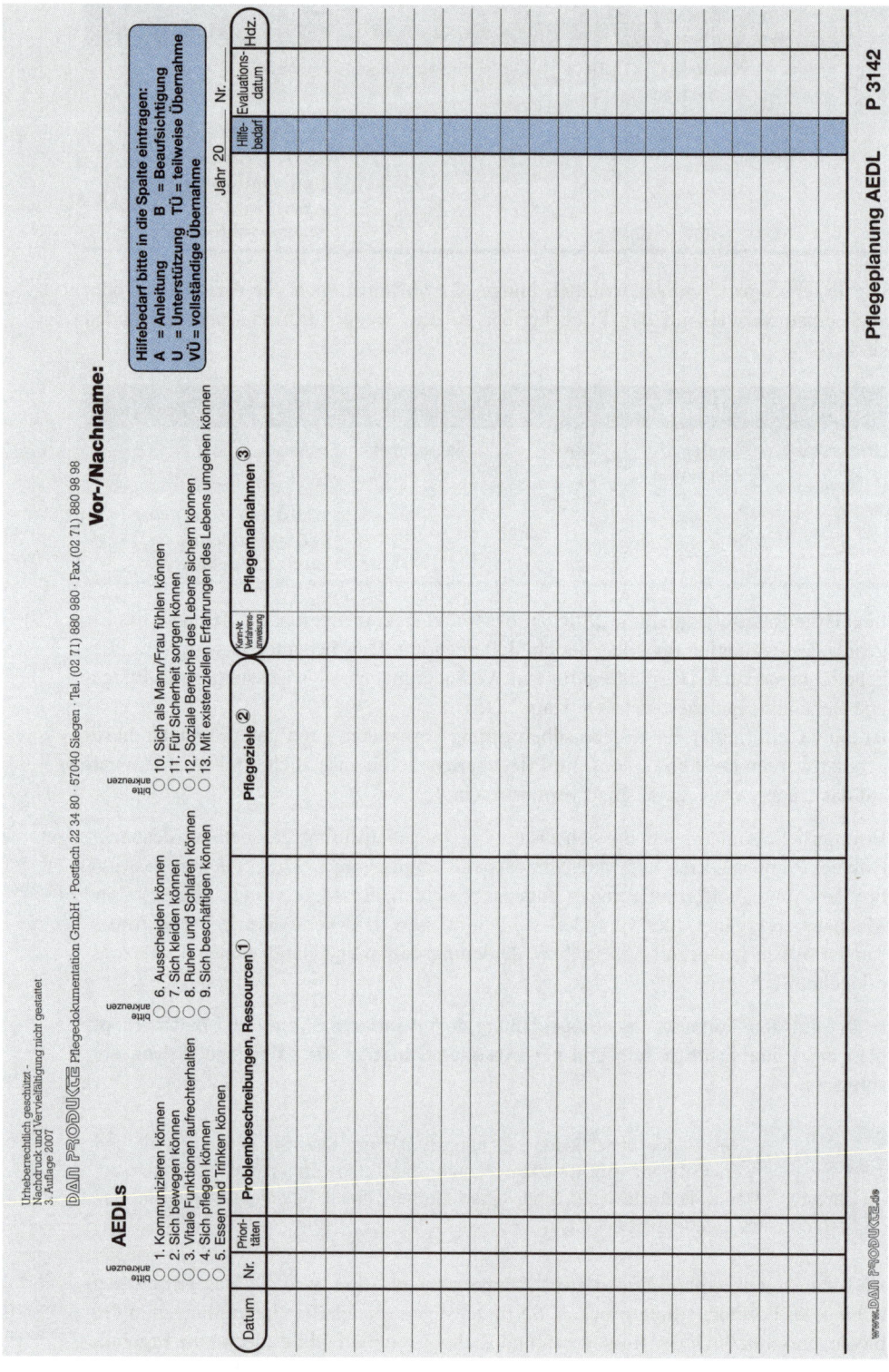

Abb. 2.16a: Formular Pflegeplanung [V099].

2.2 Pflichtdokumentationsformulare

Datum	Nr.	Evaluation, Ergebnis (bewertet die **Wirkung** der Pflegemaßnahmen, dient der Erkennung von **Ursachen** bestehender Mängel und ist Basis für entsprechende **Korrekturen**.)	Hdz.

① Problembeschreibungen beinhalten:
1. betroffene **Aktivität**/Funktion
2. Art der **Beeinträchtigung** des Problems, der Fähigkeit
3. **Häufigkeit**, Beschaffenheit der Beeinträchtigung
4. **Ursachen**, Zusammenhänge, Erschwernisfaktoren
5. **Ausdruck**, Anzeichen, Beobachtungen und Äußerungen des Pflegebedürftigen
6. **Ressourcen** (Fähigkeiten und Potenziale des Pflegebedürftigen)

② Pflegeziele sind:
Klientenorientiert, realistisch, erreichbar und **überprüfbar** formuliert und beinhalten einen **Zeitraum** (Zieldatum oder Zeitpunkt) innerhalb dessen das Ergebnis erreicht werden soll.

③ Pflegemaßnahmen beschreiben:
wer, was, wann, wie oft, wo und **wie** die Maßnahmen durchgeführt werden sollen.

Abb. 2.16b: Formular Ergebnisprüfung [V099].

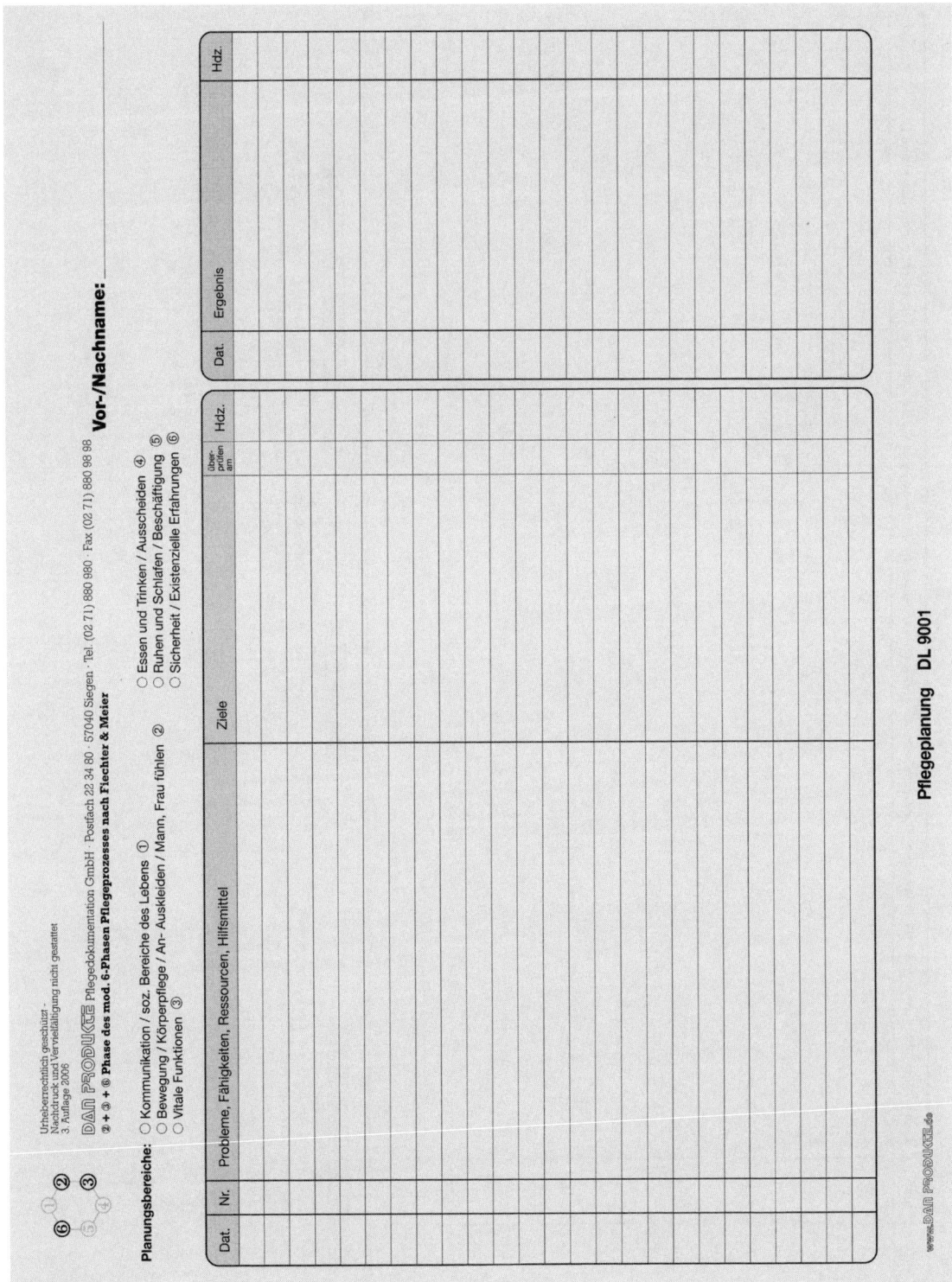

Abb. 2.17a: Extraformular Ergebnisprüfung [V099].

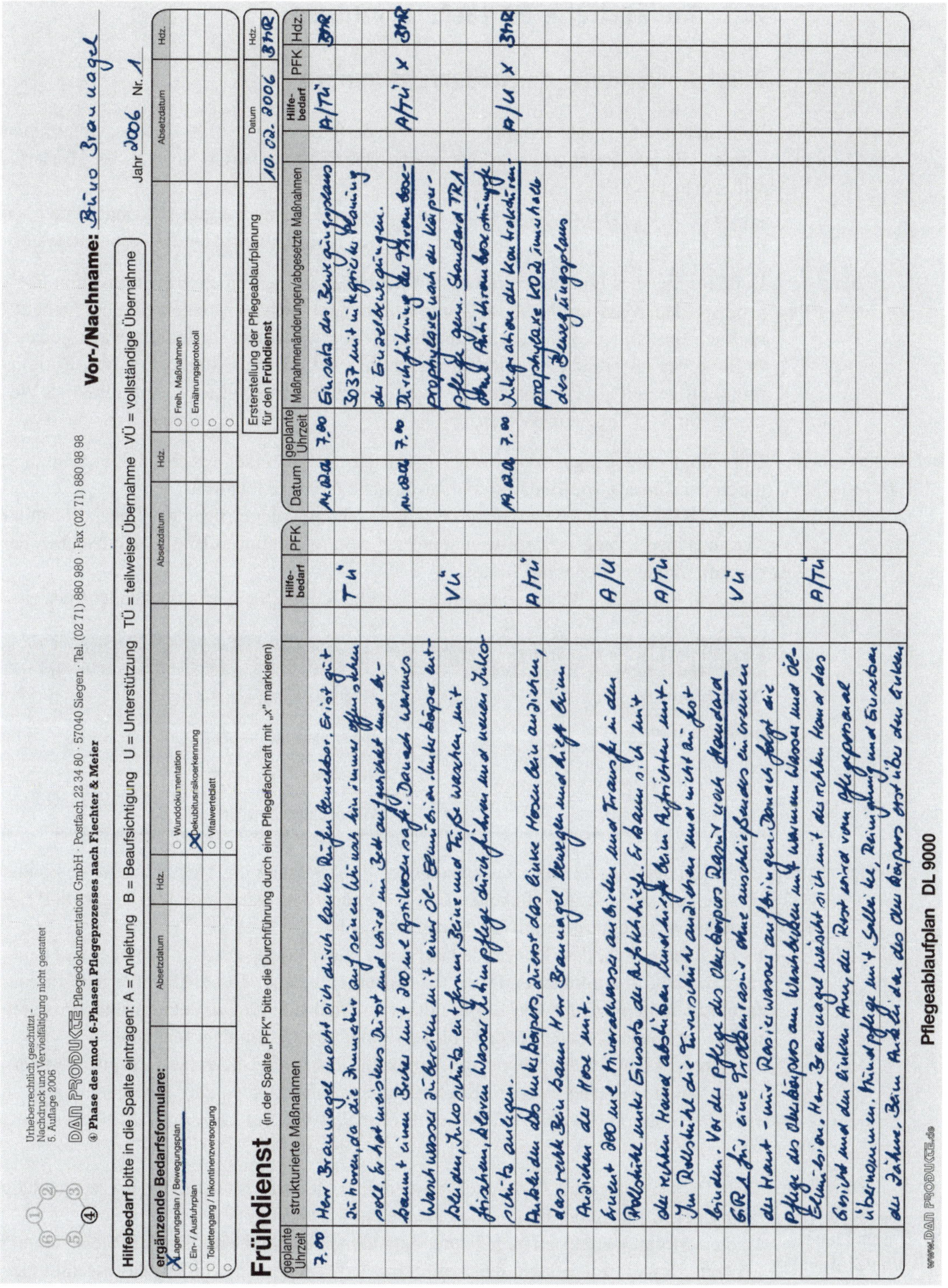

Urheberrechtlich geschützt - Nachdruck und Vervielfältigung nicht gestattet
5. Auflage 2006

DAN PRODUKTE Pflegedokumentation GmbH · Postfach 22 34 80 · 57040 Siegen · Tel. (02 71) 880 980 · Fax (02 71) 880 98 98

④ Phase des mod. 6-Phasen Pflegeprozesses nach Fiechter & Meier

Vor-/Nachname: Bruno Braunagel

Hilfebedarf bitte in die Spalte eintragen: A = Anleitung B = Beaufsichtigung U = Unterstützung TÜ = teilweise Übernahme VÜ = vollständige Übernahme

Jahr 2006 Nr. 1

ergänzende Bedarfsformulare:	Absetzdatum	Hdz.		Absetzdatum	Hdz.		Absetzdatum	Hdz.
☒ Lagerungsplan / Bewegungsplan			○ Wunddokumentation			○ Freih. Maßnahmen		
○ Ein- / Ausfuhrplan			☒ Dekubitusrisikoerkennung			○ Ernährungsprotokoll		
○ Toilettengang / Inkontinenzversorgung			○ Vitalwerteblatt			○		
○			○			○		

Frühdienst (in der Spalte „PFK" bitte die Durchführung durch eine Pflegefachkraft mit „x" markieren)

Ersterstellung der Pflegeablaufplanung für den **Frühdienst**	Datum	Hdz.
	10.02.2006	BHR

geplante Uhrzeit	strukturierte Maßnahmen	Hilfe-bedarf	PFK
7.00	Herr Braunagel macht sich durch lautes Rufen bemerkbar. Er ist gut zu hören, da die Zimmertür auf seinen Wunsch hin immer offen stehen soll. Er hat meistens Durst und wird im Bett aufgerichtet und bekommt einen Becher mit 200 ml Aprikosensaft. Danach warmes Waschwasser zubereiten mit einer Öl-Emulsion. Unterkörper entkleiden, Inkoschutz entfernen, Beine und Füße waschen, mit frischem, klarem Wasser Intimpflege durchführen und neuen Inkoschutz anlegen.	TÜ / VÜ	
	Ankleiden des Unterkörpers, zuerst das linke Hosenbein anziehen, das rechte Bein kann Herr Braunagel bewegen und hilft beim Anziehen der Hose mit.	A/TÜ	
	Erneut 200 ml Mineralwasser anbieten und Transfer in den Rollstuhl unter Einsatz der Aufstehhilfe. Er kann sich mit der rechten Hand abstützen und hilft beim Aufrichten mit.	A/U / A/TÜ	
	Im Rollstuhl die Turnschuhe anziehen und nicht zu fest binden. Vor der Pflege des Oberkörpers Rasur nach Standard GR 1 für eine Trockenrasur ohne anschließendes Eincremen der Haut – nur Rasierwasser aufbringen. Danach folgt die Pflege des Oberkörpers am Waschbecken mit warmem Wasser und Öl-Emulsion. Herr Braunagel wäscht sich mit der rechten Hand das Gesicht und den linken Arm, der Rest wird vom Pflegepersonal übernommen. Mundpflege mit Salbeitee, Reinigung und Einsetzen der Zähne. Beim Ankleiden des Oberkörpers erst über den linken	VÜ / A/TÜ	

Datum	geplante Uhrzeit	Maßnahmenänderungen/abgesetzte Maßnahmen	Hilfe-bedarf	PFK	Hdz.
14.02.06	7.00	Einsatz des Bewegungsplans 3037 mit integrierter Planung der Einzelbewegungen.	A/TÜ		BHR
14.02.06	7.00	Durchführung der Thromboseprophylaxe nach der Körperpflege gem. Standard TR1 ohne Antithrombosestrümpfe	A/TÜ	x	BHR
14.02.06	7.00	Integration der Kontrakturenprophylaxe KO2 innerhalb des Bewegungsplans	A/U	x	BHR

www.DAN PRODUKTE.de Pflegeablaufplan DL 9000

Abb. 2.17b: Maßnahmeplanung mit Formular Pflegeablaufplan [V099].

2.3 Zusätzliche Bedarfsformulare

2.3.1 Anwendung der Bedarfsformulare

Einsatz nur im „Bedarfsfall"

Vom ständigen Einsatz möglichst vieler Bedarfsformulare sollte Abstand genommen werden. Bedarfsformulare sind, wie es die Bezeichnung bereits vorgibt, im „Bedarfsfall" einzusetzen.
Die Notwendigkeit der Anwendung eines Bedarfsformulars ergibt sich individuell aus den Erkrankungen eines zu Pflegenden und den daraus ableitbaren Risikopotenzialen.

Prüfung der Notwendigkeit

Der Einsatz eines Formulars sollte von Pflegenden immer mit strenger Indikation überprüft werden. Meist ergibt sich z. B. nur in wenigen Fällen aus pflegefachlicher Sicht tatsächlich die Notwendigkeit, ein Einfuhrprotokoll auf Dauer zu führen. Nach genauer Prüfung des jeweiligen Einzelfalles besteht hier oftmals die Möglichkeit, das Einfuhrprotokoll gezielt als Einschätzungs- und Überprüfungsinstrument – z. B. alle 6–8 Wochen – für 3–5 Tage einzusetzen.

Mehrfachdokumentation vermeiden

Unbedingt entgegengewirkt werden muss der Gefahr einer Mehrfachdokumentation durch den Einsatz von Bedarfs- und zusätzlichen „Spezialblättern".
Wird z. B. neben dem Bedarfsformular „Behandlungspflege" noch das Spezialformular „Vitalzeichen" eingesetzt, sollte sich nur auf dem Spezialformular ein Handzeichen der durchführenden Pflegekraft finden.
Auf dem Formular „Behandlungspflege" erfolgt lediglich ein entsprechender Verweis.

Beispiele für Bedarfs- und Spezialformulare	
Bedarfsformular	Mögliche Spezialformulare
Behandlungspflege	Diabetesüberwachung
	Vitalwerte
	Wunddokumentation

Häufigkeit des Einsatzes

Und auch der Einsatz einer Risikoskala zur Einschätzung des Dekubitusrisikos könnte beispielsweise, statt gewohnheitsmäßig 1 × monatlich, ganz individuell orientiert am tatsächlichen Gefährdungsrisiko eingesetzt werden.
Es ist verständlich, dass Pflegende häufig aus lauter Sorge, etwas falsch oder nicht ausreichend häufig zu dokumentieren, auf Sicherheit setzen. Trotzdem sollte jede Pflegefachkraft immer wieder den Einsatz der verschiedenen Dokumentationsblätter prüfen und keine Diskussionen über das Für und Wider eines Formulars scheuen.
Die Entwicklung in der Alten- und Krankenpflege bringt derzeit so rasante Veränderungen auch in Bezug auf die Pflegedokumentation mit sich, dass eine gerade z. B. in einer Fortbildung gewonnene Erkenntnis oftmals bereits in kürzester Zeit wieder „out" ist.

Formulare gezielt als Einschätzungs-/ Überprüfungsinstrument einsetzen

Viele Bedarfsformulare sind darauf ausgerichtet, den Pflegenden bei der Einschätzung oder Überprüfung einer bestimmten Problematik zu helfen.
Ist dies erfolgt, werden entsprechende Maßnahmen eingeleitet und in der Pflegeplanung geplant. Das Formular kann dann oftmals wieder abgesetzt werden, da es seinen primären Zweck als Einschätzungs- und/oder Überprüfungsinstrument erfüllt hat. Dies betrifft beispielsweise den Inkontinenz- oder auch den Einfuhrplan.

2.3 Zusätzliche Bedarfsformulare

Wie lange ein Bedarfsformular eingesetzt werden muss, kann nur für den jeweiligen Einzelfall entschieden werden. Es ist sinnvoll, im Rahmen der Evaluation (▶ Kap. 4.7) auch die Notwendigkeit der eingesetzten Formulare zu überprüfen.

Dauer des Einsatzes

Im Folgenden werden die wichtigsten Bedarfsformulare vorgestellt. Pflegende sollten aufgrund der Vielzahl möglicher Zusatzformulare auch hier unbedingt wieder verbindlich festlegen, welche Formularblätter wann zum Einsatz kommen und wie diese auszufüllen sind.
Da einige der Bedarfsformulare speziell sind und eher selten genutzt werden, besteht bei deren Anwendung in der Praxis oftmals eine große Unsicherheit (▶ Kap. 2.1.2).

Die wichtigsten Formulare im Überblick

2.3.2 Formular zur Biografieerhebung

Die Erhebung lebensgeschichtlicher Informationen ist eine der Grundvoraussetzung der professionellen Gestaltung des Pflegeprozesses. Die Erhebung kann sowohl auf einem solitären Formular als auch auf dem Formular der Informationssammlung erfolgen (▶ Kap. 2.2.3).
Insbesondere bei der Betreuung von Menschen mit Demenz ist der Einsatz eines zusätzlichen Formulars sehr empfehlenswert. In der Praxis bewährt hat sich auch die Entwicklung eines eigenen, individuell auf das Konzept der Einrichtung zugeschnittenen Biografiebogens.

Solitäre Datenerhebung empfehlenswert

Unabhängig davon, ob nun ein standardisiertes Formular oder ein Selbstentwurf genutzt wird, ist es von großer Wichtigkeit, dass dieses Erhebungsformular auch an das ausgewählte Pflegemodell der Einrichtung angepasst wird.
Es kann hilfreich sein, eine ähnliche Struktur wie beim Anamneseformular bzw. der Informationssammlung zu nutzen (▶ Abb. 2.6).
Neben der Unterteilung der Fragen in grobe Raster; z. B. an den AEDL orientiert, und der Möglichkeit, wichtige Aspekte in vorgegebenen Felder anzukreuzen, muss immer auch ausreichend Platz für individuelle Ergänzungen bleiben.
Eine gute Idee, die bereits besonders häufig in der ambulanten Pflege genutzt wird, ist der Einsatz eines Formulars zur Erhebung der Rituale und Gewohnheiten des zu Pflegenden, oftmals auch „Ritualienliste" genannt (▶ Abb. 2.10).

Formular muss an Pflegemodell angepasst sein

Bei der Versorgung eines Menschen sind detaillierte Kenntnisse über die individuelle Lebensgeschichte nahezu immer von Vorteil. Das Wissen über die Vergangenheit und einschneidende Lebensereignisse eines zu Pflegenden kann in vielerlei Hinsicht die Pflege erleichtern.
Günstigstenfalls haben die Pflegekräfte bereits vor der Annahme des Pflegeauftrages Kenntnis in Bezug auf die biografischen Daten eines zu Pflegenden.

Vorteile der Biografieerhebung

▶ **Relevante lebensgeschichtliche Daten finden auch in der Pflegeplanung Berücksichtigung.** ◀

Der biografische Hintergrund eines Menschen bietet professionell Pflegenden einen Orientierungsrahmen in Bezug auf die oftmals ganz eigene Realität des zu Pflegenden und gibt häufig Hinweise darauf, worin dies begründet ist.
Mit einer aussagekräftigen Biografieerhebung werden viele Reaktionen und Signale eines Menschen nachvollziehbar und verständlich. Verhaltensweisen, die sich z. B. auf bestimmte Traditionen und Werte zurückführen lassen, werden erklärbar. Wichtige Aspekte bei der Pflege und Betreuung können so Beachtung finden.

Verhalten wird erklärbar

> **Beispiel** Eine Pflegekraft, die als Aushilfe eingesetzt war, sollte eine leicht pflegebedürftige Dame bei der morgendlichen Grundpflege unterstützen. Die Kollegen klärten sie darüber auf, dass es sich um eine sehr ruhige und in sich gekehrte Bewohnerin handeln würde, die nahezu überhaupt nicht sprechen würde. Sie hätte keine Sprachstörungen, aber anscheinend einfach kein Interesse sich mit den Pflegenden zu unterhalten.
>
> Kurz nach Beginn der Pflege zeigte die Bewohnerin dann mit dem Finger auf den Bauch der Pflegekraft, die schwanger war, und fing an, den Bauch zu berühren. Die Pflegekraft lies die Dame gewähren und erzählte von ihrer Schwangerschaft, und dass sie in wenigen Wochen in Mutterschutz gehen würde. Sie war sehr erstaunt, als diese Frau nun zu sprechen begann und recht ausführlich erzählte, wie sie als junges Mädchen einige Jahre eine entfernte Verwandte bei deren Arbeit als Hebamme unterstützt hatte. Sie hätte so viel Freude an der Pflege der kleinen Babys gehabt und ihr innigster Wunsch wäre es damals gewesen, auch Hebamme zu werden. Leider hätten ihre Eltern ihr zu einem anderen Beruf geraten, und sie ist dem Gebot der Eltern, wie sie es selber ausdrückte, gefolgt. Sie wurde Sekretärin in einem Büro und berichtete weiter, dass sie leider nie viel Freude in ihrem Beruf gehabt habe. Auf die Frage der Pflegekraft, ob sie denn keine eigenen Kinder hätte, antwortete sie, dass sie eine Fehlgeburt hatte und sich danach aufgrund der Kriegswirren keine weitere Gelegenheit geboten habe. Ihr Mann fiel im Krieg und sie hat nie wieder geheiratet. Sie äußerte, es wirklich sehr zu bedauern, selbst keine eigenen Kinder mehr bekommen zu haben. Die Dame wurde nachdenklich und zog sich wieder zurück. Auch verfiel sie wieder in ihre bekannte Sprachlosigkeit.

Diese unerwartete Reaktion der Bewohnerin beschäftigte alle anwesenden Mitarbeiter bei der Übergabe. All diese Informationen waren bisher nicht gekannt gewesen, da die Dame selbst keine Aussagen machen wollte und keine Bezugspersonen vorhanden waren, die man hätte befragen können. Auch hatten die Pflegenden aufgrund der fehlenden Informationen bisher noch keinen Versuch unternommen, die Bewohnerin mit den Kindergartenkindern in Kontakt zu bringen, die regelmäßig in die Einrichtung kamen. Die Pflegenden waren sogar eher der Meinung, dass die Kinder die Bewohnerin wohl eher nur aufregen würden.

Im weiteren Verlauf der Pflege wurden erste Kontakte zwischen den Kindergartenkindern und dieser Dame geknöpft und tatsächlich kam die Bewohnerin mehr aus sich heraus. Allerdings immer nur, wenn die Aktionen der Einrichtung in irgendeiner Weise mit Kindern zu tun hatten.

Es bleibt an dieser Stelle zu hoffen, dass diese wichtigen lebensgeschichtlichen Informationen dann auch von der Bezugspflegekraft in die Biografiesammlung aufgenommen wurden!

Jetzige Möglichkeiten erfragen

Bei der Erhebung der lebensgeschichtlichen Daten ist insbesondere auch auf den Bezug der jetzigen Möglichkeiten zu achten. Es kann insbesondere bei Menschen mit demenziellen Erkrankungen hilfreich sein, über die Hobbys und Interessen der Vergangenheit informiert zu sein; dabei dürfen aber die jetzigen Aktivitäten nicht vergessen werden. Oftmals müssen Pflegende mehrfach nachfragen, um diesbezügliche Aussagen zu erhalten. Von Seiten der Bezugspersonen wird z. B. das konzentrierte Zerreisen der Tageszeitung nicht als „jetzigen Beschäftigungsmöglichkeit" registriert, sondern eher als unerwünschtes, störendes Verhalten eingestuft.

2.3 Zusätzliche Bedarfsformulare

Die Erhebung der biografischen Daten stellt einen wichtigen Teil der ständigen Informationssammlung im Rahmen des Pflegeprozesses dar und ist niemals abgeschlossen. Pflegenden muss bewusst sein, dass eine biografische Datensammlung letztlich erst mit dem Versterben eines Menschen endet.

Wichtig ist es, darauf zu achten, dass sich lebensgeschichtliche Informationen oft zufällig zwischendurch ergeben. Da erzählt der Sohn lachend eine kleine Anekdote aus dem Leben seines Vaters, aus der professionell Pflegende unter Umständen wichtige Reaktionen des zu Pflegenden ableiten können. Hier gilt es, diese Zusammenhänge für alle an der Pflege Beteiligten nachvollziehbar in der Biografie zu vermerken.

Ergänzung der biografischen Datensammlung

Bedauerlich wäre es, wenn sich diese Informationen lediglich im Pflegebericht finden und mit dem Abheften des Pflegeberichtes im Bewohnerordner in Vergessenheit geraten würden. Eine sachgerechte Dokumentation würde hier bedeuten, die Aussage des Sohnes an einer geeigneten Stelle innerhalb der Pflegedokumentation zu „sichern" (▶ 4.2).

Sicherung wichtiger Daten

▶ **Das Biografieformular ist bei der regelmäßigen Evaluation der Pflegeplanung immer mit einzubeziehen (▶ 4.7). Wichtige lebensgeschichtliche Hinweise, z. B. aus dem Pflegebericht, sind zu ergänzen.** ◀

Der Erfolg der biografischen Datenerhebung hängt oft entscheidend davon ab, wie der Biografiebogen dem zu Pflegenden bzw. seinen Bezugspersonen ausgehändigt wird. Der zu Pflegende oder auch die Bezugspersonen äußern häufig Unverständnis über die Vielzahl an Fragen oder äußern sogar das Gefühl, „ausgehorcht" zu werden.

Aufklärung über den Sinn der Datensammlung

Es liegt an den Pflegekräften, dieses Gefühl gar nicht erst aufkommen zu lassen, sondern durch eine gute Aufklärung zu erläutern, warum die Erhebung von biografischen Daten von so entscheidender Wichtigkeit für eine individuelle Pflege ist.

Ein Biografiebogen sollte immer mit einer aussagekräftigen Einleitung beginnen. Da die wenigsten zu Pflegenden noch selber Auskunft geben können, wird dieses Schreiben zumeist an die Bezugspersonen gerichtet sein (▶ Abb. 2.18).

Begleitschreiben zum Biografieformular

▶ **Nur wenn den Bezugspersonen der Sinn und die Wichtigkeit der biografischen Datenerhebung vermittelt werden kann, werden diese gewillt sein, Auskunft zu geben.** ◀

Immer wieder kann es vorkommen, dass trotz guter Aufklärung der zu Pflegende oder seine Bezugspersonen keine Auskünfte erteilen möchten.
Gerade in ambulanten und teilstationären Einrichtungen sind Patienten oder Tagespflegegäste, die beispielsweise nur einmal die Woche von einer Pflegekraft gebadet werden oder lediglich zwei Tage eine Tagespflegeeinrichtung besuchen, nicht bereit, Fragen zur Biografie zu beantworten.

Selbstbestimmungsrecht des zu Pflegenden beachten

Pflegende müssen dies akzeptieren und diesbezüglich eine Aussage auf dem Biografieformular vermerken, wie z. B.
▶ Die Bezugsperson(en) möchte(n) keine Angaben zur Biografie machen.
▶ Herr Müller möchte sich nicht zu seiner Biografie äußern.

Dokumentation

Gleiches ergibt sich auch für den Fall, dass z. B. aufgrund fehlender Bezugspersonen keine Datenerfassung möglich ist und diese auch nicht anderweitig in Erfahrung gebracht werden können.
▶ Derzeit ist keine Datenerhebung möglich, Aussagen von Seiten des Bewohners aufgrund Demenzerkrankung nicht möglich, keine Bezugspersonen vorhanden.
▶ Informationen können aufgrund fehlender Bezugspersonen nicht in Erfahrung gebracht werden.

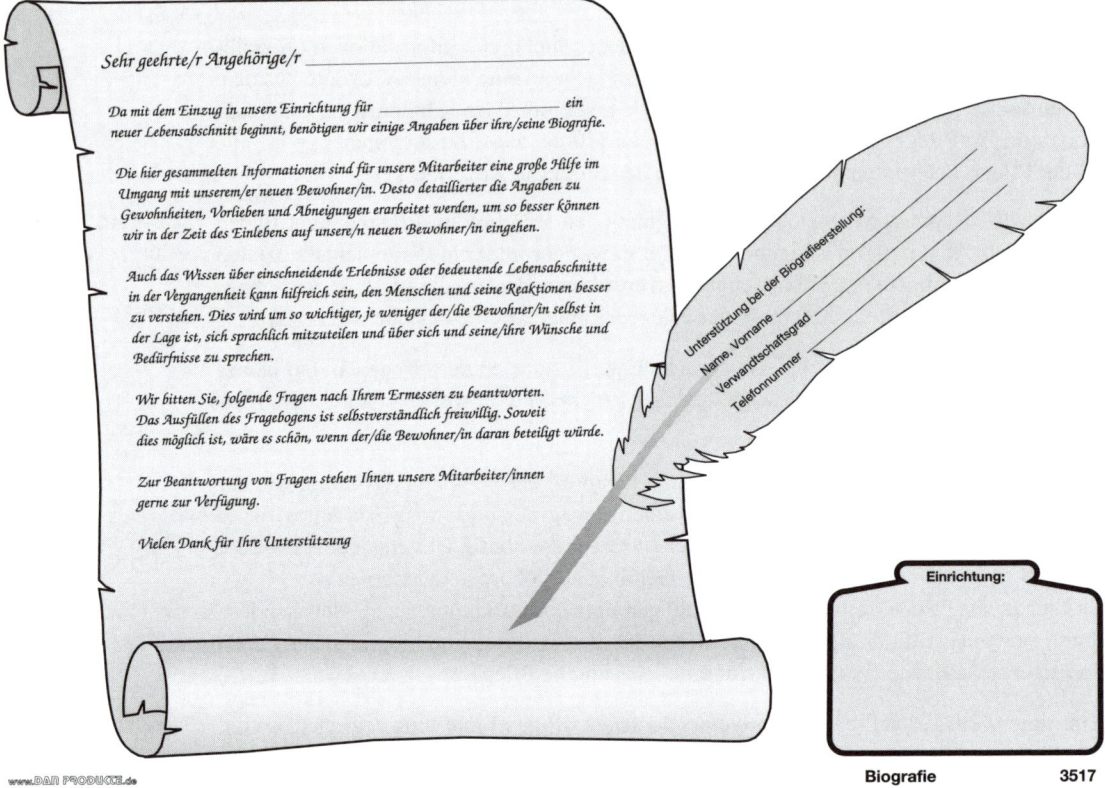

Abb. 2.18: Begleitschreiben zum Biografieformular [V099].

Einsatz des Formulars individuell entscheiden

Pflegende bzw. die Bezugspersonen äußern oftmals, sich mit dem Ausfüllen der Biografiebögen überfordert zu fühlen. Jedes Pflegeteam sollte daher gut überlegen, zu welchem Zeitpunkt der Biografiebogen günstigstenfalls eingesetzt werden sollte.
Einerseits kann es sehr sinnvoll sein, das Biografieformular den Bezugspersonen kurz vor bzw. am Tag der Pflegeaufnahme mit der Bitte der zeitnahen Rückgabe auszuhändigen. So kann sich die Bezugsperson zurückziehen und das Formular in aller Ruhe ausfüllen. Andererseits ist es möglich, dass dies die völlig verkehrte Methode für diese Bezugsperson ist. Ein persönliches Gespräch zur Biografieerhebung wäre ggf. für diese Person viel sinnvoller gewesen.
Pflegende haben hier die Aufgabe der jeweiligen Situation entsprechend zu handeln.

Reflexion Wie wird in Ihrem Arbeitsfeld die Erhebung der Biografie gehandhabt? Mit welcher Methode haben Sie gute und mit welcher Vorgehensweise weniger gute Erfahrungen gemacht?
Haben Sie noch Änderungsvorschläge, die Sie mit Ihren Kollegen besprechen könnten?

Bei der Erhebung der biografischen Daten in der stationären Pflege werden Pflegende zumeist von den Mitarbeitern des sozialen Dienstes unterstützt. Davon können letztlich alle Beteiligten profitieren.
Beachtet werden muss in diesem Zusammenhang, dass die Verknüpfung der gesammelten Daten und die Einarbeitung in den Pflegeprozess auch tatsächlich gelingt.

Zusammenarbeit Mitarbeiter Sozialdienst und Pflegekraft

> **Beispiel** Bei einer Qualitätsprüfung in einer stationären Pflegeeinrichtung berichtete die Einrichtungsleitung im Erhebungsgespräch ausgiebig von ihrem „Hundeprojekt". Sie erzählte stolz von den Erfolgen, die insbesondere bei unruhigen und an Demenz erkrankten Bewohnern erreicht werden konnten.
> Bei der späteren Überprüfung der Bewohner wurde dann eine Frau mit einbezogen, deren pflegerische Versorgung sich durch eine starke Unruhe und häufiges lautes Rufen und Schreien schwierig gestaltete. Die Beschäftigung dieser Dame war durch das ständige Rufen und Schreien kaum möglich. Das erforderliche beruhigende Einwirken der Pflegekräfte kostete alle an der Pflege Beteiligten sehr viel Zeit und Kraft.
> Beim Lesen der Biografie fanden die Prüfer den Hinweis, dass diese Frau von ihrer Tochter als sehr tierlieb beschrieben wurde und in den letzten 20 Jahren vor Heimaufnahme immer einen Hund gehabt hat. Umso erstaunter war das Prüferteam, dass sich diesbezüglich kein Hinweis in der Pflegeplanung fand und diese Dame auch nicht mit in das Hundeprojekt einbezogen war.
> Auch die Bezugspflegekraft konnte sich dies nicht erklären. Sie äußerte verhalten, dass sich um die Biografie ja der soziale Dienst kümmern würde und dass sie sich in den letzten Wochen selbst schon überlegt hätte, die Bewohnerin einmal für das Hundeprojekt vorzuschlagen. Es wäre halt nur noch keine Zeit gewesen, mit den Mitarbeitern des Sozialdienstes darüber zu sprechen ...
> Auch im Abschlussgespräch brachte das Prüferteam die Angelegenheit zur Sprache. Die Einrichtungsleitung war sichtlich betroffen und konnte es sich ebenfalls nicht erklären, warum diese wichtige Information den Pflegenden nicht bekannt war.

Das Gravierende an der geschilderten Situation war, dass die Versorgung der Dame von den Pflegenden einerseits als sehr zeitaufwendig beschrieben wurde, andererseits die Pflegenden aber keine Zeit fanden, sich mit den Mitarbeitern des Sozialdienstes über eine evtl. Lösung des Problems zu beraten, z. B. durch den Einsatz eines Therapiehundes. Es ist für alle Seiten äußerst bedauerlich, wenn die biografische Datenerhebung im Pflegeprozess nicht die erforderliche Berücksichtigung findet.

▶ **Die Gewährleistung einer effektiven Schnittstellenarbeit, verbunden mit einem lückenlosen Informationsfluss muss allen an der Pflege Beteiligten ein dringendes Anliegen sein.** ◀

> **Reflexion** Lesen Sie zunächst die Biografien der zu Pflegenden, die Sie versorgen. Welche Aussagen erscheinen Ihnen in Bezug auf die Versorgung wichtig. Gleichen Sie dann die Pflegeplanung mit den Angaben in den Biografieformularen ab. Ist der Transfer von wichtigen biografischen Daten gelungen? Überarbeiten bzw. ergänzen Sie „passende" biografische Daten in den Pflegeplanungen bzw. besprechen Sie dies mit den Mitarbeitern des Sozialdienstes. Sorgen Sie für eine gute Zusammenarbeit und einen regen Informationsaustausch.

Aussagen des zu Pflegenden schützen

Die Erhebung biografischer Daten und der Umgang mit den erhobenen Daten setzt eine sehr sensible Vorgehensweise der Pflegenden voraus.

Erzählt beispielsweise ein Patient einer Pflegekraft wichtige Geschehnisse aus seiner Biografie und bittet um Vertraulichkeit, besteht für die Pflegekraft grundsätzlich die Verpflichtung, diese Vertraulichkeit auch zu wahren.

Ergeben sich aus dem vertraulichen Gespräch Veränderungen in Bezug auf die pflegerische Versorgung des zu Pflegenden, sind diese in der Pflegedokumentation z. B. in der Anamnese/Informationssammlung, im Biografieformular oder in der Pflegeplanung entsprechend zu dokumentieren.

Die Kollegen sind über die neuen Pflegemaßnahmen zu informieren. Eine inhaltliche Begründung würde an dieser Stelle aufgrund der besonderen Situation nicht erfolgen.

Beispiel: Möglicher Eintrag in der Pflegedokumentation
Aufgrund biografischer Begebenheiten schläft Herr Beer nicht im Dunkeln. Die Jalousien deshalb niemals herunterlassen, sondern nur die Vorhänge zuziehen. Hr. Beer gerät ansonsten in Panik.

Was nun die genauen biografischen Begebenheiten waren, ist unrelevant und sollte aufgrund der Zusage der Pflegekraft auf Vertraulichkeit auch nicht dokumentiert werden. Ausnahmen bilden hier nur Situationen, in denen Gefahr in Verzug ist oder es sich um lebensbedrohliche Situationen handelt.

Auch Abneigungen in Erfahrung bringen

Zur Erhebung einer aussagekräftigen Biografie gehört auch die Datenerhebung der Dinge oder Situationen, gegen die ein Pflegebedürftiger großen Widerwillen oder eine große Abneigung hegt.

In einem Gespräch mit den Bezugspersonen kann die Frage, was der zu Pflegende nicht leiden mag bzw. welches Verhalten die Pflegekräfte vermeiden sollten, weitere wichtige Erkenntnisse bringen.

Jede Pflegekraft wird in der Praxis wahrscheinlich bereits erlebt haben, dass es aus mangelnder Kenntnis des lebensgeschichtlichen Hintergrundes eines zu Pflegenden zu unschönen Situationen gekommen ist.

So lässt sich z. B. die Problematik, dass ein Bewohner eines Doppelzimmers nur im Dunkeln schlafen kann und der andere nur, wenn eine Lampe brennt, nach Einzug nur schwerlich klären. Und auch, wenn es sich bei einer der Personen um einen Frühaufsteher handelt, und die andere Person Langschläfer ist, wird es mit einem friedlichen Zusammenleben auf engstem Raum wohl kaum gut gehen.

Reaktionen des zu Pflegenden werden nachvollziehbar

Insbesondere bei Menschen mit demenziellen Erkrankungen hat schon so manche gut gemeinte Geste einer Pflegekraft heftige Reaktionen ausgelöst, die erst nach Kenntnis der Lebensgeschichte des zu Pflegenden erklärbar wurde.

▶ Je mehr Kenntnisse Pflegende also auch über diese Dinge in Erfahrung bringen können, desto besser wird eine verständnisvolle und adäquate Versorgung gelingen. ◀

> **Reflexion** Überlegen Sie für sich, welche Verhaltensweise von anderen Menschen Sie aufregen. Erkennen Sie an sich selbst eine bestimmte Art und Weise, die Sie, wenn Sie in die Rolle eines Pflegebedürftigen schlüpfen, ärgern oder aufregen würde? Versuchen Sie ein Gespür für dieses Thema zu entwickeln. Hinterfragen Sie immer wieder Verhaltensweisen bei anderen Menschen, die Sie aufregen. Tauschen Sie sich mit Ihren Kollegen aus.

2.3.3 Ärztliches Verordnungsblatt/Medikamentenblatt

Grundsätzliches

Im Rahmen einer Qualitätsprüfung, und in der stationären Pflege auch im Rahmen einer Heimbegehung wird grundsätzlich überprüft, ob für alle rezeptpflichtigen, verabreichten Medikamente eine ärztliche Anordnung vorliegt. Dies muss der Pflegedokumentation des zu Pflegenden lückenlos zu entnehmen sein.

Das Medikamentenformular (▶ Abb. 2.19a–b) wird generell eingesetzt, wenn ein zu Pflegender die Einnahme seiner Medikamente nicht mehr eigenverantwortlich regeln kann. Es sollten sowohl die ärztlich verordneten als auch die nicht verschreibungspflichtigen Medikamente aufgeführt werden.
Bei allen Medikamenten, die **nicht** verordnungspflichtig sind, kann es hilfreich sein, in der Bemerkungsspalte das Kürzel „n. v." einzutragen. Dies bedeutet, dass es sich um ein nicht verordnungspflichtiges Medikament handelt. In diesem Zusammenhang ist auch der Hinweis „Info an Hausarzt erfolgt" sehr zu empfehlen.

Einsatz bei ärztlich verordneter Medikation

Nimmt ein zu Pflegender seine Medikamente völlig eigenständig ein, sollten diese den Pflegekräften zur Sicherstellung einer effektiven Krankenbeobachtung, z. B. Erkennen von mögliche Neben- oder Wechselwirkungen, bekannt und nach Möglichkeit auch innerhalb der Pflegedokumentation aufgeführt sein.
Möchte der zu Pflegende diesbezüglich keine Auskunft geben oder wünscht er keine schriftliche Dokumentation seiner Medikamente, ist diese Aussage an einer schnell zu findenden Stelle innerhalb der Pflegedokumentation zu „sichern".

Einsatz auch bei selbstständiger Medikamenteneinnahme

Beispiel: Notiz auf Medikamentenblatt
*13.11.06 Fr. Meier nimmt ihre Medikamente völlig eigenständig ein. Sie führt alle Gespräche mit ihrem Hausarzt eigenverantwortlich. Sie möchte die genauen Medikamente weder bekannt geben noch wünscht sie eine schriftliche Dokumentation der Medikamente. Der Hausarzt ist informiert und toleriert die Entscheidung von Fr. Meier.
Den Pflegekräften sind aus den geschilderten Gründen die Medikamente, die Fr. Meier einnimmt, nicht bekannt. Eine Krankenbeobachtung in Bezug auf evtl. Neben- oder Wechselwirkung der eingenommenen Medikamente ist daher nicht möglich.   Le*

Auf dem Medikamentenblatt ist neben der Angabe des vollständigen Namens eines Medikaments grundsätzlich immer auch die Applikationsform, wie z. B. Kapseln, Tabletten oder Dragees, anzugeben sowie deren genaue Dosierung und Häufigkeit.
Ergänzend ist die tageszeitliche Zuordnung der Verabreichung und falls erforderlich die genaue Uhrzeit anzugeben.

Detaillierte Angaben erforderlich

Oftmals sind die Medikamentenblätter weiter unterteilt in Tropfen, Salben, Injektionen etc. und sonstige ärztliche Verordnungen. Hier gilt die gleiche Anforderung, wie bei den allgemeinen Medikamenten, es sind immer aussagekräftige und handlungsanweisende Angaben zu machen, z. B.
▶ 12 I. E Insulin XY 1 × täglich morgens s. c.
▶ Rheumolsalbe 3 × täglich Einreibung re. und li. Schultergelenke
▶ Augentropfen XY 2 × tägl. je 1 Tropfen re. Auge

Aussagekräftige Beschreibung

Abb. 2.19a: Medikamentenblatt [V166].

2.3 Zusätzliche Bedarfsformulare

Datum	Uhrzeit	Informationen und Fragen an den Arzt	Hdz.	Ver-ord. Datum	Hdz. Arzt	Ärztl. Konsil	Ärztliche Verordnungen	erledigt Datum u. Hdz v. Pflegefachkraft	abge-setzt Datum	Hdz. Arzt

Vitalzeichenkontrolle

Dat.	Uhrzeit	Hdz.	Dat.	Uhrzeit	Hdz.	Dat.	Uhrzeit	Hdz.	Dat.	Uhrzeit	Hdz.	Dat.	Uhrzeit	Hdz.

Abb. 2.19b: Medikamentenblatt [V166].

2 Wo wird dokumentiert?

Besonderheit bei begrenzter Verordnungsdauer

Wird die Verordnungsdauer eines Medikamentes vom Arzt begrenzt, ist grundsätzlich in der vorgesehenen Spalte des Absetzdatums immer das genaue Datum der voraussichtlich letzten Gabe des Medikaments anzugeben. Die alleinige Eintragung „bis Packungsende" ist wenig aussagekräftig.

Auszug aus dem Erhebungsbogen zur Qualitätsprüfung

Nach §§ 112, 114 SGB XI in der stationären Pflege

15.2 Sind auf dem vorgesehenen Formblatt zur Medikation die verordneten Medikamente vollständig und korrekt dokumentiert?	Ja	Nein	Trifft nicht zu	Empfehlung
			❏	❏
a. Applikationsform	❏	❏		
b. Dokumentation des vollständigen Medikamentennamens	❏	❏		
c. Dosierung und Häufigkeit	❏	❏		
d. tageszeitliche Zuordnung	❏	❏		
e. Bedarfsmedikation in der Pflegedokumentation festgehalten	❏	❏	❏	

Quelle MDS (2005): Qualitätsprüfungsrichtlinien (QPR) vom 10. November 2005

Ambulante Pflege ▶ Anhang 1, Frage 12.17

Unterschrift des Arztes einfordern

Grundsätzlich sollte der Arzt alle verordneten Medikamente in der Pflegedokumentation des zu Pflegenden auf dem Medikamentenblatt fixieren. Die Unterschrift des Arztes sollte sowohl bei einer neuen Anordnung oder einer Medikamentenänderung als auch beim Absetzen eines Medikamentes erfolgen.

Im Rahmen der EDV-Dokumentation kann die schriftliche Bestätigung des anordnenden Arztes auf einem aktuellen Ausdruck des Medikamentenblattes erfolgen.

Schriftliche Anordnung nicht verpflichtend für Arzt

Ob ein Arzt bereit ist, seine Anordnungen schriftlich zu fixieren, und ob er dies tatsächlich auf dem zur Verfügung gestellten Medikamentenblatt, auf einem kleinen Medikamentenblöckchen oder in Form eines Faxes tut, bleibt ihm überlassen.

Arzt muss nur in seinen eigenen Akten dokumentieren

Da für den Arzt keine gesetzliche Verpflichtung besteht, in der Dokumentation des zu Pflegenden zu dokumentieren oder eine schriftliche Anordnung an den Pflegebedürftigen oder die zu Pflegenden herauszugeben, hat er die Wahl. Er muss einzig und alleine in seiner eigenen Patientenakte alle erforderlichen Informationen festhalten.

▶ **Verweigert der Arzt sein Handzeichen auf dem Medikamentenblatt, ist dies in der Dokumentation entsprechend zu vermerken.** ◀

Bemerkungsspalte nutzen

Zur Dokumentation der Verweigerung einer schriftlichen Anordnung ist es besonders wichtig, in der Pflegedokumentation eine Stelle zu wählen, die bei einer eventuellen Rückfrage sofort auffindbar ist.

Die Medikamentenblätter der üblichen Herstellerfirmen beinhalten mittlerweile fast immer eine Bemerkungsspalte, die unter anderem für diese Zwecke genutzt werden kann.

Mit einem zusätzlichen Verweis auf den Pflegebericht, können Pflegekräfte auch nach längerer Zeit mühelos nachvollziehen, wie es zu einer Situation gekommen ist. Im Pflegebericht kann ausführlich geschildert werden, mit welcher Begründung der Arzt z. B. seine Unterschrift verweigert hat.

Beispiel: Eintragung Bemerkungsspalte Medikamentenblatt
12.12.06 Dr. Beispiel verweigert die schriftliche Anordnung der neuen Medikamente (s. a. Pflegebericht). Kk

Weitere wichtige Eintragungen in der Bemerkungsspalte des Medikamentenblattes können sein:
▶ Dr. Will wurde auf die nicht mehr dem aktuellen Stand des Wissens entsprechende Behandlungsmethode hingewiesen. Er besteht ausdrücklich auf die Anwendung von Mercurocrom.
▶ Lactulose wird auf Wunsch der Tochter verabreicht, Arzt ist informiert.
▶ Injektion sehr langsam verabreichen.
▶ Auf Hautreaktion achten.
▶ Fr. Fuß wünscht Insulininjektion ausdrücklich nur in Bauchregion. Wurde über Risiken aufgeklärt.
▶ Wichtig – siehe Pflegebericht vom 12.12.06

Im Rahmen einer telefonischen Anordnung durch den behandelnden Arzt ist diese von Seiten der Pflegekräfte mit Datum, Uhrzeit und Handzeichen zu dokumentieren.
Bei telefonischen Anordnungen sollte die annehmende Pflegekraft die ärztliche Verordnung nochmals wiederholen und sich vom Arzt bestätigen lassen.
Diese Vorgehensweise ist durch entsprechende Abkürzungen an geeigneter Stelle, z. B. in der Bemerkungsspalte des Medikamentenblattes oder im Pflegebericht, zu dokumentieren:
▶ w. u. b. = wiederholt und bestätigt
▶ v. u. g. = vorgelesen und genehmigt.
Zusätzlich kann auch eine Abkürzung für den Begriff „telefonische Anordnung" erfolgen. Voraussetzung ist die Hinterlegung der gewählten Abkürzung in einer entsprechenden Legende.

Telefonische Anordnung

Beispiel: Eintragung Pflegebericht
17.11.06 15.30 h - tel. AO Dr. Heil (s. Medikamentenblatt). AO wurde w. u. b. La

Nach Möglichkeit sollte bei einer telefonischen Anordnung zeitnah eine schriftliche Bestätigung z. B. durch ein Fax eingeholt werden. Spätestens bei der nächsten Visite ist die Unterschrift des behandelnden Arztes einzuholen.

Zeitnahes Einholen der Unterschrift des Arztes

Ergeben sich Besonderheiten bei der Medikamentenversorgung und/oder individuelle Gegebenheiten, sind auch diese zu dokumentieren.

Besonderheiten dokumentieren

Beispiel: Bemerkungsspalte Medikamentenblatt
17.11.06 Das Einlösen des Privatrezeptes über Dulcolax und Lactulose wird aus Kostengründen vom Sohn abgelehnt. Diese Medikamente stehen daher nicht zur Verfügung. Arzt ist informiert. Bo

Üblicherweise wird für die Dokumentation dieser oder ähnlicher Problematiken das Medikamentenblatt verwendet, es kann aber auch eine beliebige andere Stelle innerhalb der

Dokumentation gewählt werden, z. B. im Formular der Pflegeplanung oder Anamnese/Informationssammlung.

Bedarfsmedikation

Angabe der genauen Dosis und Indikation

Auf dem Medikamentenblatt findet sich auch, falls ärztlich angeordnet, die Dokumentation der Bedarfsmedikation. Hier ist es besonders wichtig, auf die genaue Angabe der Einmaldosis und der Maximaldosis in 24 Stunden zu achten. Zudem muss die Indikation der Bedarfsmedikation möglichst klar und deutlich angegeben sein.

> **Beispiel** Elke, die Pflegekraft des Nachtdienstes, kommt nach zwei Wochen wieder zum Dienst und wird von einer neu eingezogenen Bewohnerin nach einer Bedarfsmedikation zum Abführen gefragt. Die Bewohnerin äußert, dass sie bereits seit zwei Tagen keinen Stuhlgang mehr hatte. Die Pflegekraft schlägt das Medikamentenblatt in der Pflegedokumentation auf und liest dort folgende Eintragung:
> Bei Verdauungsproblematik 1 × 1 Dulcolax Zäpfchen. – max. 2 × 1 Zäpfchen in 24 Stunden:
> In der Bemerkungsspalte des Medikamentenblattes findet sich zusätzlich ein Hinweis auf langjährigen Abführmittelmissbrauch.
> Für Elke bleibt es völlig unklar, ob sie nun ein Abführzäpfchen verabreichen darf oder nicht. Wie soll sie die Aussage „bei Verdauungsproblematik" auslegen? Dies insbesondere bei dem Wissen um den langjährigen Missbrauch von Abführmitteln. Leider fand sich auch in der Pflegeplanung keine aussagekräftige Ziel- oder Maßnahmenformulierung, die hätte weiter helfen können.

Pflegefachlich korrekt wäre eine konkrete Aussage in Bezug auf die Indikation der Bedarfsmedikation gewesen, z. B.
Wenn länger als drei Tage keine Verdauung, dann 1 × 1 Abführzäpfchen XY.

Verordnung der Bedarfsmedikation ist umstritten

Da die Verordnung von Bedarfsmedikamenten eh umstritten ist, muss jede Pflegekraft eine genaue Aussage zur Indikation des Medikamentes vom Arzt einfordern. Tatsächlich ist es ja immer so, dass eine Pflegekraft, wenn sie den Arzt auf eine eventuelle Bedarfsmedikation anspricht, einen bestimmten Grund dafür hat und diesen zumeist auch ausführlich dem Arzt erklärt:

> **Beispiel** Pfleger Peter ruft den Hausarzt von Frau Meier an und schildert ihm folgende Situation: „Bei Frau Meier kommt es in unregelmäßigen Abständen, ca. alle 5–6 Tage, zu starken Unruheständen. Frau Meier läuft dann getrieben auf dem Flur umher und kann nur wenige Minuten sitzend verbringen. Immer wieder steht sie auf, um weiter zu laufen. Sie zeigt dann einen angstverzehrten Gesichtsausdruck und spricht fortlaufend aufgeregt vor sich hin. Abends ist sie völlig erschöpft, kommt aber selbst dann noch nicht zur Ruhe. Oftmals läuft bis weit in die Nacht hinein im Wohnbereich auf und ab.
> Von Seiten der Pflegekräfte wurden verschiedenste Maßnahmen ausprobiert, jedoch bisher ohne jeglichen Erfolg. Pfleger Peter fachsimpelt noch ein wenig mit dem Arzt, bis dieser dann entscheidet, ein leichtes Beruhigungsmittel als Bedarfsmedikation zu verordnen. Pfleger Peter notiert in die Spalte der Bedarfsmedikation, unter Indikationen:
> Bei Unruhezuständen 1 × 20 Tropfen XY, max. 2 × 20 Tropfen in 24 Stunden

2.3 Zusätzliche Bedarfsformulare

Auch hier stellt sich die Frage, welche andere Pflegekraft außer Pfleger Peter kann nun den genauen Bedarfsfall einschätzen und die Bedarfsmedikation entsprechend der ärztlichen Anordnung verabreichen?

Letztlich müssen sich bei der Angabe der Indikation die Inhalte des Gesprächs, das Pfleger Peter mit dem Hausarzt geführt hat, wieder finden. Schließlich wird eine Bedarfsmedikation immer auf Grundlage einer Erzählung oder einer Darstellung einer speziellen Problematik vom Arzt verordnet. Diese Problematik gilt es kurz und bündig zusammenzufassen und in der Indikationsspalte zu dokumentieren.

Indikation erfolgt aufgrund Problembeschreibung

Im beschriebenen Beispiel könnte sich folgende Aussage zur Bedarfsmedikation auf dem Medikamentenblatt finden:
▶ Wenn mit ängstlichem Gesichtsausdruck und getrieben länger als max. 2 Stunden über den Flur laufend 1 × 20 Tropfen XY.

Weitere Beispiele zur aussagekräftigen Beschreibung der Indikation:
▶ Wenn bis 23.00 Uhr noch nicht schlafend …
▶ Wenn Temperatur rektal über 39,0 °C …
▶ Wenn Flüssigkeitszufuhr weniger als 850 ml in 24 Stunden …
▶ Wenn häufiger als 3 × flüssiger Stuhlgang …
▶ Wenn weniger als 2 × Stuhlgang wöchentlich …
▶ Wenn BZ-Wert über 180 nüchtern …

Geben Sie insbesondere bei einer Schmerzproblematik ganz konkret an, bei welchen Schmerzen welches Medikament verabreicht wird. Hat der Bewohner/Patient Ohrenschmerzen, Kopfschmerzen, Rückenschmerzen, Knieschmerzen oder andere Schmerzen? Mögliche Formulierungen können sein:

Besonderheiten bei Schmerzproblematik

▶ Wenn Schmerzen in linker Schulter …
▶ Wenn Scherzen in den Knien …
▶ Wenn Schmerzen in den Arm- und Kniegelenken …
Formulieren Sie auch hier so aussagekräftig wie möglich, z. B.
▶ Wenn Kopfschmerzen länger als 1 Stunde …
Die häufig genutzte und ganz allgemein gehaltene Angabe „bei Schmerzen" ist unbedingt zu vermeiden. Gleiches gilt für die Aussage „bei Schmerzen aller Art".

▶ **Bei der Beschreibung der Indikation zur Verabreichung einer Bedarfsmedikation ist immer auf eine aussagekräftige und für alle Beteiligten unmissverständliche Formulierung zu achten.** ◀

Im Rahmen der Verabreichung einer Bedarfsmedikation ist zu beachten, dass im Pflegebericht ein Hinweis bezüglich der Wirkung und der Verträglichkeit der verabreichten Medikation erfolgt.

Wirkung der Bedarfsmedikation beschreiben

Diese Aussage sollte zeitnah ca. 30 bis max. 60 Minuten nach Verabreichung erfolgen, z. B.
▶ Frau Beer äußert auf Nachfrage eine deutliche Besserung der Kopfschmerzen.
▶ Keine wässerigen Durchfälle mehr seit einer Stunde. Herr Tas äußert: „Medikament scheint gut zu wirken".
▶ Frau Klaus seit 30 Minuten ruhig auf dem Stuhl sitzend, unterhält sich mit Mitbewohnern.

Es versteht sich von alleine, dass z. B. nach Verabreichung eines Schlafmedikaments die entsprechende Person natürlich nicht wieder aufgeweckt werden muss, um die Frage nach der Wirkung der Bedarfsmedikation zu klären. Hier wäre die Eintragung, dass der zu Pflegende schlafend in seinem Bett vorgefunden wurde, ausreichend. Die Pflegekräfte der nachfolgenden Schicht könnten ggf. ergänzend noch eine Aussage des zu Pflegenden dokumentieren.

Auszug aus dem Erhebungsbogen zur Qualitätsprüfung

Nach §§ 112, 114 SGB XI in der stationären Pflege

	Ja	Nein	Trifft nicht zu	Empfehlung
15.3 Ist der Umgang mit Medikamenten sach- und fachgerecht?			❏	❏
a. gerichtete Medikamente stimmen mit den Angaben in der Pflegedokumentation überein	❏	❏		
b. bewohnerbezogene Beschriftung und Aufbewahrung	❏	❏		
c. Kühlschranklagerung (2–8 °C) bei Notwendigkeit	❏	❏	❏	
d. sachgerechte Betäubungsmittelhandhabung	❏	❏	❏	
e. Anbruchdatum und Verfallsdatum von Medikamenten mit begrenzter Gebrauchdauer nach Öffnung	❏	❏	❏	
f. Kennzeichnung der Blisterpackungen mit eindeutigen Bewohnerangaben (insbesondere Name, Vorname, Geburtsdatum) sowie mit Angaben zu den Medikamenten (Name, Farbe, Form, Stärke)	❏	❏	❏	
g. Direktverabreichung der Medikamente aus der Blisterpackung	❏	❏	❏	
h. Medikamentenumstellungen bei Verblisterung können kurzfristig umgesetzt werden	❏	❏	❏	

Quelle MDS (2005): Qualitätsprüfungsrichtlinien (QPR) vom 10. November 2005

Ambulante Pflege ▶ Anhang 1, Frage 13.18

Sonstige ärztliche Verordnungen/Behandlungspflege

Ärztliche Anordnung der Behandlungspflege

Das Medikamentenblatt bietet in der Regel auch ausreichend Platz, für alle weiteren ärztlichen Verordnungen, wie z. B. Insulininjektion oder RR-Kontrolle.

Wird eine Medikamentengabe oder eine andere behandlungspflegerische Maßnahme erforderlich, darf diese in der Regel nur bei Vorliegen einer ärztlichen Anordnung ausgeführt werden. Eine eigenständige Vorgehensweise von Seiten der Pflegenden, und sei es nur die Verabreichung einer simplen Kopfschmerztablette, kann erhebliche rechtliche Konsequenzen nach sich ziehen.

Die Durchführung „einfacher" Behandlungspflegen, wie z. B. regelmäßige Kontrolle des Blutzuckers bei Diabetikern oder die regelmäßige Messung des Blutdrucks und des Pulses bei allen zu Pflegenden, kann natürlich auch ohne eine ärztliche Anordnung erfolgen und ist im Rahmen der internen Qualitätssicherung sehr sinnvoll.

Behandlungspflege als Serviceleistung

So stellt die regelmäßige Messung der Vitalwerte ohne eine ärztliche Anordnung insbesondere in der ambulanten Pflege eine von den zu Pflegenden und ihren Bezugspersonen gern gesehene Serviceleistung dar.

Dieser Service sollte auch für Außenstehende nachvollziehbar dokumentiert werden. Bewährt hat sich auch hier ein kurzer Hinweis auf dem Medikamentenblatt.

Beispiel: Behandlungspflege ohne ärztliche Anordnung

17.11.06 1 × monatlich RR-Kontrolle – Diese behandlungspflegerische Maßnahme erfolgt als Serviceleistung ohne ärztliche Anordnung. Le

17.11.06 1 × monatlich RR-Kontrolle – diese Serviceleistung wird im Rahmen der internen Qualitätssicherung auch ohne ärztliche Anordnung bei allen Bewohnern/Patienten durchgeführt. Le

Die ärztliche Verordnung einer behandlungspflegerischen Maßnahme muss konkrete handlungsanweisende Aussagen bezüglich der Durchführung enthalten:
Was soll, auf welche Art, wie oft und wann, mit welchen Medikamenten getan werden:
▶ Insulininjektion s. c. – 1 × täglich morgens – 12 i. E Insulin XY
▶ Einreibung li. Schultergelenke – 3 × täglich mit Rheumolsalbe
▶ Augentropfen 2 × tägl. – je 1 Tropfen XY in re. Auge.

Aussagekräftige Beschreibung der Verordnung

▶ Der Arzt sollte den Pflegekräften immer eine schriftliche Anordnung zukommen lassen. Ist er dazu nicht bereit, ist diese Aussage in der Pflegedokumentation zu „sichern". ◀

Auszug aus dem Erhebungsbogen zur Qualitätsprüfung

Nach §§ 112, 114 SGB XI in der stationären Pflege

	Ja	Nein	Trifft nicht zu	Empfehlung
15.1 Ist die ärztliche Anordnung und Durchführung behandlungspflegerischer Maßnahmen nachvollziehbar?			❏	❏
a. ärztliche Anordnung vorhanden	❏	❏		
b. Kommunikation mit dem Arzt nachvollziehbar	❏	❏		
c. Durchführung entspricht ärztlicher Anordnung	❏	❏		

Quelle MDS (2005): Qualitätsprüfungsrichtlinien (QPR) vom 10. November 2005

Diese Frage trifft für die ambulanten Pflegeeinrichtungen nicht zu. Im Erhebungsbogen zur Prüfung der Qualität nach §§ 112, 114 SGB XI kommt diese Frage **nicht** vor.

> **Reflexion** Kontrollieren Sie das Formular der ärztlichen Verordnungen auf Grundlage der genannten Anforderungen. Achten Sie insbesondere auf die Dokumentation der Bedarfsmedikation.

Besonderheiten in der ambulanten Pflege

Für den ambulanten Bereich gelten die gleichen Bestimmungen wie aufgeführt. Allerdings gilt es zu klären, in wie weit sich der Pflegedienst für die Medikamentendokumentation eines Patienten verantwortlich zeigen möchte, wenn keine Verordnung im Rahmen der häuslichen Krankenpflege nach SGB V vorliegt.

Dokumentation auch bei fehlender Verordnung

Empfehlenswert ist es natürlich, wenn die Pflegekräfte eines Pflegedienstes die eingesetzten Medikamente auch dokumentieren, wenn sie vom Arzt nicht für diese Leistung beauftragt wurden.

Erkennen von Neben- und Wechselwirkungen

Bekommt ein Patient z. B. von seinen Angehörigen die Medikamente verabreicht, ist es der Pflegekraft nur bei Kenntnis der genauen Medikation möglich, eventuelle Rückschlüsse auf Neben- und/oder Wechselwirkungen oder eine eventuelle Überdosierung ziehen zu können.

Aktualität des Medikamentenblattes beachten

Die Aktualität eines Medikamentenblattes in solch einer Situation aufrecht zu erhalten, gestaltet sich allerdings für professionell Pflegende oftmals recht aufwendig.
Da der zu Pflegende bzw. die Bezugspersonen sich eigenständig um die Medikamente kümmern, sehen diese häufig nicht die Notwendigkeit, die Mitarbeiter des Pflegedienstes über ständige Neuerungen zu informieren. Eröffnet der Pflegedienst aber das Medikamentenblatt, muss er auch sicherstellen, dass dieses regelmäßig, z. B. im Rahmen einer monatlichen Evaluation der Pflegeplanung, überprüft und ggf. angepasst wird.

> **Beispiel** Ein Pflegedienst versorgt einmal täglich am Morgen eine Patientin grundpflegerisch. Die Medikamentengabe erfolgt über die Tochter. Im Rahmen eines Notfalleinsatzes spritzt der Notarzt ein bestimmtes Medikament und es kommt zu einer allergischen Reaktion mit einem anderen Medikament, dass die Dame seit kurzer Zeit zu sich nimmt. Dies war dem Pflegedienst nicht bekannt. Das Medikamentenblatt war nicht aktuell. Der Notarzt war darüber sehr erbost und es kam zu einem unerfreuten Streitfall.

Eine andere Möglichkeit besteht darin, dass in der ambulanten Pflege auf dem Medikamentenblatt lediglich vermerkt wird, dass alle Medikamente eigenständig vom Patienten eingenommen bzw. von den Angehörigen verabreicht werden. Eine Krankenbeobachtung auf die Wirkung der Medikamente ist dann nicht möglich (▶ Kap. 2.3.3).

Nur selbst gestellte Medikamente verabreichen

Nicht von den Pflegekräften eigenständig gestellte Medikamente sollten keinesfalls vom Pflegedienst verabreicht werden. Es kann hierbei niemals ausgeschlossen werden, dass z. B. die Ehefrau irrtümlich ein Medikament falsch dosiert oder verwechselt hat. Tritt ein Schadensfall ein, hilft auch keine Dokumentation mehr, dass die „fremdgestellten" Medikamente auf Wunsch der Tochter verabreicht wurden!

> **Reflexion** Ist klar geregelt, wer für die Dokumentation und Aktualisierung des Medikamentenblattes zuständig ist? Wie verfahren Sie, wenn die Bezugspersonen die Medikamente verabreichen?
> Überprüfen Sie den Umgang mit Medikamenten in Ihrem Pflegedienst. Läuft alles „sachgerecht"? Gibt es vielleicht sogar eine Verfahrensanweisung zu diesem Thema? Falls nicht, regen Sie die Erstellung einer Verfahrensanweisung oder Leitlinie an.

2.3.4 Ärztliches Kommunikationsblatt

Austausch Pflegefachkraft und Arzt

Das ärztliche Kommunikationsblatt ist geeignet, Fragen an den Arzt oder ärztliche Anordnungen auf eine übersichtliche Art und Weise zu dokumentieren.
Das Formular umfasst zumeist zwei Spalten. Die erste Spalte dient der Beschreibung von Fragen oder Mitteilungen der Pflegekraft an den Arzt, die zweite Spalte bietet dem

Arzt die Möglichkeit, auf die Fragen oder Mitteilungen zu antworten und das Ergebnis seiner Visite, wie z. B. Anordnungen oder Hinweise an die Pflegenden, zu notieren. Die Dokumentation erfolgt entweder durch den Arzt selber (in der ambulanten Pflege üblich, da beim Arztbesuch zumeist keine Pflegekraft anwesend ist) oder von der den Arzt begleitenden Pflegefachkraft entsprechend den Angaben des Arztes.

Beispiel: Ärztliches Kommunikationsblatt

Fragen/Mitteilungen an den Arzt	Anordnungen/Mitteilungen an die Pflegeperson
13.11.06 Hautausschlag (rötlich, nässend) unter re. Brust und re. Achselhöhle. Fr. Nien äußert Juckreiz und Schmerzen Rö	14.11.06 Nässendes Ekzem, mit verordneter Salbe 2 x tägl. eincremen, weiter beobachten, in drei Tagen bitte telefonische Rückmeldung Dr. Ho

Die richtige Handhabung liegt darin, dass sowohl Pflegekraft als auch Arzt nur ganz kurz in knappen Sätzen beschreiben, um welche Probleme es geht. Weiterführende Informationen sind dem Pflegebericht zu entnehmen.

Kurze knappe Sätze ausreichend

Mit Einsatz eines Kommunikationsblattes können Pflegende eine kurze Darstellung der Problematik übersichtlich beschreiben. So ist es dem Arzt auch ohne Anwesenheit der Pflegekraft bei seinem Hausbesuch möglich, Probleme schnell zu erkennen. Dies gilt insbesondere für die ambulante Pflege, da die Pflegekräfte in der Regel nicht anwesend sind, wenn der Arzt zu einem Hausbesuch kommt.
Die Gefahr, dass wichtige Aspekte vergessen werden, kann minimiert werden.

Keinesfalls sollte das Kommunikationsblatt als zweites Berichtblatt genutzt werden, auf dem Hergang und Verlauf eines Problems zusätzlich nochmals ausführlich geschildert werden.
Auch die Nennung von evtl. angeordneten Medikamente oder Salben etc. ist nicht erforderlich, da diese in der Visite sofort auf dem Medikamentenblatt notiert werden. Ein kurzer Verweis ist auch hier wieder ausreichend.

Keine doppelte Dokumentation

Beispiel: Ärztliches Dokumentationsblatt

Fragen/Mitteilungen an den Arzt	Anordnungen/Mitteilungen an die Pflegeperson
16.11.06 Keine Besserung der Unruhezustände (s. Berichtblatt vom 11.-15.11.06). Fr. Meier läuft bis zur völligen Erschöpfung, schläft max. 2-3 Stunden am Stück. De	18.11.06 Neues Medikament angesetzt. Bitte Reaktion beobachten. Rücksprache in 5 Tagen. Falls keine Besserung evtl. Einweisung ins LKH Dr. Ho

Die sachgerechte Nutzung dieses Formulars stellt hohe Anforderungen an das Pflegepersonal und auch die Ärzte und bedarf etwas Übung. Mehrfachdokumentationen auf den verschiedenen Formularen, z. B. Berichtblatt, ärztliches Kommunikationsblatt und Medikamentenblatt, sollten unbedingt vermieden werden.
Mit der richtigen Handhabung kann das ärztliche Kommunikationsblatt eine sinnvolle Ergänzung der Dokumentationsformulare darstellen.

Sachgerechte Handhabung ist entscheidend

2.3.5 Formulare zur Einschätzung von Risiken

Risikoeinschätzung verpflichtend

Eine frühzeitige und regelmäßige Risikoerkennung stellt eine der Hauptaufgaben einer Pflegefachkraft im Pflegeprozess dar. Durch die Entwicklung und Verabschiedung der Expertenstandards des DNQP wurde diese Entwicklung deutlich gefördert.

▶ **Professionell Pflegende müssen sich bei der Einführung eines Risikomanagements an den Inhalten der Expertenstandards orientieren.** ◀

Formular gezielt auswählen

Zur standardisierten Risikoeinschätzung finden sich bei den verschiedenen Dokumentationsherstellern die unterschiedlichsten Formularvarianten. Teilweise werden solitäre Formblättern zur Erhebung eines einzelnen Risikobereiches angeboten oftmals aber auch umfangreiche Formulare auf den verschiedene Risiken gemeinsam auf einem Formular bearbeitet werden (▶ Abb. 2.9).

Insbesondere die Handhabung der umfangreichen Formulare zur Erhebung verschiedener Risiken ist nicht immer einfach und muss geübt werden. Auch hier gilt, ein für die jeweilige Einrichtung passendes Formular auszuwählen.

Einschätzung bei Bedarf

Letztlich gibt es keine verbindlichen Vorgaben, welche konkreten Risikobereiche zwingend bei welchen Personen eingeschätzt werden müssen oder nicht.

Es liegt hier im Ermessen der Einrichtung, ob einzelne Schwerpunkte gesetzt werden oder ein regelrechtes Risikomanagement eingeführt wird.

Regelmäßig eingeschätzt werden sollten bei Bedarf mindestens die Risikobereiche:
▶ Dekubitus
▶ Sturz
▶ Schmerz
▶ Mangelernährung
▶ Dehydratation/Exsikkose
▶ Schmerz.

Die Entscheidung, wie oft bzw. in welchen „regelmäßigen" Abständen ein Risiko erneut eingeschätzt werden soll und welche Art der Skalen zur Risikoeinschätzung genutzt werden sollen, können Pflegende eigenständig treffen.

Auszug Expertenstandard Dekubitusprophylaxe – P1:

„Die Pflegefachkraft beurteilt das Dekubitusrisiko aller Patienten/Betroffenen, bei denen eine Gefährdung nicht ausgeschlossen werden kann, unmittelbar zu Beginn des pflegerischen Auftrages und danach in individuell festgelegten Abständen sowie unverzüglich bei Veränderungen der Mobilität, der Aktivität und des Druckes u. a. mit Hilfe einer standardisierten Einschätzungsskala, z. B. Braden, Waterlow, Norton."

Risikoeinschätzung bereits bei Aufnahme

Bei Annahme des Pflegeauftrages werden die meisten Risikofaktoren z. B. im Rahmen der Anamneseerstellung (▶ Kap. 2.2.3) bereits erstmalig eingeschätzt.

Die weitere Vorgehensweise im Verlauf der pflegerischen Versorgung obliegt dann der Fachlichkeit der Pflegenden. Professionell Pflegende sollten sich hierbei von einer unreflektierten engmaschigen Risikoeinschätzung lösen, wenn laut Risikoerhebung kein oder nur ein geringes Risiko existiert.

So ist es z. B. durchaus möglich, bei einem Menschen mit einem nur geringen Dekubitusrisiko, dieses nicht unbedingt monatlich, sondern beispielsweise nur alle 3 Monate erneut zu erheben.

Reflektierte Vorgehensweise notwendig

Im Rahmen der knappen Zeitressourcen sollten Pflegende ihre Vorgehensweise bei der Anwendung und Nutzung von Risiko-Assessmentskalen sehr genau reflektieren.

Einer der wichtigsten Aspekte ist sicherlich auch, dass das Ergebnis der Risikoeinschätzung auch tatsächlich bei der Versorgung des Pflegebedürftigen Berücksichtigung erfährt und es bei der Einführung und Anwendung eines Risikomanagements nicht um das reine Sammeln von Daten geht.

2.3.6 Pflegeüberleitung

Der Pflegeüberleitungsbogen stellt quasi die Visitenkarte der überleitenden Einrichtung dar. Er sollte daher von den Pflegenden sehr gewissenhaft ausgefüllt sein. Unbedingt ist der genaue Grund der Überleitung aussagekräftig aufzuführen. Günstigstenfalls beschreibt die überleitende Pflegekraft kurz zusammenfassend die Situation des zu Pflegenden in den letzten Stunden oder Tagen.

Visitenkarte der überleitenden Einrichtung

Der Überleitungsbogen sollte nach Möglichkeit gut sichtbar in der Pflegedokumentation des zu Pflegenden aufbewahrt werden. Alle „Stammdaten", wie z.B. Name, Adresse, Geburtsdatum und Hausarzt, sind bereits vorab auf dem Formular einzutragen. Diese Vorgehensweise stellt sicher, dass das Ausfüllen des Überleitungsbogens im Notfall möglichst wenig Zeit in Anspruch nimmt.

Stammdaten bereits eintragen

Von Seiten einer ambulanten oder vollstationären Pflegeeinrichtung ist unbedingt darauf zu achten, weiterführende Informationen und/oder individuelle Absprachen, die mit dem Pflegebedürftigen, den Bezugspersonen oder dem Hausarzt vereinbart wurden, auf dem Überleitungsbogen zu dokumentieren. Dies gilt insbesondere in Bezug auf eine geringe Nahrungs- oder Flüssigkeitszufuhr.
So mancher von Kollegen der anderen Einrichtung im Raum stehende Vorwurf einer nicht sach- und fachgerechten Versorgung hat sich auf diese Art und Weise erübrigt.

Individuelle Absprachen sichtbar machen

Beispiel: Weiterführende Informationen/Hinweise Überleitungsbogen
Unter der Rubrik „Essen und Trinken"
Hinweis: Fr. Gal trinkt sehr wenig, verweigert häufig die Flüssigkeitszufuhr. In Absprache mit Hausarzt beträgt die Mindesttrinkmenge 850 ml. Diese hat Fr. Gal auch in den letzten Tagen zu sich genommen. Es wird ein Trinkprotokoll geführt. Rö

Unter der Rubrik „Haut- oder Wundverhältnisse"
Wichtig: Hausarzt wurde auf die „nicht dem aktuellen Stand des Wissens" entsprechende Wundbehandlung hingewiesen. Durchführung mit Mercurochrom erfolgte auf ausdrückliche ärztliche Anordnung. Rö

Auch sollte nach Möglichkeit vor jeder Überleitung eines zu Pflegenden in eine andere Einrichtung sein genaues Gewicht gemessen und dokumentiert werden. Nur so kann im Rahmen einer Qualitätsüberprüfung durch den MDK oder die Heimaufsicht der Nachweis erbracht werden, dass z.B. eine gravierende Gewichtsabnahme nicht in der Verantwortung der betreuenden Pflegeeinrichtung liegt.

Aktuelles Gewicht erheben und dokumentieren

▶ **Sollte der Platz für diese wichtigen Informationen auf dem Überleitungsbogen selbst nicht ausreichen, sollte ein einzelnes Blatt angehängt werden.** ◀

Ist das Ausfüllen des Überleitungsbogens nicht möglich, weil ein zu Pflegender z.B. notfallmäßig in ein Krankenhaus übergeleitet wird, sollte zur Sicherstellung des Informationsaustausches unbedingt eine standardisierte Vorgehensweise vorliegend sein.

Überleitungsbogen im Notfall nachreichen

2 Wo wird dokumentiert?

Alle wichtigen Informationen müssen weitergeleitet werden. Ggf. kann ein Überleitungsbogen im Nachhinein zeitnah von den Pflegenden ausgefüllt und persönlich ins Krankenhaus gebracht bzw. gefaxt werden. Dies können evtl. auch die nächsten Bezugspersonen übernehmen.

Da sich bei der ambulanten Versorgung eines Menschen die Pflegenden nur punktuell im Haushalt eines Pflegebedürftigen aufhalten, wird diese Situation in der ambulanten Pflege häufiger auftreten. Eine verbindliche Regelung ist deshalb von besonderer Wichtigkeit.

Bei Wiederaufnahme Überleitungsbogen einfordern

Kehrt ein zu Pflegender in eine Einrichtung zurück, ist darauf zu achten, dass den wiederaufnehmenden Pflegekräften der Überleitungsbogen der „entlassenden" Einrichtung unbedingt vorliegt. Das Formular sollte ggf. von der verantwortlichen Pflegedienstleitung der entlassenden Einrichtung (z. B. Krankenhaus, Reha-Klinik oder auch Kurzzeitpflege) telefonisch angefordert werden. Nur so können Fehler in der weiteren pflegerischen Versorgung vermieden werden.

Überleitungsbogen ist immer anzuwenden

Auf Grundlage des zweiten Expertenstandards „Entlassungsmanagement" der DNQP ist ein Überleitungsbogen von allen Versorgungsformen der Alten- und Krankenpflege standardisiert anzuwenden.

Auszug aus dem Erhebungsbogen zur Qualitätsprüfung

Nach §§ 112, 114 SGB XI in der stationären Pflege

	Ja	Nein	Trifft nicht zu	Empfehlung
14.15 Wird bei Überleitungen in andere Versorgungsformen ein Überleitungsbogen angewandt?	❏	❏	❏	❏

Quelle MDS (2005): Qualitätsprüfungsrichtlinien (QPR) vom 10. November 2005

Ambulante Pflege ▶ Anhang 1, Frage 12.17

Aussagen im Überleitungsbogen überprüfen

Der Überleitungsbogen ist generell auf Vollständigkeit und Aussagekraft zu überprüfen. Findet sich z. B. die Beschreibung: „intakter" Hautzustand, ist dies unbedingt zeitnah, das heißt am besten sofort, spätestens jedoch noch am selben Tag zu überprüfen.
Sind die Aussagen nicht korrekt, ist dies unverzüglich im Pflegebericht und/oder an anderer Stelle innerhalb der Pflegedokumentation zu vermerken. Nach Möglichkeit sollte die überleitende Einrichtung aufgefordert werden, das Formular entsprechend zu korrigieren.

> **Reflexion** Füllen Sie den nächsten Überleitungsbogen ganz gewissenhaft aus. Achten Sie insbesondere auf die Angaben zum Gewicht und zur Trinkmenge. Fordern Sie grundsätzlich immer von allen überleitenden Institutionen einen Überleitungsbogen ein.

2.3.7 Weitere Bedarfsformulare

Im Folgenden findet sich eine Auflistung der in der Praxis geläufigsten Zusatzblätter sortiert nach den AEDL. Aufgrund der ständig wachsenden Anzahl weiterer Dokumentationsformulare erhebt die Auflistung keinen Anspruch auf Vollständigkeit.

Die Zuordnung der Bedarfsblätter zu den AEDL ist beispielhaft zu sehen. Den AEDL 7, 8, 10 und 12 konnte keines der gängigen Dokumentationsblätter zugeordnet werden. Die Bezeichnung der aufgelisteten Formulare orientiert sich am allgemein üblichen Sprachgebrauch. Oftmals wird von den Pflegekräften ein und dasselbe Dokumentationsblatt unterschiedlich bezeichnet. Einrichtungsintern sollten sich Pflegende unbedingt auf eine einheitliche Benennung der Dokumentationsblätter einigen.

AEDL 1 – Kommunizieren können

▶ Therapien (Logopädie)

AEDL 2 – Sich bewegen können

▶ Risikoeinschätzung Dekubitus
▶ Risikoeinschätzung Sturz
▶ Sturzdokumentation
▶ Bewegungs-/Lagerungsplan
▶ Wunddokumentation
▶ Therapien (Krankengymnastik)

AEDL 3 – Vitale Funktionen des Lebens aufrechterhalten können

▶ Ärztliches Verordnungsblatt/Medikamentenblatt
▶ Betäubungsmittel
▶ Ärztliches Kommunikationsblatt
▶ Vitalwerte/Kontrollblatt
▶ Behandlungspflege
▶ Diabetesüberwachung
▶ Injektionen
▶ Beatmungsprotokoll

AEDL 4 – Sich pflegen können

▶ Hygieneblatt

AEDL 5 – Essen und trinken können

▶ Trinkplan/Flüssigkeitsaufnahme/Einfuhrplan
▶ Orale Ernährung/Ernährungsprotokoll
▶ Enterale Ernährung
▶ Ernährungserhebung
▶ Risikoeinschätzung Ernährung (MNA)

AEDL 6 – Ausscheiden können

▶ Inkontinenzversorgung
▶ Einfuhr/Ausfuhrplan

AEDL 9 – Sich beschäftigen können

- Angebotsplanung/tagesstrukturierende Angebote/soziale Betreuung
- Therapien (Ergotherapie)

AEDL 11 – Für Sicherheit sorgen können

- Freiheitsentziehende/freiheitsbeschränkende Maßnahmen
- Risikoeinschätzung Demenz (z. B. CMAI = Cohen Mainsfield Scala)

AEDL 13 – Mit existenziellen Erfahrungen des Lebens umgehen können

- Schmerzerfassung
- Verlaufsbericht Schmerz

Sonstiges

- Medizinischer Bedarf/medizinische Versorgung
- Betäubungsmittel
- Pflegeüberleitung
- Bestimmung/Einschätzung des Pflegebedarfs

Weitere Zusatzformulare für die ambulante Pflege:

- Hauswirtschaftliche Durchführung
- Hauswirtschaftliche Planung
- Hauswirtschaftliche Berichte

3 Was muss dokumentiert werden?

3.1 Von der Beobachtung zur Dokumentation

3.1.1 Objektive Daten

Im Berufsfeld der Alten- und Krankenpflege ist die Fähigkeit zur Krankenbeobachtung und der Wahrnehmung des Zustandes oder Verhaltens eines Pflegebedürftigen zwingende Voraussetzung zur Ausübung des Berufes.
Genauso wie ein Mechaniker ein technisches Verständnis benötigt, muss eine professionelle Pflegekraft ein gutes Wahrnehmungs- und Einfühlungsvermögen haben.
In der professionellen Pflege geht es zum einen um die Auswertung der objektiv messbaren Befunde, wie z. B.

Messbare Befunde und Fakten

- ärztliche Diagnosen, Krankenhausentlassungsberichte
- körperlicher und geistiger Zustand
- Hautzustand
- Vitalwerte.

Eine wichtige Kompetenz ist es zum anderen aber auch, „versteckte" subjektive Daten zu analysieren.

„Harte" Daten können im Rahmen der Versorgung eines pflegebedürftigen Menschen konkret gemessen und/oder überprüft werden, die erforderlichen Maßnahmen ergeben sich in der logischen Konsequenz der „Fakten", z. B.

Überprüfung der objektiven Daten ist einfach

- Vitalwerte außerhalb des Normbereichs → Arztinfo → ärztliche Anordnung
- Keine Verdauung erfolgt → Einsatz der ärztlich angeordneten Bedarfsmedikation
- Sturzereignis → Arztinfo → ärztliche Anordnung → Sturzprotokoll.

3.1.2 Subjektive Daten

Weitaus schwieriger ist es mit der Beurteilung der sogenannten „weichen" Daten. Diese Informationen sind von vielfältigen Faktoren abhängig. So wird z. B. eine bestimmte Situation anhängig von der Persönlichkeit einer Person völlig unterschiedlich wahrgenommen und beschrieben.

„Weiche" Daten

Bei den subjektiven Informationen handelt es sich beispielsweise um

- Wahrnehmung, Aussagen und Verhalten des zu Pflegenden
- Wahrnehmung, Aussagen und Verhalten der Bezugspersonen
- Wahrnehmung, Aussagen und Verhalten der professionell Pflegenden.

Wahrnehmung, Aussagen und Verhalten des zu Pflegenden

Individuelles Empfinden des Pflegebedürftigen

Alle Informationen, die sich z. B. aus den Äußerungen oder dem Verhalten eines Pflegebedürftigen oder seiner Bezugspersonen ergeben, können als „weiche" Daten bezeichnet werden. Auch das persönliche Empfinden eines Menschen zählt dazu, z. B.

▶ Wie schildert Herr Franz die Situation aus seiner Sicht?
▶ Welches Verhalten zeigt ein zu Pflegender in einer Situation?
▶ Wie äußert sich die Bezugsperson zu einer bestimmten Situation?

Nicht immer stimmt dabei die Aussage eines Pflegebedürftigen mit seinem tatsächlichen Verhalten oder seiner Körpersprache überein. Deshalb sind professionell Pflegende immer auch aufgefordert, auf das nonverbale Verhalten eines Menschen zu achten und dieses bei seinem weiteren Vorgehen mit einzubeziehen.

> **Beispiel** Ein Bewohner äußert auf Ihre Frage zu seiner Befindlichkeit, dass es ihm gut gehe. Sie bemerken allerdings, dass seine Gesichtsfarbe blass, seine Augen ohne jeden Glanz und die Körperhaltung in sich zusammengesunken ist.

Hier sind Pflegekräfte aufgefordert, sehr genau zu beobachten und falls möglich auf eine vertretbare Art und Weise Fragen zu stellen und/oder ein klärendes Gespräch zu führen. Dies immer mit dem Ziel, im Sinne des Bewohners/Patienten zu einem möglichst objektiven Ergebnis zu kommen.

▶ **Die Fragestellung: „Was äußert ein zu Pflegender nonverbal durch Mimik und Gestik in einer Situation?", sollte jede Pflegekraft bei der täglichen Arbeit begleiten.** ◀

Jedem Menschen steht hier natürlich auch das Recht zu, sich zu einer Angelegenheit nicht zu äußern! Dies ist selbstverständlich von den Pflegenden zu tolerieren und ggf. auch zu dokumentieren.

Beispiel: Pflegebericht

28.10.06 12.15 Uhr Hr. Meier verbrachte den ganzen Vormittag in seinem dunklen Zimmer, wollte kein Licht an haben. Er saß auf seinem Sessel am Fenster und schaute in die Ferne. Hatte einen müden Gesichtsaudruck. Auf Nachfrage antwortete er, ihm ginge es gut, er wollte nur seine Ruhe haben. Ri

Wahrnehmung, Aussagen und Verhalten der Bezugsperson(en)

Individuelles Empfinden der Bezugspersonen

Neben den Äußerungen und dem Verhalten des Pflegebedürftigen sind immer auch die Äußerungen und das Verhalten der Bezugspersonen (z. B. Angehörige, Betreuer, Verwandte oder andere enge Vertraute) mit einzubeziehen.
Hierbei ist zu beachten, dass evtl. vorhandene Konflikte zwischen dem zu Pflegenden und seinen Bezugspersonen oftmals nicht offen ausgesprochen, aber von den Pflegenden sehr wohl „wahrgenommen" werden.
Manchmal erscheint das Verhalten der Bezugspersonen auf den ersten Blick unverständlich, fast so als würden diese sich mit aller Kraft gegen den guten Willen und die Fachlichkeit einer professionellen Pflegekraft stellen.

> **Beispiel**
>
> Frau Haus lebt bei ihrem Sohn im Haushalt. Die Pflege erfolgt durch die Schwiegertochter. Zur Entlastung seiner Frau fordert der Sohn 2 × täglich Leistungen des ambulanten Pflegedienstes an. Dieser übernimmt die pflegerische Versorgung am Morgen und am Abend. Frau Haus ist geistig nicht eingeschränkt und hat körperlich auch nur leichte Fähigkeitsstörungen. Sie kann mit Gehstock und in Begleitung laufen und kann sich im Rahmen der pflegerischen Versorgung Hände und Gesicht waschen und bei vielen Dingen aktiv mithelfen.
>
> Die Pflegekraft, die Frau Haus versorgt, ist sehr motiviert und sieht deutliche Ressourcen bei Frau Haus. So ist ihr unverständlich, warum Frau Haus in ihrem Zimmer mit einer Waschschüssel gewaschen wird, obwohl sie mobil ist und ohne Probleme ins Bad laufen könnte. Auch ist für die Pflegekraft nicht nachvollziehbar, warum ihre Patientin nicht die Toilette benutzt, sondern ihre Ausscheidungen auf einem Toilettenstuhl in ihrem Zimmer verrichtet. Völlig unverständlich findet die Pflegekraft zudem, warum Frau Haus alle Mahlzeiten alleine in ihrem Zimmer zu sich nimmt.
>
> Die Pflegekraft macht nach kurzer Zeit der Schwiegertochter den Vorschlag, für einen Badewannenlifter zu sorgen. Dieser könnte ja auch erst einmal getestet werden. Die Schwiegertochter reagiert sehr verhalten und macht deutlich, dass sie einen Wannenlifter für unnötig hält. Auch weitere Vorschläge der Pflegekraft verlaufen im Sande. Die Pflegesituation wird für alle Beteiligten immer angespannter und die Pflegekraft berichtet im Team, dass sie völlig demotiviert sei und keinerlei Verständnis für das Verhalten der Schwiegertochter hätte.
>
> Die PDL schlägt vor, kurzfristig eine Pflegevisite bei Frau Haus durchzuführen. Bei der Befragung der Schwiegertochter in Bezug auf die Zufriedenheit mit der pflegerischen Versorgung, fängt diese plötzlich heftig an zu weinen. Sie erzählt, wie schwer ihr das Zusammenleben mit der Schwiegermutter in einem Haushalt fällt. Sie äußert, dass die gesamte Aufmerksamkeit ihres Mannes der kranken Mutter gilt. Ihr Mann ginge den ganzen Tag arbeiten und das Erste, was er machen würde, wenn er nach Hause kommt, wäre nicht sie, sondern seine Mutter zu begrüßen. Abends würde er dann auch oft bei seiner Mutter im Zimmer fernsehen oder die Mutter ins Wohnzimmer holen. Die einzige Zeit, die sie mit ihrem Mann wirklich alleine verbringen könnte, wären die Mahlzeiten am Morgen und am Abend. Sie könne nicht verstehen, warum man ihr diese jetzt auch noch nehmen wolle. Auch die Angelegenheit mit dem Badewannenlifter könnte sie einfach nicht befürworten. Sie ekle sich bereits davor, das Bad mit anderen Menschen zu teilen und nun solle auch noch die Schwiegermutter ihre Toilette benutzen. Sie wäre so froh, dass diese den Toilettenstuhl gebrauchen würde. Auch einen Badewannenlifter wolle sie auf gar keinen Fall. Es würden schon so viele Hilfsmittel überall herumstehen und für einen Badewannenlifter sei einfach kein Platz mehr. Außerdem würde sie doch ihre tägliche Dusche so genießen und dies könne sie ja dann auch nicht mehr!

Sicherlich wird an dieser Stelle jedem Leser sehr deutlich, dass jede Angelegenheit immer mehrere Seiten der Wahrnehmung und Interpretation hat. Oftmals stellt sich eine Situation völlig anders dar, wie es auf den ersten Blick erscheint. Professionell Pflegende sind aufgefordert, dies bei der Versorgung und Betreuung eines Menschen immer mit zu berücksichtigen. Und je mehr Personen am Pflegeprozess beteiligt sind, desto mehr Varianten finden sich in der jeweiligen Sichtweise einer Situation.

Wahrnehmung, Aussagen und Verhalten der professionell Pflegenden

Kompetenz der Pflegefachkraft

Neben den Aussagen des Pflegebedürftigen und seiner Bezugspflegeperson(en) fließen immer auch die eigene Wahrnehmung und Beobachtung der Pflegefachkraft mit ihrer fachlichen Kompetenz ein.

Gerade bei der Versorgung von Menschen mit Demenz oder Bewusstseinseinschränkungen müssen Pflegende oftmals „zwischen den Zeilen" lesen können.

Die Erfahrung zeigt, dass sich Pflegekräfte zumeist sehr sicher fühlen, was den tatsächlichen Zustand eines zu Pflegenden anbelangt. Dies insbesondere, wenn es sich um Pflegekräfte handelt, die als Pflegesystem in ihrer Einrichtung die Bezugspflege anwenden.

▶ **Beobachtungen und Wahrnehmungen werden nach deren Kenntnis zunächst einmal „fachlich durchgefiltert" und danach in Erklärungsschubladen sortiert.** ◀

Bauchgefühl oder Intuition

Je weniger sich eine Beobachtung oder Wahrnehmung einsortieren lässt, desto sensibler reagieren professionell Pflegende auf jedes weitere Verhalten eines zu Pflegenden.

Häufig kann eine Pflegekraft neben ihrer Krankenbeobachtung auch eine „innere Stimme" bzw. „ein Bauchgefühl" wahrzunehmen, die wichtige Informationen liefern können. Dieses „Bauchgefühl" wird zumeist nicht bewusst wahrgenommen, motiviert die Pflegenden aber z. B. doch noch einmal, nach dem zu Pflegenden zu schauen, bei dem „eigentlich" alles in Ordnung war.

> **Beispiel** Die Pflegerin eines ambulanten Pflegedienstes führt bei ihrer morgendlichen Pflegetour bei Frau Muster eine BZ-Kontrolle durch. Die Werte liegen im Normbereich, alles ist wie an den anderen Tagen. Trotzdem verspürt die Pflegerin nach Ende ihres Dienstes den Drang, noch einmal kurz bei Frau Muster nach dem Rechten zu sehen. Da sie ihre Patientin telefonisch nicht erreicht, fährt sie auf dem Nachhauseweg nochmals bei Frau Muster vorbei. Tatsächlich findet sie die Dame in ihrer Wohnung bewusstlos auf dem Boden liegend vor. Im Krankenhaus stellt sich die völlige Entgleisung des Blutzuckers heraus.

Unbewusste Krankenbeobachtung

Wahrscheinlich wird jede Pflegekraft, bevor sie z. B. die Aussage macht: „Eigentlich war ja nichts Besonderes bei Frau Muster, aber ich hatte so ein ‚Gefühl', dass etwas nicht stimmt.", verschiedene Aspekte beobachtet und wahrgenommen haben, dies zumeist völlig unbewusst.

Mögliche Wahrnehmungen oder Beobachtungen der Pflegekraft in Bezug auf Frau Muster könnten beispielsweise gewesen sein:
▶ Blasses Aussehen
▶ Leicht kaltschweißige Haut
▶ Allgemeine bei Frau Muster unübliche Zittrigkeit
▶ Aussage von Frau Muster über Heißhunger auf das bevorstehende Frühstück.

Aufgrund der wahrgenommenen Fakten erfolgte dann die fachliche „Filterung". Diese lösten dann das vage Gefühl bei der Pflegekraft aus, dass trotz der „harten Fakten" – nämlich der im Normbereich befindliche Blutzuckerwert – etwas nicht in Ordnung war.

Aussagekräftige Beschreibung

Da Wahrnehmung und Beobachtung zumeist unbewusst und in Sekundenschnelle erfolgen, fällt es den in der Pflege Tätigen häufig schwer, das Ergebnis der „inneren Plausibilitätsprüfung" in Worte zu fassen.

Häufig formulieren und dokumentieren Pflegekräfte ihre eigene Wahrnehmung in Bezug auf die Befindlichkeit eines Pflegebedürftigen, ohne tatsächlich konkrete Aussagen zu machen.

3.1 Von der Beobachtung zur Dokumentation

> **Beispiel** **Beispiel 1: mündliche Übergabe**
> Pflegerin A: „Ach, dem Herr Meier geht es ja wieder bedeutend besser. Ich hatte ja die letzten drei Tage frei und bin erstaunt, wie gut er wieder zurecht kommt."

Die Feststellung, dass es Herrn Meier wieder viel besser geht, zeugt ja an sich für eine gute Krankenbeobachtung der Pflegekraft, aber tatsächlich erfolgt diese Feststellung ohne jede Aussagekraft.
Es stellt sich die Frage, woran die Pflegekraft ihre Aussage fest macht, was sich bei der pflegerischen Versorgung verändert hat und/oder welche Ressourcen/Fähigkeiten des Bewohners konkret gefördert werden konnten.
Eine aussagekräftigere Variante zum vorgenannten Beispiel könnte z. B. sein:

> **Beispiel** **Beispiel 2: mündliche Übergabe**
> Pflegerin A: Herrn Meier geht es ja wieder bedeutend besser. Er hat sich heute Morgen unter Anleitung sein Gesicht und den vorderen Oberkörper wieder ganz selbstständig waschen und abtrocknen können, und stellt euch mal vor, auf mein Lob erwiderte er: „Ja, es geht wieder bergauf mit mir, der liebe Gott will mich wohl noch nicht".

▶ **Die Kunst für professionell Pflegende bei der Auswertung „weicher" Daten besteht letztlich darin, ein so genanntes „Bauchgefühl" in eine exakte, aussagekräftige Beschreibung fassen zu können.** ◀

Für jede Pflegekraft bedeutet dies, nicht erst bei der schriftlichen Dokumentation auf die Aussagekraft einer Beobachtung zu achten, sondern bereits jeden Gedanken und jedes Gefühl, das die pflegerische Versorgung begleitet, zu hinterfragen und für sich selbst möglichst aussagekräftig zu formulieren.

Gedanken bereits aussagekräftig formulieren

> **Reflexion** Schulen Sie Ihre Beobachtungs- und Wahrnehmungsgabe dadurch, dass Sie in möglichst vielen Situationen dienstlich und auch privat Ihre Gedanken und Überlegungen reflektieren:
> ▶ Warum meine Sie, dass es einer Person in einer bestimmten Situation nicht gut oder besonders gut geht?
> ▶ Was nehmen Sie durch nonverbale Äußerungen, wie Mimik und Gestik, bei dieser Person wahr?
> ▶ An welchen Verhaltensweisen oder Aussagen können Sie Ihr „Gefühl" fest machen? Welche Fakten liegen vor?
> ▶ In wieweit ist Ihre Wahrnehmung anhängig von Ihrer eigenen Geschichte? Besteht die Gefahr, dass Sie etwas in eine Situation „hinein interpretieren"?

Nicht immer liegt eine Pflegekraft mit ihrer Mutmaßung oder Interpretation richtig. Manchmal stellt sich eine Situation im Nachhinein völlig anders dar. Auch kann es sein, dass Kollegen ein Verhalten eines zu Pflegenden ganz anders wahrnehmen.

▶ **Die Schilderung von aussagekräftigen Beobachtungen sowie deren schriftliche Dokumentation sind unabdingbar erforderlich, damit Pflegende den Verlauf der geplanten Pflege überhaupt nachvollziehbar überprüfen bzw. evaluieren können (▶ Kap. 4.7).** ◀

Positive und wertschätzende Grundhaltung

Für eine möglichst objektive Einschätzung einer Situation ist eine positive und wertschätzende Einstellung dem pflegebedürftigen Menschen und seinen Bezugspflegepersonen gegenüber eine Grundvoraussetzung!
In der Regel finden sich auch im Pflegeleitbild einer jeden Einrichtungen diesbezüglich klare Aussagen.

> **Reflexion** Überprüfen Sie das Pflegeleitbild Ihrer Einrichtung in Bezug auf wertschätzende Aussagen gegenüber dem Pflegebedürftigen und seinen Bezugspersonen. Reflektieren Sie für sich, inwieweit es Ihnen gelingt, diese Leitsätze in Ihrer täglichen Arbeit zu leben.

In der Praxis bedeutet dies, auch in schwierigen Situationen nicht einen zu Pflegenden seines Verhaltens zu „überführen", sondern vielmehr aus pflegefachlicher Sicht zu hinterfragen, wie es zu einem bestimmten Verhalten gekommen ist und welche Möglichkeiten der Erklärung und der Lösung sich zeigen.

> **Beispiel** Einer Bewohnerin geht es gesundheitlich immer schlechter. Das Team führt eine Fallbesprechung durch und entscheidet gemeinsam, dass die Bewohnerin zunächst nicht mehr aus dem Bett mobilisiert werden soll, da nahezu keine Sitzstabilität gegeben ist. Der Bewohnerin ist dies sehr recht. Es wurde abgesprochen, dass die Bewohnerin in ihrem Bett an bestimmten Aktivitäten teilnimmt. Ggf. soll für die Bewohnerin ein Liegerollstuhl beantragt werden.
> Der Sohn hatte wenig Kontakt zu seiner Mutter und kam nur alle 2 – 3 Monate zu Besuch. Von der Bezugspflegefachkraft erfolgte eine schriftliche Einladung zur nächsten Pflegevisite, leider ohne Rückmeldung. Auch telefonisch war der Sohn nicht erreichbar. Als er nun das nächste Mal zu Besuch kam, schimpfte er lauthals mit den Pflegekräften und auch seiner Mutter. Er wollte genaue Erklärungen, warum seine Mutter denn nur noch im Bett liegen würde, sie solle sich doch mal etwas zusammenreißen und sich nicht so gehen lassen. Er würde sich auch fragen, was denn überhaupt hier in der Einrichtung so los wäre, ob denn die Pflegekräfte nun gar keine Lust mehr zu ihrer Arbeit hätten.
> Die Mutter erwiderte ihrem Sohn gegenüber unter Tränen, dass sie ja so gerne aus ihrem Bett wollte, aber die Pflegekräfte leider einfach keine Zeit finden würden, sie herauszuholen.
> Das gesamte Team fühlte sich hintergangen und reagiere empört über diese „Lüge" der Bewohnerin. Eine Pflegekraft äußerte im Team: „Ich habe es doch gleich gesagt. Frau Beispiel macht das alles extra, ihr geht es gar nicht so schlecht. Die will uns doch nur gegeneinander ausspielen."

Halten Sie kurz inne, bevor Sie weiter lesen, und stellen Sie sich die Frage, was ein möglicher Grund für die „Lüge" der Bewohnerin im vorherigen Beispiel sein könnte.
Tatsächlich war es so, dass der Sohn neben den Pflegekräften die einzige Bezugsperson der Bewohnerin war. Das Verhältnis zum Sohn war durch den frühen Tod des Vaters immer sehr innig und liebevoll gewesen. Der Sohn konnte den schleichenden Verfall seiner Mutter nicht ertragen, wie er in einem späteren Gespräch äußerte. Dies wäre auch der Grund für seine immer selteneren Besuche in der letzten Zeit.
Die Bewohnerin selbst wollte den Sohn, da er doch nur noch so selten kam, nicht enttäuschen oder verärgern und verleugnete deshalb die gemeinsame Absprache mit den Pflegekräften.

3.1 Von der Beobachtung zur Dokumentation

Durch gemeinsame Gespräche mit dem Sohn und der Bewohnerin konnte die Angelegenheit zur Zufriedenheit für alle Beteiligten gelöst werden. Auch wurden alle Vereinbarungen schriftlich in der Dokumentation festgehalten, aber die Reaktion der Pflegekräfte zeigt, wie sehr sie sich durch die Aussage der Bewohnerin persönlich verletzt gefühlt haben. In solch einer Situation eine wertschätzende Grundhaltung dem zu Pflegenden gegenüber aufrecht zu halten, mag schwer sein, macht aber letztlich die Professionalität einer Pflegekraft aus.

▶ **Professionell Pflegende analysieren gemeinsam mit allen Beteiligten unbefriedigende Situationen und Zustände und finden eine für alle Seiten akzeptable Lösung. Vereinbarungen und Absprachen werden in der Pflegedokumentation festgehalten.** ◀

Seien Sie sich auch stets dessen bewusst, dass all Ihre Gedanken, die Sie sich wertend über eine Person machen, sich immer auch in Ihrem Verhalten dieser Person gegenüber zeigen.

Innere Haltung der Pflegekraft

Wertende Gedanken einem Pflegebedürftigen gegenüber müssen natürlich ernst genommen und artikuliert werden. Auch hier ist es wiederum erforderlich, genaue Aussagen zu machen. Nur auf Grundlage einer aussagekräftigen Schilderung, was z. B. im Umgang mit einem Menschen schwer fällt, können effektive Maßnahmen/Handlungsschritte eingeleitet werden. Gegebenenfalls ist es sinnvoll, sich professioneller Unterstützung zu bedienen, z. B. Einzel- oder Teamsupervison.

Alles, was nur vage bleibt und nicht ausgesprochen wird, kann nur schwer gelöst werden. Es kann sehr erleichternd sein, zu erfahren, dass die Kollegen im Umgang mit einem zu Pflegenden vielleicht genauso empfinden und sich vielleicht nur nicht getraut haben, das Problem anzusprechen!

Sowohl die objektiven als auch die subjektiven Daten gilt es, bereits in Gedanken und später auch in schriftlicher Form immer möglichst objektiv und wertneutral zu beschreiben.

Beispiel: Nicht geeignete Aussage im Pflegebericht
02.11.06 12.30 Uhr Fr. Till heute wieder sehr nervig, ist nur am Jammern und beklagt sich über alles. Konnte ihr nichts Recht machen. Le

Solche Aussagen entbehren jeder Fachlichkeit, sind (ab-)wertend dem Pflegebedürftigen gegenüber und haben zudem keinerlei Aussagekraft. Im Rahmen der professionellen Pflege sollten solche Aussagen weder mündlich geäußert werden, noch schriftlich dokumentiert sein.

▶ **Pflegende sollten sich immer fragen, ob sie das, was sie über einen zu Pflegenden in mündlicher Form äußern oder in der Pflegedokumentation notieren, auch über sich selbst, wenn sie pflegebedürftig wären, so hören bzw. lesen möchten.** ◀

> **Reflexion** Überprüfen Sie verschiedene Pflegedokumentationen (Pflegebericht und Pflegeplanung) in Bezug auf „wertende" Aussagen. Achten Sie auch beim nächsten Übergabegespräch, in der nächsten Fallbesprechung oder Teamsitzung auf diesen Aspekt.

Da eine Pflegekraft bestimmte Dinge wahrnimmt und eine Situationen entsprechend interpretiert, werden dies auch alle anderen an der Pflege beteiligte Personen tun.

Wirkung auf andere Personen

3 Was muss dokumentiert werden?

Für professionell Pflegende ist daher sehr wichtig, sich bewusst zu machen, wie andere Personen das eigene Verhalten und die eigenen Aussagen wahrnehmen und das eigene Verhalten immer wieder reflektieren.

- ▶ Wie wirkt eine Pflegekraft, die sich eher als „Morgenmuffel" bezeichnet bei der Durchführung der morgendlichen Körperpflege um 7.00 Uhr bei einer redseligen Pflegebedürftigen, die sich als Frühaufsteherin bezeichnen würde?
- ▶ Was wird diese Dame z. B. in Bezug auf den Gesichtsausdruck, Gestik bei der Pflegekraft wahrnehmen? Wie wird sie das Verhalten der Pflegekraft auslegen?

> **Beispiel** Ein Pfleger versorgt gewissenhaft eine sehr pflegeaufwendige Bewohnerin. Er ist in Gedanken sehr damit beschäftigt, dass sein eigener Vater seit gestern im Krankenhaus liegt und macht sich große Sorgen. Die Bewohnerin, die keinerlei geistige Einschränkungen hat, fragt irgendwann den Pfleger, warum er denn böse auf sie sei, er würde so grimmig schauen. Ob sie denn etwas falsch machen würde? Sie wüsste ja wohl, wie schwierig ihre Pflege sei und sie würde auch so weit es geht versuchen mitzuhelfen, aber heute hätte sie so starke Schmerzen, dass sie es einfach nicht schaffen würde, ihn mehr bei der Durchführung der Körperpflege zu unterstützen.

Der Pfleger im beschriebenen Beispiel war sehr bestürzt darüber, wie die Bewohnerin ihn bzw. sein Verhalten wahrgenommen hatte und konnte die Situation aufklären. Allerdings ist es längst nicht für jeden Pflegebedürftigen selbstverständlich, sich einer Pflegekraft gegenüber zu äußern und anzusprechen, was ihn bedrückt. Zudem ist dies vielen zu Pflegenden aufgrund ihrer Erkrankungen (z. B. Demenz) auch gar nicht möglich. Jede Pflegekraft sollte daher ihr eigenes Verhalten immer wieder hinterfragen und unbedingt auch mit den anderen an der Pflege beteiligten Personen besprechen.

> **Reflexion** Fragen Sie Ihre Kollegen, Partner etc., wie sie in verschiedenen Situationen auf diese Personen wirken. Fragen Sie hier ganz konkret, woran Ihr Gegenüber seine Aussagen festmacht. Stimmen die Aussagen mit Ihrem tatsächlichen Empfinden überein, oder war Ihr Gefühl ganz anders?
> Beobachten Sie umgekehrt auch Ihre Kollegen, Ihren Partner oder auch fremde Personen, z. B. im Cafe oder im Bus. Beurteilen Sie die körperliche Verfassung und die Stimmungslage der ausgewählten Personen. Argumentieren Sie im Stillen sich selbst gegenüber, wie Sie zu Ihrer Einschätzung kommen. Was können Sie wahrnehmen, was „sehen" Sie genau.
> Wenn Sie diese Übung mit Ihnen vertrauten Personen machen, befragen Sie diese hinterher, ob Sie mit Ihrer Wahrnehmung richtig gelegen haben.

Informationsaustausch mit Kollegen

▶ **Um eine objektive und aussagekräftige Dokumentation gewährleisten zu können, müssen Möglichkeiten des fachlichen Austausches und der Eigenreflexion für professionell Pflegende fester Bestandteil des Arbeitsalltages sein.** ◀

Dies gilt insbesondere bei der Pflege und Betreuung von Menschen mit geistigen Einschränkungen. Da Pflegenden hier nur wenige „harte Daten" zur Verfügung stehen, ist der Austausch aller Beteiligten untereinander, wie z. B. in Team- und/oder Fallbesprechungen, von entscheidender Wichtigkeit.

3.2 Von der Pflegehandlung zur Dokumentation

3.2.1 Nur was dokumentiert ist, gilt als durchgeführt

Jede pflegerische Handlung muss der Pflegedokumentation eines zu Pflegenden zu entnehmen sein. Art und Weise der Ausführung, die ausführende Person sowie die genaue Häufigkeit der pflegerischen Handlungen muss nachvollziehbar dargestellt sein.
Anhand einer sachgerecht geführten Dokumentation ist sofort erkennbar, wie oft und aus welchem Grund z. B. in den letzten zwei Monaten eine Bedarfsmedikation verabreicht wurde oder wann der letzte Fußpflegetermin stattgefunden hat.

Pflegehandlungen müssen nachvollziehbar sein

Alle erforderlichen Daten sollten innerhalb der Pflegedokumentation eines zu Pflegenden zu finden sein. Eine separate Dokumentation, z. B. der Leistungen des Sozialdienstes, hat sich in der Praxis nicht bewährt.
Wichtige Aspekte, die während der Pflege oder Betreuung vorgefallen sind, stehen bei einer separaten Dokumentation nicht mehr allen an der Pflege Beteiligten zur Verfügung. Erforderliche Zusammenhänge oder Rückschlüsse werden oftmals nicht erkannt und ausgearbeitet. Die Dokumentation von Daten außerhalb der Pflegedokumentation ist **nicht** empfehlenswert.

Ausschließliche Datensammlung in der Dokumentation

Werden besondere, von der Routine abweichende Pflegehandlungen durchgeführt, z. B. im Rahmen eines Notfalles, sind diese unmittelbar zu dokumentieren.
Routinetätigkeiten, wie die Übernahme der täglichen Körperpflege oder die regelmäßige Inkontinenzversorgung, können am Ende eines Dienstes dokumentiert werden.

Notfall unmittelbar dokumentieren

Nach Durchführung einer jeden Pflegehandlung erfolgt die sachgerechte Dokumentation auf den dafür vorgesehenen Formularen. Professionell Pflegende können hierbei innerhalb ihrer Einrichtung eigenverantwortlich festlegen, an welcher Stelle welche Informationen dokumentiert werden sollen (▶ Abb. 3.1).
So könnte beispielsweise die Gabe der Bedarfsmedikation entweder im Berichteblatt, dem Durchführungsnachweis oder auch auf einem separaten Formular innerhalb der Pflegedokumentation festgehalten werden.

Formular zur Dokumentation auswählen

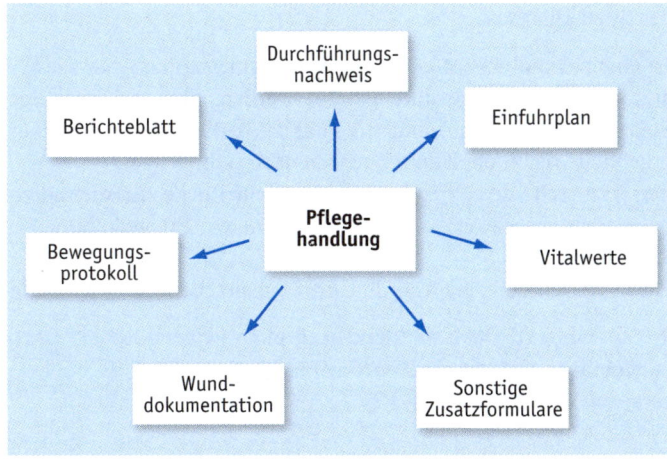

Abb. 3.1: Von der Pflegehandlung zur Dokumentation.

3.2.2 Nachweis einer fachlichen Pflege

Mit Hilfe der Pflegedokumentation kann ein überprüfbarer Nachweis einer sach- und fachgerechten Pflege erbracht werden.

Schwierige Situationen besonders beachten

Dies gilt insbesondere in schwierigen Situationen. Hier ist es von besonderer Wichtigkeit, eine fachliche Vorgehensweise durch eine aussagekräftige Dokumentation zu bestätigen.

Handeln und Nicht-Handeln begründen

Können Pflegehandlungen nicht wie geplant durchgeführt werden, ist dies zwingend zu dokumentieren. Der alleinige Hinweis, dass eine Handlung nicht ausgeführt werden konnte, ist nicht ausreichend. Ergänzend ist immer auch eine pflegefachliche Begründung anzugeben, warum die Pflegemaßnahme nicht durchführbar war.

Beispiel: Pflegebericht
28.11.06 14.15 Uhr Keine Mobilisation aus dem Bett erfolgt, Hr. Meier fühlte sich kraftlos, äußerte, im Bett bleiben zu wollen. RR 110/65 mm/Hg   Si

Auch wenn eine Pflegehandlung auf Wunsch oder aufgrund ablehnenden Verhaltens eines zu Pflegenden nicht durchgeführt werden kann, ist dies zu beschreiben.
Dabei hat es eine wesentlich stärkere Aussagekraft, wenn das ablehnende Verhalten genau beschrieben wird.

Beispiel: Pflegebericht
28.11.06 14.15 Uhr Fr. Meier verweigert die Nahrungsaufnahme, drehte den Kopf zur Seite, verschloss fest ihre Lippen, schüttelte wiederholt den Kopf   Ot

▶ **Wann immer eine Handlung also abweichend von der Planung oder aber gar nicht durchgeführt wird, muss dies schlüssig in der Pflegedokumentation des zu Pflegenden begründet sein.** ◀

Dies betrifft neben den pflegerischen Handlungen z. B. auch Therapien und Angebote des Sozialdienstes.

Behandlungspflegerische Maßnahmen

Ist eine behandlungspflegerische Maßnahme geplant, darf diese nur bei Vorliegen einer ärztlichen Anordnung durchgeführt werden. Eine eigenständige Vorgehensweise von Seiten der Pflegenden – und sei es nur das Aufbringen einer Salbe auf eine Wunde – kann erhebliche rechtliche Konsequenzen nach sich ziehen.
Der Arzt sollte den Pflegekräften eine schriftliche Anordnung zukommen lassen. Ist er dazu nicht bereit, ist diese Aussage in der Pflegedokumentation zu „sichern" (▶ Kap. 2.3.3).
Eine evtl. telefonische Anordnung ist entsprechend zu dokumentieren.

▶ **Ob eine ärztliche Anordnung auch ohne jegliche Art der Bestätigung durch den behandelnden Arzt durchgeführt wird, liegt in der Entscheidung der Pflegedienstleitung.** ◀

3.2.3 Plausibilität der Dokumentation

Erbrachte Handlungen müssen plausibel entsprechend der jeweiligen Situation erbracht werden. Die Plausibilität des Handelns muss sich auch in der Pflegedokumentation widerspiegeln.

So ist es sicherlich nicht nachvollziehbar, wenn Pflegende z. B. über einen längeren Zeitraum immer wieder akribisch ihre Beobachtungen dokumentieren, dass bei Frau Meier eine Hautrötung im Sakralbereich aufgetreten ist, dies aber tun, ohne weitere Maßnahmen zu beschreiben.

Handeln beschreiben

Auch ist es nicht sinnvoll, z. B. wiederholt zu benennen, dass ein zu Pflegender die geplante Flüssigkeitsmenge nicht zu sich nimmt, ohne darauf nachvollziehbar in schriftlicher Form zu reagieren.

Professionelle Reaktionen beschreiben

Professionell Pflegende sollten sich bewusst sein, welche Bedeutung eine lückenhaft geführte Pflegedokumentation auf Außenstehende hat.

▶ Pflegende haben mit einer sachgerecht geführten Pflegedokumentation die Möglichkeit aufzuzeigen, dass sie ihr „Handwerk" verstehen. ◀

3.3 So viel wie nötig, so wenig wie möglich

3.3.1 Kurz und knapp

Niemand verlangt von Pflegenden eine Dokumentation des Pflegeprozesses in Romanform. Umso erstaunlicher ist es, dass sich Pflegeplanungen und insbesondere Pflegeberichte oftmals wie solche lesen.

Keine Romane

▶ Die Qualität einer Dokumentation ist nicht von der Anzahl der geschriebenen Wörter abhängig. ◀

Es geht bei der professionellen Dokumentation nicht um ausschweifende Beschreibungen, sondern um eine kurze und knappe Zusammenfassung der wichtigsten Daten und Fakten.

Alle Eintragungen in der gesamten Pflegedokumentation können in Stichpunkte erfolgen, solange der Zusammenhang nachvollziehbar bleibt. Es gilt die Regel: „Weniger ist mehr". Auch auf die ständige Angabe des Bewohner- oder Patientennamens, z. B. im Pflegebericht oder in der Pflegeplanung, kann verzichtet werden.

Stichpunkte sind ausreichend

▶ Die Pflegedokumentation ist primär ein Arbeitsmittel für Pflegende und braucht deshalb auch nicht unnötig „ausgeschmückt" werden. ◀

Erst wenn bei einer Eintragung wirklich kein Wort mehr weggelassen werden kann, ist ein optimales Dokumentationsergebnis erreicht.

Beispiel: Pflegeberichte

28.10.06 12.15 Uhr Habe heute Morgen bei der Grundpflege bei Frau Müller rote Bläschen am linken Schulterblatt entdeckt. Gehen über das ganze Schulterblatt, ca. 10 x 15 cm. Frau Müller sagt, dass sie kein Jucken spürt und auch keine Schmerzen hat. Hausarzt wurde angerufen, will gegen Mittag kommen Ri

28.10.06   12.15 Uhr   Rote Bläschen li. Schulterblatt 10 x 15 cm, Fr. Müller äußert keine Beschwerden, Arzt kommt am Mittag   Ri

28.10.06   12.15 Uhr   Rote Bläschen li. Schulterblatt 10 x 15 cm, keine Beschwerden, Arzt kommt   Ri

Die Eintragung des ersten Beispiels umfasst 44 Wörter, die des zweiten 15 und die des letzten Beispiels nur noch 10 Wörter!

> **Reflexion**   Üben Sie kurzes Formulieren. Kopieren Sie verschiedene Pflegeberichte und streichen Sie alle nicht notwendigen und nicht aussagekräftigen Eintragungen (▶ Kap. 2.2.5). Was bleibt letztlich von der Dokumentation im Pflegebericht übrig?
> Die verbleibenden Eintragungen kürzen Sie um alle Füllwörter und Umschreibungen und formen diese zu stichpunktartigen Eintragungen um.
> Was halten Sie von der Möglichkeit, den Namen eines zu Pflegenden nicht mehr im Pflegebericht oder der Pflegeplanung zu erwähnen? Wenden Sie diese Möglichkeit bereits in der Praxis an oder haben Sie sich bewusst **für** die Angabe des Namens entschieden?

3.3.2 Mehrfachdokumentationen

Grundsätzlich sind Mehrfachdokumentationen zu vermeiden. Eine Ausnahme bildet die „Sicherung" von wichtigen Informationen.

Pflegebericht ist Informationssammelstelle
Da der Pflegebericht sozusagen eine Sammelstelle für viele verschiedene Informationen darstellt, die dann später z. B. im Rahmen der Evaluation auf die anderen Formulare verschoben werden, ergibt sich bei verschiedenen Daten automatisch eine Mehrfachdokumentation.
So ist es z. B. empfehlenswert, einen wichtigen lebensgeschichtlichen Hinweis bei seiner Kenntnisnahme zunächst im Pflegebericht zu notieren, damit alle anderen an der Pflege Beteiligten darüber informiert sind.

Wichtige Informationen zusätzlich sichern
Damit den Pflegenden der lebensgeschichtliche Hinweis auch dauerhaft zur Verfügung steht, sollte er z. B. im Rahmen der Evaluation der Pflegeplanung zusätzlich noch an anderer geeigneter Stelle innerhalb der Pflegedokumentation „gesichert" werden.
Nur so ist gewährleistet, dass die Informationen auch langfristig allen Pflegenden zur Verfügung stehen.

3.3.3 Welche Informationen benötigen andere an der Pflege Beteiligte

Nicht alles muss dokumentiert werden
Pflegende sollten sich vor einer Dokumentation eines Ereignisses immer wieder fragen, ob etwas so wichtig war, dass es überhaupt dokumentiert werden muss.
Notiert eine Pflegekraft z. B. im Pflegebericht, dass ein zu Pflegender heute einen Riegel Schokolade gegessen hat, kann diese Eintragung, wenn sie ohne einen Zusammenhang zur Situation des zu Pflegenden vorgenommen wird, völlig unbedeutend sein. Hier wurde vielleicht einfach nur dokumentiert, damit mal wieder etwas im Pflegebericht steht.

Erfolgt die Eintragung aber z. B. bei einem Menschen, der normalerweise die Nahrungsaufnahme verweigert, ist diese Aussage außerordentlich wichtig.
Hilfreich kann für Pflegende in diesem Zusammenhang sein, sich selbst immer zu fragen, ob das, was dokumentiert werden soll, tatsächlich Auswirkungen auf den Pflegeprozess des zu Pflegenden hat oder nicht.

Auswirkungen auf den Pflegeprozess hinterfragen

Bei der professionellen Dokumentation ist immer auch von großer Wichtigkeit, welche Angaben die Kollegen unbedingt zur Aufnahme der nachfolgenden Schicht benötigen, und weniger, was man gerne selber alles mitteilen würde!
Dies stellt auch eine häufige Problematik bei den täglichen Übergabegesprächen dar. Wie häufig wird dort ausgiebig über Nebensächlichkeiten gesprochen und später darüber lamentiert, dass die Übergabezeiten doch einfach zu kurz seien, um die wirklich wichtigen Informationen auszutauschen.

Informationen für die nachfolgende Schicht

Eigentlich sind Übergabegespräche bei einer aussagekräftigen Pflegedokumentation doch überhaupt nicht erforderlich!
Alle wichtigen Informationen finden sich in der Dokumentation, die sich der Mitarbeiter des annehmenden Dienstes zu Beginn seiner Arbeit gut durchliest. So ist er bestens informiert.
Im Rahmen der ambulanten Pflege wird diese Arbeitsweise notwendigerweise durchgeführt. Es gibt in der Regel keine täglichen Übergabegespräche, und gerade in ländlicher Umgebung wird die Einsatzzentrale des Pflegedienstes von der Pflegekraft auch nicht jeden Tag aufgesucht.
So ist jede Pflegekraft quasi gezwungen, bei jedem Patienten, den sie besucht, vor Aufnahme der pflegerischen Versorgung in die Dokumentationsmappe zu schauen.

Übergabegespräche sind entbehrlich

> **Reflexion** Wenn Sie in der vollstationären Pflege arbeiten, lassen Sie Ihre Kollegen bei der nächsten Übergabe zunächst die Pflegedokumentation lesen und nehmen Sie mündliche Ergänzungen nur vor, wenn Ihre Kollegen äußern, dass ihnen tatsächlich noch Informationen fehlen. So können Sie sehr gut die Qualität und Aussagekraft Ihrer eigenen Eintragungen überprüfen.

Ist eine Situation entsprechend risikoreich, sind die Anforderungen an die Dokumentation entsprechend hoch. Für Außenstehende muss erkennbar sein, dass sach- und fachgerecht gehandelt wurde und ein eingetretener Schaden trotz aller Vorsichtsmaßnahmen aufgetreten ist.

Höhere Anforderungen in Notfallsituationen

Hier ist auf eine besonders „aussagekräftige" und „nachvollziehbare" Dokumentation einer Situation zu achten. Wobei aussagekräftig und nachvollziehbar nicht zu verwechseln ist mit „zahlreich an Worten"!

Aussagekraft ist entscheidend

3.3.4 Effektive Dokumentation

Zusammenfassungen

Häufig ist es möglich, Daten zusammenfassend in der Pflegedokumentation darzustellen.
Nahezu immer können effektive Verknüpfungen zwischen den eingesetzten Formularen vorgenommen werden. Diese Möglichkeit bietet Pflegenden eine deutliche Reduzierung des Schreibaufwandes und sollte unbedingt genutzt werden.

Für die Anwendung im Arbeitsalltag sollten Pflegende die verschiedenen Varianten diskutieren und dann verbindlich, z. B. in einer Leitlinie zur Pflegedokumentation, festschreiben.

Durchführungsnachweis

Die Bestätigung der durchgeführten Leistungen sollte grundsätzlich nur noch in Komplexen erfolgen. Das Führen von Durchführungsnachweisen mit bis zu 30 Handzeichen pro Dienst ist nicht mehr zeitgemäß (▶ Kap. 2.2.4).
Besteht auf mehreren Formularen die Möglichkeit der Bestätigung sollte ein Ort verbindlich festgelegt werden und an anderer Stelle mit einem Verweis gearbeitet werden. Ist beispielsweise ein Einfuhrplan eingesetzt worden, ist es sinnvoll, auch auf diesem Formular zu dokumentieren. Im Durchführungsnachweis findet sich nun lediglich der Verweis auf den Einfuhrplan.

Pflegebericht

Hat sich bei einem zu Pflegenden längere Zeit keine dokumentationswürdige „Besonderheit" (▶ Kap. 2.2.5) ergeben, hat sich die Anwendung von kurzen Wochenzusammenfassungen bewährt.

Beispiel: Zusammenfassung Pflegebericht
30.10.06 13.15 Uhr Die Versorgung erfolgte in dieser Woche wie geplant, Abweichungen waren nicht erforderlich, alle Ressourcen weiterhin erhalten Ze

Auf diese Art bleibt der Pflegebericht nicht über Wochen hinweg leer und die Kollegen des nachfolgenden Wochenenddienstes oder der nächsten Frühdienstwoche können schneller erkennen, ob sich Veränderungen bei der Versorgung ergeben haben oder nicht.
Insbesondere Teilzeitkräfte, die z. B. nur wenige Tage in einem Monat arbeiten, äußern sich sehr positiv über diese Dokumentationsvariante, und auch in der ambulanten Pflege hat es sich bewährt, nach Abschluss einer Arbeitswoche für die nachfolgende Schicht eine Kurzzusammenfassung zu beschreiben.

Pflegeplanung

In der Pflegeplanung können verschiedene AEDL oder ATL die in enger Verbindung zueinander stehen und in der Pflegeplanung und Anamnese/Informationssammlung zusammen bearbeitet werden (▶ Kap. 4.3.3). Auf diese Art werden auch die ansonsten häufig auftretenden Wiederholungen bei der Ursachenbeschreibung der Pflegeprobleme minimiert.
Bei der Evaluation der Pflegeplanung ist es nicht erforderlich, jede einzelne AEDL auszuwerten. Auch hier können zusammenfassende Evaluationsbeschreibungen erfolgen.

Beispiel: Zusammenfassende Evaluationsbeschreibung
30.10.06 AEDL gesamt
Ziel der Erhaltung der Ressourcen wurde in allen AEDL erreicht. Teilziel: „Gehen innerhalb des Zimmers selbstständig mit Rollator" in AEDL 2 aufgrund der Grippeerkrankung nicht erreicht. Maßnahmenanpassung nicht erforderlich, alle Maßnahmen weiter wie bisher usw. Le

> **Reflexion** Welche „Entbürokratisierungsmaßnahmen" können Sie noch anwenden? Betrachten Sie Ihre gesamte Pflegedokumentation unter diesem Aspekt. Was könnte verkürzt werden, wo zeigt sich eine unsinnige doppelte Dokumentation? Werden die durchgeführten Pflegemaßnahmen bereits in Komplexen abgekürzt oder noch nicht? Besprechen Sie sich mit Ihren Kollegen.

3.4 Auf die richtige Formulierung kommt es an

Professionelle Beschreibungen oder Aussagen schriftlicher und mündlicher Art zeichnen sich durch eine hohe Aussagekraft und Wertneutralität aus. Es erfolgt eine genaue Zustandsbeschreibung einer Situation. Hierbei muss der Schwerpunkt auf der Beschreibung von Tatsachen liegen.

Aussagekräftig und wertneutral

Unverständliche Formulierungen und wie es professioneller ist	
Vermeiden Sie folgende Aussagen	**Formulieren Sie professionell**
Hr. Kröll musste heute Morgen ständig auf die Toilette. *Unklar: Was heißt „ständig"?*	Hr Kröll äußerte heute im Frühdienst 6 × statt ansonsten 3 ×, auf die Toilette zum Wasserlassen zu müssen. Der Urin ist klar und Hr. Kröll äußert auf Nachfrage keine Schmerzen zu haben.
Fr. Uhr ist im Speisesaal über den Rollator gefallen. *Unklar: War die Pflegekraft dabei, hat sie den Hergang gesehen?*	Fr. Uhr heute um 10.00 Uhr im Speiseraum auf dem Boden liegend vorgefunden. Das re. Bein hing über dem Rollator einer Mitbewohnerin. Fr. Uhr weinte und beschimpfte die Bewohnerin, warum diese den Rollator im Weg stehen lassen würde.
Hr. Gerne konnte bei der Pflege gut mithelfen. *Unklar: Was heißt „gut"?*	Hr. Gerne konnte bei der Morgenpflege den Waschlappen halten und sich seine rechte Gesichtshälfte alleine in Präsenz der Pflegekraft waschen.
Frau Haus wollte Aufmerksamkeit, hat sich wieder den Finger in den Hals gesteckt. *Unklar: Was hat sich tatsächlich ereignet?*	Um 22.30 Uhr auf lautes Rufen ins Zimmer zu Fr. Haus gegangen. Beim Betreten des Zimmers steckte Fr. Haus sich vor meinen Augen den Finger in den Mund und erbrach sich im Bett.

Aussagen wie
- Fr. Meier hat heute gut getrunken
- Hr. Bein hat die letzte Woche schlecht gegessen
- Hr. Jan war heute Nacht ständig eingenässt
- Vitalwerte im Normalbereich,

sollten sowohl mündlich als auch schriftlich nur erfolgen, wenn sich weitere aussagekräftige Informationen diesbezüglich z. B. auf einem separaten Einfuhrplan, einem Inkontinenzblatt oder dem Vitalzeichenblatt finden.

Zur Gewährleistung einer sachgerechten und aussagekräftigen Dokumentation können Pflegende sich an den sogenannten **W-Fragen** orientieren:

W-Fragen anwenden

- **Was** ist in welchem Zusammenhang passiert?
- **Wie** geht es dem zu Pflegenden?
- **Welche** Maßnahmen wurden eingeleitet?
- **Wer** ist zu informieren?
- **Welche** Informationen benötigen meine Kollegen?
- **Was** ist in der folgenden Schicht noch zu erledigen?

Keine Mutmaßungen

Mutmaßungen oder Interpretationen sind ebenfalls nicht gefragt und haben wenig Aussagekraft. Bei der täglichen Informationssammlung ist erst einmal unerheblich, was die Pflegekraft meint oder denkt. Ihr Auftrag besteht darin, zunächst einmal Informationen zu sammeln und später im Rahmen der Evaluation gemeinsam mit Kollegen auszuwerten.
Diese Vorgehensweise ist für einen erfolgreichen Pflegeverlauf unverzichtbar.
Bemerkungen wie z. B.
- Hr. Nien geht es wieder schlechter
- Fr. Klotz hat keinen Durst
- Fr. Frink ist traurig,

die sich ohne weitere Erläuterungen in der Dokumentation finden, stellen lediglich Mutmaßungen dar. Woraus schließt die Pflegekraft denn, dass es Hr. Nien wieder schlechter geht und Fr. Klotz keinen Durst hat?
Aussagekräftiger wäre z. B.
- Hr. Nien konnte bei der Pflege nicht mehr den Waschlappen halten. Körperpflege wurde vollständig übernommen und mit vielen Pausen zu Ende geführt.
- Fr. Frink saß den ganzen Morgen zusammengesunken im Sessel in ihrem Zimmer. Schaute nur aus dem Fenster, wollte Gesprächsangebot nicht annehmen.

Wörtliche Rede einsetzen

Um Situationen genauer einschätzen zu können, sollte immer wieder auch das gesprochene Wort des zu Pflegenden dokumentiert werden. Insbesondere bei der Evaluation der Pflegeplanung kann dies in Bezug auf eine realistische Zielformulierung sehr hilfreich sein:
- Fr. Frink saß den ganzen Morgen zusammengesunken im Sessel in ihrem Zimmer. Schaute nur aus dem Fenster, wollte Gesprächsangebot nicht annehmen. Äußerte: „Ich möchte alleine sein."
- Fr. Klotz Getränk angeboten, hat abgelehnt. Äußerte: „Lass mich in Ruhe, ich habe keinen Durst."
- Wollte Hr. Müller zur Toilette begleiten, er lehnt ab mit den Worten: „Ich bin doch kein Krüppel, ich will alleine gehen, verschwinde doch endlich."

Keine Wertung oder Schuldzuweisung

Professionell Pflegende sollten ihre Aussagen immer nur in der Form formulieren, wie sie es auch für sich selbst in ihrer eigenen Pflegedokumentation als Bewohner oder Patient akzeptieren könnten.
Dies bedeutet, dass sich wertende oder schuldzuweisende Formulierungen ganz von selbst verbieten. Eintragungen mit folgendem oder ähnlichem Wortlaut lassen jede Professionalität vermissen:
- Hr. Frings will nicht mithelfen, strengt sich kein bisschen an.
- Fr. Till versucht, uns auszutricksen.
- Fr. Well lässt sich bedienen.

Sie sollten deshalb in keiner Pflegedokumentation zu finden sein!

▶ **Alle Aussagen sind grundsätzlich klientenzentriert, also vom zu Pflegenden aus zu beschreiben.** ◀

Keine Soll-Formulierungen

Auch Soll-Formulierungen jeglicher Art, ob im Pflegebericht oder in der Zielformulierung der Pflegeplanung sind unbedingt zu vermeiden. Es geht nicht darum, was ein zu Pflegender soll oder nicht soll, sondern vielmehr darum, was alle am Pflegeprozess Beteiligten gemeinsam erreichen möchten.

Ungeeignete und wertschätzende Formulierungen	
Ungeeignete Soll-Formulierungen	Wertschätzende Formulierungen
„Hr. Meier heute nochmals erklärt, dass er lernen soll, sich selbstständig zu waschen."	„Hr. Meier noch einmal über die Wichtigkeit der selbstständigen Durchführung der Körperpflege beraten."
„Fr. Maus mehrfach gesagt, dass sie nicht alleine raus gehen soll, hört mir nicht zu, verlässt immer wieder die Einrichtung."	„Fr. Maus wiederholt auf die Risiken beim Verlassen der Einrichtung aufmerksam gemacht. Erwiderte: ‚Lasst mich doch alle in Ruhe, ich weiß was ich tue.'"
„Fr. Reh soll mind. 1,5 l Flüssigkeit trinken."	„Fr. Reh trinkt mind. 1,5 l Flüssigkeit."
„Hr. Beil soll sich wohlfühlen."	„Hr. Beil äußert Wohlbefinden durch …"

Um eine aussagekräftige Dokumentation zu gewährleisten, ist es nicht erforderlich, sich nur in Fachsprache auszudrücken. Anderseits sollte von professionell Pflegenden ein gewisses sprachliches Niveau nicht nur im mündlichen Miteinander verwendet werden, sondern sich auch in der Dokumentation widerspiegeln.
Aussagen wie:

- kleine offene Stelle am Arsch
- Frau Meier zuckt vor sich hin
- Frau Wall hat die ganz Nacht nur gekotzt
- Frau Hahne läuft gelber Schnodder aus der Nase
- Herr Till hat auf den Fußboden gerotzt,

zeugen von wenig Fachlichkeit und sind äußerst diskussionswürdig.

Keine übertriebene Fachsprache

Zur eigenen Überprüfung in Bezug auf eine aussagekräftige Formulierung kann es für Pflegende sehr hilfreich sein, alle schriftlichen und mündlichen Aussagen auf sich selbst „umzuformulieren". Auf diese Art und Weise wird schnell deutlich, ob eine Formulierung „passt" bzw. stimmig ist.

Aussagen „umformulieren"

> **Reflexion** Üben Sie zunächst bei all Ihren mündlichen Aussagen z. B. in der Übergabe, sich aussagekräftig auszudrücken. Vereinbaren Sie mit Ihren Kollegen, dass sie alle nicht aussagekräftigen und nicht wertneutralen Formulierungen untereinander verbessern. Ihre schriftliche Dokumentation verbessert sich auf diesem Wege automatisch mit!

3.5 Wann und wie oft muss dokumentiert werden?

3.5.1 Die Pflegedokumentation in der täglichen Arbeit

Pflegedokumentation bei Aufnahme

Der Pflegebericht stellt in der Aufnahmephase des zu Pflegenden eines der wichtigsten Dokumentationsformulare dar. Grundsätzlich ist er in den ersten Tagen nach Annahme des Pflegeauftrages von Seiten der Pflegekräfte sehr ausführlich zu führen.
In nahezu jeder Schicht sollten sich daher aussagekräftige Hinweise (Erfolge, Reaktionen, Ablehnung etc.) in Bezug auf die Durchführung der Pflegehandlung sowie zur allgemeinen Befindlichkeit des zu Pflegenden finden.

Pflegebericht ausführlich formulieren

▶ Es kann hilfreich sein, die Eintragungen der jeweiligen Rubrik des gewählten Pflegemodells zuzuordnen, wie z. B. den AEDL nach Monika Krohwinkel. ◀

Beispiel: Pflegebericht
12.12.06   AEDL Nr. 4
Oberkörperpflege heute Morgen am Waschbecken durchgeführt, Hr. Müller konnte motiviert werden, sich Hände und Gesicht nach Überstülpen des Waschlappens über die re. Hand eigenständig zu waschen. Konnte sich auch sein Gesicht abtrocknen und mit Hautcreme eincremen. Nachcremen erforderlich. Äußerte, dass er es gerne hätte, wenn die Creme gut duftet.   Le

Kontinuierliche Informationssammlung

Der Pflegebericht dient insbesondere vor dem Anlegen einer Pflegeplanung der kontinuierlichen Informationssammlung. Nur mit Hilfe dieser Informationssammlung ist es möglich, die Pflege ständig den Wünschen und Bedürfnissen des zu Pflegenden anzupassen und so eine optimale, am Bewohner bzw. Patienten orientierte Pflege durchführen zu können.

▶ Nur mit einem aussagekräftigen Pflegebericht kann im weiteren Verlauf der Versorgung die Entscheidung getroffen werden, welche Probleme für den zu Pflegenden vorrangig sind und in einer Pflegeplanung weiter bearbeitet werden müssen. ◀

Aufnahmebericht formulieren

Des Weiteren sollte sich ein kurzer „Aufnahmebericht" finden, z. B. mit folgenden Angaben:
▶ Beschreibung, wie der zu Pflegende in die Einrichtung kam oder wie er in seinem häuslichen Wohnumfeld vorgefunden wurde (ambulante Pflege)
▶ Beschreibung des Allgemeinzustandes
▶ Aussagen zum äußeren Erscheinungsbild (Kleidung, Haare, Fingernägel)
▶ Aussagen zum Ernährungs- und Kräftezustand
▶ Aussagen zur psychischen Verfassung (ängstlich, ruhig, voller Freude)
▶ Beschreibung von Reaktionen auf durchgeführte Pflegehandlungen.

Anamnese/Informationssammlung

Auch sollte im Rahmen des pflegerischen Erst- oder Aufnahmegespräches möglichst zeitnah die Ergänzung/Vervollständigung der Anamnese/Informationssammlung einschließlich der Einschätzung evtl. Risikofaktoren erfolgen (▶ Kap. 2.2.3).

Bestätigung der Pflegeleistungen

Zusätzlich erfolgt eine lückenlose Bestätigung aller erbrachten Maßnahmen. Da es bei einigen EDV-Dokumentationssystemen nicht möglich ist, einen Maßnahmenplan ohne Pflegeplanung anzulegen, ist es von großer Wichtigkeit, Alternativlösung anzuwenden. Beispielsweise können die erbrachten Pflegeleistungen kurzfristig bis zur Eröffnung der Pflegeplanung im Berichteblatt dokumentiert werden, oder es wird auf einen Leistungsnachweis in Form eines Papierformulars ausgewichen.

▶ Der lückenlose Nachweis aller erbrachten Leistungen ab dem Tag der Aufnahme ist zwingend erforderlich. ◀

Pflegedokumentation in der ersten Woche

In den nächsten Tagen erfolgt eine kontinuierliche Informationssammlung innerhalb der Pflegedokumentation → Berichteblatt → Durchführungskontrolle → Zusatzformulare.

Erforderliche Anpassung oder Änderungen werden dokumentiert. Die Pflegedokumentation wird vervollständigt, evtl. erforderliche Bedarfsformulare werden angelegt.

Pflegedokumentation im ersten Monat

Innerhalb des ersten Monats nach Aufnahme, wenn bereits erste verlässliche Informationen vorliegen, sollte nach einer ersten Bewertung/Auswertung (Evaluation) der Pflege die Pflegeplanung eröffnet werden.

Eröffnung der Planung

Mit Anlage der Pflegeplanung wird der Umfang der Eintragungen des Pflegeberichts wesentlich geringer. Dem Pflegebericht kommt nun seine eigentliche Aufgabe zu, nämlich Besonderheiten und/oder Verlaufsdarstellungen aufzuzeigen (▶ Kap. 2.2.5). Eintragungen zu Regelleistungen, wie z. B. „Bew. oder Pat. wurde gebadet oder geduscht" sollten nun unterbleiben.

Pflegebericht nicht mehr täglich führen

So umfasst die tägliche Dokumentation nach Abschluss der Aufnahmephase grundsätzlich nur noch die Bestätigung aller erbrachten Leistungen einschließlich der medizinischen Behandlungspflege sowie das Führen zusätzlicher Bedarfsformulare und des Pflegebericht bei „Besonderheiten".

Dokumentation reduziert sich

Pflegedokumentation im weiteren Verlauf

Im Verlauf der weiteren Versorgung erfolgt eine kontinuierliche Informationssammlung und Evaluation der Pflege (▶ Abb. 4.1).

Die Häufigkeit der Auswertung/Überprüfung der Pflege richtet sich nach dem Zustand des zu Pflegenden. In der Praxis hat sich innerhalb der ersten drei Monate nach Aufnahme der Pflege ein monatlicher Überprüfungsrhythmus bewährt. Danach kann häufig zu einen längerfristigen Auswertungsintervall, z. B. alle 2–3 Monate, übergegangen werden.
Überprüfungen in besonderen Situationen, z. B. bei unvorhersehbaren Veränderungen/Verschlechterungen des Zustandes oder nach Krankenhausentlassung, werden bei Bedarf durchgeführt und können nicht im Voraus geplant werden.

Evaluationsintervall planen

Umfang der Dokumentation

Der Umfang der schriftlichen Dokumentation ist individuell verschieden. Verbindliche Aussagen, wie häufig z. B. ein Pflegebericht zu führen ist oder wie die Risikoeinschätzung z. B. eines Dekubitusrisikos erfolgen soll, existieren grundsätzlich nicht. Selbst in den Expertenstandards des DNQS findet sich nur der Hinweis, dass ein Dekubitusrisiko „regelmäßig" eingeschätzt werden soll.

Fachlichkeit der Pflegekraft ist entscheidend

▶ **Grundsätzlich gilt, je gefahrenträchtiger die Situation, desto ausführlicher muss die Dokumentation erfolgen.** ◀

Eine Pflegekraft ist also aufgefordert, immer wieder individuell unter Berücksichtigung ihrer Fachlichkeit zu entscheiden, wie ausführlich sie einen Vorfall oder eine Situation dokumentieren will.

3.5.2 Die Pflegedokumentation in besonderen Situationen

Dokumentation bei Wiederaufnahme

Erneute ausführliche Informationssammlung

Bei jeder „Wiederaufnahme", z. B. nach einem Krankenhaus- oder Kurzzeitpflegeaufenthalt oder nach der Rückkehr eines zu Pflegenden aus dem Urlaub, ist eine erneute sehr ausführliche Informationssammlung erforderlich.

Neuen „Ist-Zustand" dokumentieren

Wichtige Daten, die erstmalig direkt bei Aufnahme der Pflege erhoben wurden, müssen bei einer „Wiederaufnahme" erneut überprüft und dokumentiert werden:
- Aussage zum Hautzustand
- Aussage zum Ernährungszustand bzw. Gewicht (Gewichtsmessung, falls möglich)
- Ggf. Aussage zur erneuten Einschätzung des Dekubitusrisikos, z. B. Braden-Skala
- Ggf. Aussage zur erneuten Einschätzung des Ernährungszustandes, z. B. MNA
- Ggf. Aussage zur erneuten Einschätzung des Sturzrisikos
- Ausführliche Beschreibung zur Durchführung der Pflege in den ersten Tagen nach Wiederaufnahme, z. B. im Pflegebericht
- Aussage zur Aktualität der Pflegeplanung innerhalb der ersten Woche nach Wiederaufnahme.

Dokumentation bei Ablehnung von Pflegehandlungen

Ablehnung einer Handlung immer individuell beschreiben

Lehnt ein zu Pflegender erforderliche Pflegehandlungen ab, ist dies von der Pflegekraft wertneutral und aussagekräftig zu dokumentieren. Aussagekräftig bedeutet z. B. im Falle einer Nahrungsverweigerung nicht nur zu dokumentieren, dass der Pflegebedürftige die angebotene Nahrungsaufnahme abgelehnt hat, sondern auch, **wie** er diese Ablehnung deutlich gemacht hat:
- Herr Klein verweigerte die Einnahme des Mittagessens, drehte sein Gesicht zur Seite und schüttelte den Kopf. Flüssigkeitszufuhr wurde akzeptiert.
- Herr Dietz hob beim Versuch, das Mittagessen anzureichen, beide Arme vor sein Gesicht und drehte den Kopf zur Seite. Rief immer wieder: „Nein, nein, nein". Hat auch Saft auf gleiche Weise verweigert.
- Frau Rein ließ Lagerung nicht durchführen, hielt die Bettdecke fest und rief laut: „Haut ab, haut ab und lasst mich in Ruhe!" Auch beruhigendes Einwirken zeigte keinen Erfolg.
- Frau Hain wehrte das An- und Auskleiden ab, verschränkte die Arme vor der Brust, ließ das Entkleiden der Nachtwäsche nicht zu.

Erforderliche Handlungsschritte darstellen

Ergibt sich aus der Ablehnung der Maßnahmen ggf. die Notwendigkeit weiterer Handlungsschritte von Seiten der Pflegenden, sind diese unbedingt zu dokumentieren:
- Erneute Verweigerung der Flüssigkeitszufuhr, Arzt und Angehörige wurden informiert.
- Die Lagerung wird weiterhin trotz sehr hoher Dekubitusgefahr abgelehnt, Wechseldruckmatratze wird ab morgen eingesetzt.
- Entkleiden der Nachtwäsche nicht möglich, Fr. Ganz tolerierte aber das Ankleiden der Tageskleidung (Kleid) über die Nachtwäsche.

Beratungs- und Aufklärungsgespräche unbedingt dokumentieren

Die im Rahmen einer Ablehnung erforderlichen Beratungs- und Aufklärungsgespräche sollten innerhalb der Pflegedokumentation festgehalten werden. Kann hierbei der zu Pflegende eine risikobehaftete Situation nicht mehr selbst überblicken, sind stellvertretend auch die Bezugspersonen und/oder der behandelnde Arzt über die Situation aufzuklären bzw. zu informieren:

- ▶ Frau Leine hat bei der Morgenpflege stark konzentrierten Urin, Haut ist trocken und schuppig. Tochter wurde über die Zusammenhänge und möglichen Folgeschäden einer nicht ausreichenden Flüssigkeitsversorgung aufgeklärt.
- ▶ Herr Jas lehnt trotz Hautrötung des Sakralbereichs jegliche Druckentlastung ab. Lässt weder eine regelmäßige Lagerung noch den Einsatz einer Wechseldruckmatratze zu. Herr Jas wurde über die Risiken aufgeklärt, Hausarzt ist informiert.
- ▶ Frau Neus wurde anhand der Braden-Skala über das hohe Dekubitusrisiko ihres Mannes aufgeklärt. Sie wurde über mögliche Risiken und Folgen aufgeklärt und beraten.

▶ **Jegliche Art von „Beratungs- und Informationsgesprächen" sollte von professionell Pflegenden an einer geeigneten Stelle, z. B. im Pflegebericht, der Pflegeanamnese/Informationssammlung oder der Pflegeplanung fixiert werden.** ◀

Dokumentation bei nicht sachgerechter Pflege

Dokumentiert werden muss ebenfalls, wenn Bezugspersonen Pflegemaßnahmen ablehnen oder sich z. B. nicht an Absprachen halten. Insbesondere in der ambulanten Pflege wird des Öfteren von Seiten der Angehörigen oder der zu Pflegenden eine „besondere" pflegefachlich evtl. bedenkliche Versorgung gewünscht. Hier kann schnell eine nicht sachgerechte Pflegesituation entstehen. Eine aussagekräftige Dokumentation ist zwingend erforderlich:

Aussagen der Bezugspersonen dokumentieren

- ▶ Ehefrau von Herrn Weil über die Minderung der Wirkung der vorhandenen Wechseldruckmatratze bei zeitgleichem Einsatz eines geschlossenen Inkontinenzhosensystems aufgeklärt. Sie besteht ausdrücklich auf einer Verwendung der Inkontinenzhosen.
- ▶ Frau Lotte hat heute Sahnetorte für ihren Mann mitgebracht. Sie wurde auf die Gefahr weiterer Durchfälle bei ihrem Mann hingewiesen und erwiderte: „ Ach seien Sie doch nicht so streng, mein Mann hat doch sonst nicht mehr und er isst doch so gerne". Das Angebot, die Torte für morgen aufzuheben, hat sie nicht angenommen.

Nach Möglichkeit ist in solch einer Situation immer der Arzt mit einzubeziehen. Die Kommunikation und daraus folgenden Absprachen mit dem Arzt sind ebenfalls lückenlos zu dokumentieren:

- ▶ Dr. Müller über die ständigen Durchfälle von Herrn Lotte informiert. Hat angeboten, mit der Ehefrau über die Verordnung einer Diät zu sprechen.

Dokumentation in Notfallsituationen

Im Rahmen einer Notfallsituation, z. B. nach Sturzereignis oder bei Bewusstlosigkeit, ist eine aussagekräftige Dokumentation zwingend erforderlich. Das Ereignis sowie alle daraus folgenden Handlungsschritte müssen auch für Außenstehende lückenlos nachvollziehbar sein.

Erforderliche Handlungsschritte müssen erkennbar sein

Beispiel für die Dokumentation nach einem Notfall	
Zeitpunkt des Ereignisses	9.30 Uhr
Was genau ist passiert?	Fr. Till auf dem Boden liegend vor dem Waschbecken vorgefunden.
Wie ist der Zustand des zu Pflegenden?	Fr. Till ist ansprechbar und voll orientiert. Konnte mit leichter Unterstützung aufstehen. Äußerte starke Schmerzen im rechten Schultergelenk und war eingenässt.
Was äußert die betroffene Person zum Hergang?	Fr. Till äußert, ihr sei schwarz vor Augen geworden, an mehr könne sie sich nicht erinnern.

Beispiel für die Dokumentation nach einem Notfall (Fortsetzung)	
Welche Aussagen können beteiligte Personen machen?	Mitbewohnerin hörte vor der Zimmertüre einen dumpfen Aufschlag.
Was wurde von Seiten der Pflegkräfte unternommen?	Vitalzeichenkontrolle: RR-120/65, Puls 80, Unterkörperwäsche durchgeführt und umgekleidet, Arm in Sessel auf Kissen gelagert.
Wer wurde informiert?	Betreuer informiert, auf Anrufbeantworter gesprochen, Arzt informiert.
Welche Maßnahmen sind erforderlich?	Röntgen angeordnet
Wie ist die weitere Zustandentwicklung des zu Pflegenden? Evtl. Äußerungen zur Situation?	Fr. Till äußert immer wieder ihren Unmut, ist ärgerlich über ihre Schmerzen in der Schulter, war über ihr Eingenässtsein sehr beschämt, entschuldigte sich mehrfach beim Waschen und Umkleiden.
Wie geht es weiter?	11.00 Uhr Fr. Till in Begleitung zum Röntgen ins KH XY
	12.00 Uhr Fr. Till vom Röntgen zurück, hat einen Schlüsselbeinbruch, OP nicht erforderlich, bekam einen Stützverband angelegt. In drei Tagen zur Kontrolle. Hausarzt und Betreuer sind informiert.
Wie geht es weiter?	→ Es folgt die weitere Verlaufsbeschreibung in den nächsten Stunden bzw. Tagen bis zum Abschluss des Ereignisses.

▶ Bei der Dokumentation ist es hilfreich, die W-Fragen anzuwenden (▶ Kap. 3.4). ◀

Dokumentation im Rahmen einer Pflegebegutachtung

Leistungen und Erschwernisfaktoren aufführen

Im Rahmen der Pflegebegutachtung ist es erforderlich, dass alle Leistungen lückenlos nachvollziehbar sind und insbesondere auch die ggf. vorhandenen Erschwernisfaktoren hervorgehoben werden.

Es hat sich bewährt, mit Antragstellung einer höheren Pflegestufe immer wiederkehrend die „erschwerten" Faktoren und deren Auswirkungen im Pflegebericht zu beschreiben:
▶ Morgenpflege äußerst erschwert, war nur mit zwei Personen durchführbar, Frau Bleer konnte heute keinerlei Anleitung umsetzen, konnte den Anweisungen nicht folgen, verharrte vor dem Waschbecken und wusste nichts mit dem Waschlappen anzufangen.
▶ Toilettengang äußerst erschwert und zeitintensiv, Herr Klaus wollte seine Hose nicht herunter ziehen, zeitaufwendige, qualifizierte Umstimmungs- und Überzeugungsarbeit erforderlich.

Real gemessene Zeitwerte angeben

Es kann sinnvoll sein, mit Zeitangaben im Pflegebericht zu arbeiten. Dies ist allerdings nur angeraten, wenn die tatsächlichen Pflegeminuten höher sind als die Zeitorientierungswerte der Begutachtungsrichtlinien (BRi):
▶ Frau Dain auf allen Wegen begleitet, benötigt 3 min. vom Zimmer ins Bad.
▶ Durchgeführte Lagerung mit zwei Pflegekräften hat über 3 min. gedauert.
▶ Das Anreichen von 20 ml. Tee hat 2 min. in Anspruch genommen.

Abweichenden Pflegebedarf dokumentieren

Zur Darstellung des abweichenden Pflegebedarfs bietet es sich an, den Pflegebericht zu nutzen. Insbesondere ein erhöhter Pflegebedarf, wie z. B.
▶ Teilbe- und Entkleidung des Unterkörpers nach Einnässen
▶ umkleiden des gesamten Körpers bei starkem Schwitzen

3.5 Wann und wie oft muss dokumentiert werden?

- in der Nacht 2 × zusätzlich gelagert
- Frau Meier heute 4 × statt ansonsten 2 × zur Toilette geführt,

ist lückenlos zu dokumentieren.

▶ **Jeder abweichende Pflegebedarf muss mit einer aussagekräftigen Beschreibung im Pflegebericht erläutert werden.** ◀

Diese Vorgehensweise sollte von den Pflegenden bis zu einer erfolgreichen Einstufung fortgeführt werden.

Es bietet sich an, den im Pflegebericht geschilderten zusätzlich anfallenden Hilfebedarf einfach mit einem Textmarker sichtbar zu machen. So ist sichergestellt, dass der abweichende Pflegebedarf sofort für alle an der Pflege Beteiligten sichtbar ist.

Pflegebedarf sichtbar machen

Da bei der Einstufung in eine Pflegestufe neben dem zeitlichen Umfang insbesondere auch die Häufigkeit einer erbrachten Pflegehandlung eine entscheidende Rolle spielt, kann es von Vorteil sein, die ausgewählten Pflegehandlungen mit einem separaten Formular nachzuweisen (▶ Kap. 2.3).

Individuelle Häufigkeit muss nachweisbar sein

> **Beispiel** Bei einer Begutachtung sichtet der Gutachter die Durchführungskontrolle. Es handelt sich um eine übliche Durchführungskontrolle, bei der die Pflegehandlungen allerdings in Komplexen zusammengefasst sind und somit auch der Bereich „Ausscheidung" nur mit einem Handzeichen bestätigt ist. Unter der Einzelhandlung „Toilettengang" im Bereich der Ausscheidung findet sich die Angabe der Häufigkeit. Der Gutachter ist nicht begeistert von dieser ihm unbekannten Art der Dokumentation und äußert, dass 4 × Wasserlassen pro Schicht doch recht viel wäre. Zudem wären diese Toilettengänge ja auch nicht mit Handzeichen bestätigt, er müsse sich noch ganz genau überlegen, ob er die Anzahl von 12 Toilettengänge in 24 Stunden überhaupt berücksichtigen könne.
> Die Pflegekraft verweist zunächst auf die ärztlichen Diagnosen und zeigt dann dem Gutachter ein separates Inkontinenzblatt aus der Archivmappe des Bewohners. Sie erläutert, dass es in der Einrichtung üblich ist, die Häufigkeit bestimmter Pflegehandlungen, z. B Wasserlassen, Getränke anreichen, regelmäßig im Rahmen der Evaluation über einen bestimmten Zeitraum von zumeist 3–5 Tagen zu erheben. Hierfür würden zusätzliche Bedarfsformular eingesetzt. Die Abstände der regelmäßigen Erhebung würden in der Fachlichkeit der Bezugspflegekraft liegen. Da die ausgewählten Pflegehandlungen bei jeder Durchführung auf den Bedarfsformularen detailliert mit Uhrzeit und Handzeichen der ausführenden Pflegekraft bestätigt werden, könne sie im Durchführungsnachweis immer eine genaue Häufigkeit angeben.
> Der Gutachter sichtete das entsprechende Zusatzformular und akzteptiert die zuvor von der Pflegekraft angegebene Häufigkeit für die Toilettengänge.

Es wirkt weit überzeugender, wenn eine Pflegekraft z. B. einen Einfuhrplan vorlegt, der mit einer Vielzahl von Einzelunterschriften „beweisen" kann, dass tatsächlich 30 × in 24 Stunden ein Getränke angereicht wurde, als wenn sie die Leistungen lediglich mit nur einem Handzeichen in der Durchführungskontrolle bestätigt.

Beweismittel für die Pflegebegutachtung

Zum Nachweis des tatsächlichen Pflegeaufwandes bedarf es eines lückenlos geführten Durchführungsnachweises, eines aussagekräftigen Pflegeberichts und des gezielten Einsetzens separater Formulare zum „Beweis" des individuellen Pflegeaufwandes bzw. deren Häufigkeit.

Nachweis der tatsächlichen Pflege

Reflexion Wählen Sie eine der beschriebenen „besonderen Situationen" aus und reflektieren Sie Ihre Dokumentationen. Prüfen Sie, ob Sie immer sachgerecht dokumentiert haben. Legen Sie Ihre Dokumentation einer Kollegin vor und fragen Sie, ob diese Ihre Eintragungen für nachvollziehbar hält.

4 Der dokumentierte Pflegeprozess

4.1 Zusammenhang zwischen Pflegedokumentation und -prozess

Das Wort „Prozess" kommt aus dem Lateinischen und bedeutet „Verlauf, Ablauf, Hergang, Entwicklung".
In Verbindung mit dem Wort „Pflege" ergibt sich in der Übersetzung aus dem Begriff Pflegeprozess eine verständliche Erklärung. Demnach bedeutet „Pflegeprozess" auch
- Pflegeverlauf
- Pflegeablauf
- Hergang der Pflege
- Entwicklung der Pflege.

Der Pflegeprozess stellt vereinfacht alle Abläufe oder Verläufe und die gesamten Entwicklungen der pflegerischen Versorgung eines Menschen vom Erstkontakt bis zur Beendigung des Pflegeauftrages dar: *Ablauf der gesamten Pflege*
- Wie geht es einem Menschen bei der Aufnahme des Pflegeauftrages?
- Wie erlebt er selber seine Hilfsbedürftigkeit?
- Wünscht der Pflegebedürftige professionelle Unterstützung?
- Welche wichtigen biografischen Aspekte müssen Berücksichtigung finden?
- Was sind vorrangige Risiken oder Probleme?
- Wie können diese gemeinsam mit den Pflegekräften gelöst werden?
- Wie ist der Verlauf der pflegerischen Versorgung?
- Zeigen die ausgesuchten Maßnahmen Erfolg?
- Sind die zu Pflegenden und ihre Bezugspersonen zufrieden?
- Wie wird die Pflegebeziehung beendet?

▶ **Der dokumentierte Pflegeprozess beginnt spätestens mit dem Ausfüllen des Stammblattes und endet letztlich erst mit der Beendigung des Pflegeauftrages (▶ Abb. 4.1).** ◀

Pflegekräfte finden durch die Anwendung eines Pflegemodells Struktur und Orientierung bei der Umsetzung des Pflegeprozesses. Allerdings ist es nicht immer leicht, sich mit den unterschiedlichen Theorien und Modellen auseinander zusetzen. *Pflegemodelle bieten Struktur und Orientierung*

▶ **Pflegemodelle versuchen, die Wirklichkeit der Pflege in ein überschaubares und praktikables Konzept zu bringen.** ◀

Entscheidend ist, dass professionell Pflegende sich mit dieser Thematik auseinandersetzen und sich eine Einrichtung ganz bewusst für die Anwendung eines Pflegemodells entscheidet. Die Anwendung eines Pflegemodells kann in der täglichen Praxis gelingen, wenn folgende Voraussetzungen erfüllt sind:

- ▶ das Pflegemodell im Pflegekonzept benannt wird
- ▶ Aussagen des Leitbildes mit Aussagen des Pflegemodells überein stimmen
- ▶ jeder Mitarbeiter weiß, welches Pflegemodell dem Pflegeprozess zugrunde liegt
- ▶ die Schritte des Pflegeprozesses der Struktur des Pflegemodells entsprechen.

Es ist sehr peinlich, wenn eine Pflegefachkraft nicht äußern kann, welches Pflegemodell in ihrer Einrichtung die Grundlage des pflegerischen Handelns darstellt!

Fortlaufende Informationssammlung im Pflegeprozess

Beginn der Informationssammlung und Dokumentation im Erstgespräch
z. B. durch Heim- oder Pflegedienstleitung oder Mitarbeiter des sozialen Dienstes
➔ auf Stammblatt
➔ ggf. auch bereits auf dem Formular der Anamnese/Informationssammlung

Weiterführung der Informationssammlung im pflegerischen Aufnahmegespräch
durch die WBL oder die Bezugspflegekraft
auf dem Formular:
➔ Anamnese/Informationssammlung einschließlich der Einschätzung
➔ Evt. Risikofaktoren des zu Pflegenden
➔ Falls erforderlich Vervollständigung des Stammblattes
Zusätzlich erfolgt spätestens jetzt die Anlage einer Pflegedokumentationsmappe mit den erforderlichen Pflicht- und Bedarfsformularen

Fortlaufende Informationssammlung während der ersten Tage
➔ im Berichteblatt (sehr ausführlich!)
➔ auf dem Formular Durchführungsnachweis/Pflegenachweis
➔ auf weitern Formularen je nach Bedarf z. B. Medikamentenblatt

Erste Überprüfung/Evaluation der gesammelten Informationen mit evt. Anpassung/Ergänzung der Formulare in der ersten 1–2 Wochen
➔ Anamnese/Informationssammlung
➔ Durchführungsnachweis/Pflegenachweis
➔ Bedarfsformulare

Eröffnung der Pflegeplanung auf Grundlage der gesammelten Informationen nach ca. 1–2 Wochen

Weitere ständige Informationssammlung auf den Formularen
➔ Pflegebericht (jetzt weniger ausführlich)
➔ Durchführungsnachweis/Pflegenachweis
➔ Eingesetzte Bedarfsformulare

Regelmäßige Überprüfung und Anpassung/Ergänzung der Formulare
➔ Anamnese/Informationssammlung
➔ Pflegeplanung
➔ Durchführungsnachweis/Pflegenachweis
➔ Bedarfsformulare

Die ständige Informationssammlung und die regelmäßige Überprüfung und Anpassung/Ergänzung wiederholen sich bis zum Abschluss des Pflegeauftrages fortlaufend!

Abb. 4.1: Informationssammlung Pflegeprozess.

4.1 Zusammenhang zwischen Pflegedokumentation und -prozess

Reflexion Beschäftigen Sie sich noch einmal ausführlich mit dem in Ihrer Einrichtung genutzten Pflegemodell. Fragen Sie Ihre WBL oder PDL, wie es zu der Entscheidung für gerade dieses Modell gekommen ist. Prüfen Sie, ob und wie das Pflegemodell in der Praxis lebt.

Die Anwendung des Pflegeprozesses setzt voraus, dass die Pflegekraft, der zu Pflegende und seine engsten Bezugspersonen bereit sind, von Beginn bis Ende eines Pflegeauftrages in „Beziehung" zu treten.
Vom Eingehen bzw. Einlassen der Beteiligten in diese „Pflegebeziehung" ist immer auch der Erfolg des Pflegeprozesses abhängig.
Die Qualität der „Beziehungen" ist dabei von entscheidender Wichtigkeit:

Gestaltung einer Pflegebeziehung

▶ Ist eine Beziehung geprägt von Misstrauen und Angst, bleiben wichtige Hinweise oftmals verdeckt. Auch kann es passieren, dass Informationen aufgrund des Verhaltens einer Person falsch gedeutet oder vielleicht bewusst zurück gehalten werden. Oftmals wird „am Ziel vorbeigeplant".
▶ Ist eine Beziehung dagegen offen und von gegenseitigem Vertrauen geprägt und fühlen sich alle Beteiligten mit Ihren Gefühlen, Wünschen und Bedürfnissen ernst genommen, können Informationen „fließen" und Zusammenhänge erkannt und berücksichtigt werden.

▶ **Die Gestaltung einer „wertschätzenden" Pflegebeziehung gehört zu den primären Aufgaben einer Pflegekraft.** ◀

Gemeinsames Ziel dieser „Pflegebeziehung" ist es, die Pflege eines pflegebedürftigen Menschen mit den aus seinen Erkrankungen resultierenden Problemen gemeinschaftlich zu gestalten. Die Lösung eines Problems kann hierbei auf sehr unterschiedliche Art und Weise erfolgen und ist von verschiedenen Faktoren abhängig:

Gemeinsame Problemlösung

▶ Von den Wünschen und Bedürfnissen des zu Pflegenden
▶ Von den Wünschen und Bedürfnissen der Bezugspersonen
▶ Vom biografischen Hintergrund
▶ Von rechtlichen Aspekten
▶ Von den Rahmenbedingungen der ambulanten und stationären Einrichtungen
▶ Von der Fachkompetenz der Pflegekraft.

Neben der Fachkompetenz der Pflegekraft stehen die Wünsche und Bedürfnisse des zu Pflegenden sowie die Anliegen der Bezugspersonen deutlich im Vordergrund. Beide Parteien werden von den professionell Pflegenden aktiv in den Pflegeverlauf mit einbezogen.

Bei der Gestaltung des Pflegeprozesses und der damit verbundenen Lösung von Pflegeproblemen ist unbedingt auch zu berücksichtigen, dass jede beteiligte Person ihre eigene Wahrnehmung hat. Was ein pflegebedürftiger Mensch vielleicht als „normales Verhalten" erlebt, stuft eine professionelle Pflegekraft womöglich als „stark gefährdendes Verhalten" ein, und eine evtl. vorhandene Bezugsperson beurteilt die gleiche Situation nochmals ganz anders.

Unterschiedliche Wahrnehmung

Beratung und Aufklärung gehören daher zu den Hauptaufgaben einer Pflegefachkraft bei der professionellen Gestaltung des Pflegeprozesses.
Unter Einbeziehung der Gesamtsituation und ihrem fachlichen „Know-how" wird eine Pflegefachkraft den Pflegebedürftigen und seine Bezugspersonen über die Möglichkeiten und Grenzen der pflegerischen Versorgung beraten.

Beratung und Aufklärung

Probleme sowie mögliche Risiken gilt es während der gesamten Zeit der Versorgung von Seiten der Pflegekräfte immer wieder zu erläutern und nachweislich fachlich kompetent zu bearbeiten.

Auch über evtl. Folgen, z. B. bei Ablehnung einer Pflegehandlung, haben professionelle Pflegekräfte den Pflegebedürftigen und seine Bezugspersonen aufzuklären und zu dokumentieren (▶ Kap. 3.5.2). Das Selbstbestimmungsrecht des Pflegebedürftigen ist hierbei immer zu achten!

Dokumentation macht den Pflegeprozess nachvollziehbar

Die Anwendung des Pflegeprozesses zeichnet sich in der professionellen Pflege durch eine gezielte und systematisch geplante Vorgehensweise und eine lückenlose Dokumentation der gesamten Abläufe aus.

Der Pflegeprozess (▶ Abb. 4.2) ist dynamisch und durchläuft immer wieder die Phasen
▶ Sammlung von Informationen
▶ Erkennen von Problemen und Ressourcen
▶ Vereinbarung von Zielen
▶ Planen von Maßnahmen
▶ Durchführung der Maßnahmen
▶ Bewertung der Wirkung der geplanten Pflege.

Die Pflegedokumentation kann dabei ein geeignetes Arbeitsinstrument sein, den Pflegeprozess für alle an der Pflege Beteiligten nachvollziehbar darzustellen. Die Pflegeplanung ist dabei neben vielen anderen Elementen nur **ein** Stück des großen Ganzen!

Pflegeprozesses in der Laienpflege

Grundsätzlich findet der Pflegeprozess auch in der Laienpflege, d. h. bei der alleinigen Durchführung der Pflege durch Angehörige oder andere nicht in der Pflege tätige Personen, Anwendung. Die Durchführung der „Prozesse in der Pflege" erfolgt hier aus dem Verständnis der jeweiligen Laienpflegeperson heraus.

Im Unterschied zur professionellen Pflege werden Abläufe und Probleme nicht immer systematisch und zielorientiert geplant und durchgeführt, sondern eher zufällig je nach Anschauung der Pflegeperson.

So notiert der Ehemann vielleicht gewissenhaft die morgendlichen RR-Werte seiner pflegebedürftigen Frau, erkennt aber nicht die Notwendigkeit, die Flüssigkeitszufuhr zu beobachten, obwohl seine Ehefrau eine sehr trockene Haut hat und unter häufigen Kopfschmerzen und ständiger Obstipation leidet.

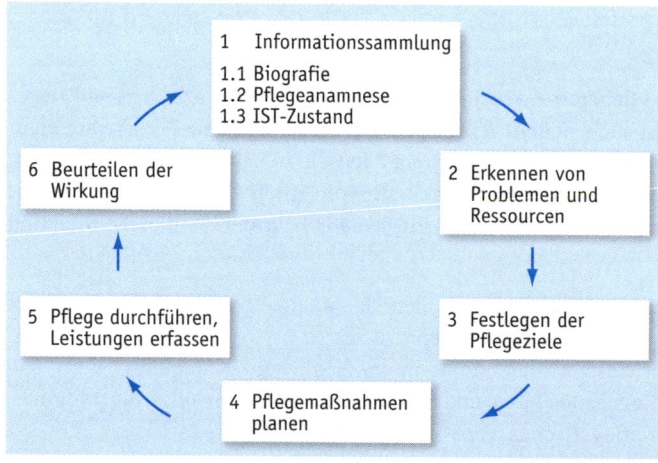

Abb. 4.2: Regelkreis Pflegeprozess.

Potenzielle oder vorhandene Probleme werden in der Laienpflege z. B. aus Unkenntnis nicht immer als solche erkannt, und eine systematische Planung und Dokumentation des Pflegeverlaufs sowie deren Entwicklung existiert – wenn überhaupt – nur in Teilbereichen.

▶ **Die lückenlose Dokumentation der Pflegeabläufe stellt neben der systematisch geplanten Arbeitsweise der Pflegenden ein wichtiges Merkmal für professionelle Pflege dar!** ◀

Eine professionelle Vorgehensweise bei der Gestaltung und Darstellung des Pflegeprozesses setzt von Seiten der Pflegefachkräfte die Fähigkeit des prozessorientierten Denkens voraus. Informationen müssen ständig bewertet, sortiert und verknüpft werden. Aktuelle, vermutete oder generelle Probleme müssen erkannt und in Zusammenhang gebracht werden.

Dies stellt eine große Herausforderung für alle professionellen Pflegekräfte dar und gelingt umso leichter, wenn eine Pflegekraft den Problemlösungsprozess mit seinen einzelnen Phasen verinnerlicht hat und ihn auch anzuwenden weiß.

Prozessorientiertes Denken und Handeln im Sinne des Pflegeprozesses begleitet letztlich alle Menschen im täglichen Geschehen. Denn ob nun eine Person einen Einkauf oder eine Reise mit einem bestimmten Reiseziel plant, immer setzt dies ein mehr oder weniger umfangreiches Durchlaufen der Phasen des (Pflege-)Prozesses voraus.

Prozessorientiertes Denken und Handeln

> **Beispiel** Sie unterhalten sich mit Ihrem Partner beim Frühstück darüber, dass nun bald Ihr „runder" Geburtstag naht.
> Sie möchten bereits seit einigen Jahren endlich einmal eine große Party geben und schließlich werden Sie nur einmal in Ihrem Leben 40 Jahre alt. Ihr Partner hat bereits drei Jahre hintereinander gefeiert, wenn auch nur im kleinen Kreis, aber Sie sind der Meinung, dass Ihnen nun auch einmal das Recht auf eine Feier zusteht. Schnell kommt Ihnen in den Sinn, dass eine so große Feier leider auch jede Menge Arbeit macht und Ihr Mann äußert vorsichtig, dass Sie derzeit weder das nötige Kleingeld für die Beköstigung einer großen Gästeschar, noch ausreichend Platz in Ihrer Wohnung haben, um eine wirklich große Feier veranstalten zu können. Ihnen fällt dabei ein, dass Sie bald einen größeren Sparvertrag ausgezahlt bekommen und dass Ihr Vater sich bestimmt bereit erklären wird, Sie finanziell bei der Ausrichtung der Feier zu unterstützen. Zudem ist Ihre beste Freundin immer sehr hilfsbereit und würde Sie bestimmt bei der Vor- und Nachbereitung tatkräftig unterstützen. Ihre Idee, das Platzproblem vielleicht mit dem Ausräumen Ihrer gesamten Wohnung lösen zu könnte, verwerfen Sie sofort wieder, nachdem Sie das entsetzte Gesicht Ihres Mannes erblicken. Nachdem er sich etwas erholt hat, erzählt er Ihnen, dass er gehört hat, dass ein Arbeitskollege seine Scheune preisgünstig für Feierlichkeiten vermietet. Zu guter Letzt wird Ihnen noch bewusst, dass sie auch für eine Musikanlage oder eine kleine Band sorgen müssen. Sie können sich aber noch vage daran erinnern, dass der Sohn Ihrer Nachbarin seine Musikanlage vermietet und auf Wunsch auch Musik auflegt.

Wahrscheinlich werden Sie bemerken, dass Sie gemeinsam mit Ihrem Partner beim Frühstück mal eben rein zufällig in ein „**Anamnese- bzw. Informationsgespräch**" gerutscht sind. Im gemeinsamen Austausch haben Sie und Ihr Partner ihre Wünsche und Bedürfnisse zu diesem Thema geäußert und nebenbei auch gleich mögliche Fähigkeiten/ Ressourcen und Probleme/Risiken der Situation diskutiert!

Verfolgt man dieses Beispiel bis zum Ende, könnte sich der Prozess wie folgt darstellen:

▶ **Nach Auswertung der Flut an Informationen ergeben sich folgende „Probleme":**
- Ihnen fehlt ein geeigneter Raum für mind. 60 Personen
- Sie haben keine eigene Musikanlage
- Die Vor- und Nachbereitung der Feier ist für Sie alleine nicht zu bewältigen
- Ihnen fehlt Geld.

▶ **Einige „Ressourcen" vereinfachen bzw. schwächen die Probleme ein wenig ab:**
- In einigen Monaten erwarten Sie eine Auszahlung eines Sparvertrages
- Ihr Vater hat Sie bereits mehrfach gefragt, wann Sie denn einmal wieder feiern würden, und Sie sind sich sicher, dass er Sie gerne finanziell bei der Ausrichtung Ihrer Feier unterstützen würde
- Sie sind sich der Unterstützung ihrer Freundin bei der Vor- und Nachbereitung sicher
- Die Idee Ihres Mannes, die Geburtstagsfeier in einer großen Scheune zu veranstalten, gefällt Ihnen gut
- Michael, der Nachbarsjunge, ist Ihnen sympathisch, sie können sich vorstellen, dass er die Musik bei Ihrer Feier ausrichtet.

▶ **Ihr „(Fern-)Ziel" steht fest:**
- Sie wollen am zweiten Wochenende im Januar Ihren 40. Geburtstag ganz groß feiern.

▶ **Damit Sie Ihr Ziel der „Superparty" auch sicher erreichen, bauen Sie noch einige „Nahziele" ein. Passend zu den oben aufgeführten Problemen könnten diese lauten:**
- Sie finden bis Ende nächster Woche einen Raum für mind. 60 Personen, der so groß ist, dass alle Gäste eine Sitzgelegenheit und Platz zum Tanzen haben
- Am Tag der Feier, steht Ihnen von 18.00 bis 2.00 Uhr eine Musikanlage zur Verfügung
- Bei der Vor- und Nachbereitung der Party erhalten Sie tatkräftige Unterstützung von mind. drei Personen
- Bis Ende nächste Woche haben Sie mind. 3500 € für die Ausrichtung Ihrer Geburtstagsfeier zur Verfügung.

Je genauer Sie Ihre (Teil-)Ziele festgelegt haben, desto einfacher wird es gelingen, die erforderlichen Maßnahmen zu planen.

▶ **Mögliche „Maßnahmen" könnten sein:**
- Sie bitte Ihren Mann/Partner, sich innerhalb der nächsten drei Tage bei seinem Arbeitskollegen nach der Nutzungsmöglichkeit der besagten Scheune zu erkundigen
- Sie arrangieren in der nächsten Woche ein nettes Treffen mit Ihrem Vater und berichten voller Begeisterung von Ihrem Partyprojekt
- Sie erkundigen sich bei Ihrer Bank, wann genau Ihr Sparvertrag fällig wird
- Sie fragen morgen Ihre Nachbarin nach der Telefonnummer ihres Sohnes, um mit ihm über eine mögliche Zusammenarbeit zu sprechen
- Ihre Freundin bitten Sie, Ihnen bis Ende der Woche verbindlich mind. drei Freundinnen namentlich zu benennen, die Sie bei der Vor- und Nachbereitung unterstützen werden.

In den nächsten Tagen werden Sie immer wieder den Erfolg Ihrer geplanten Maßnahmen im Auge behalten. Sie werden sich mit Ihrem Partner austauschen und überprüfen, ob die ausgewählten Maßnahmen auch tatsächlich geeignet sind, dass Sie Ihrem Ziel der „Superparty" ein Stück näher kommen. Falls erforderlich, werden Sie Ihre Maßnahmen auch ändern oder anpassen.

▶ **Mögliche Eintragungen in Ihrem Notizheft → „Pflegebericht":**
  – 10. Okt. – Von Nachbarin die Telefonnummer von Michael erhalten, er ist aber derzeit in Urlaub. Mutter sagt, dass er seine Anlage bereits häufiger verliehen hätte. Soll mich nächste Woche wieder melden.
  – 14. Okt. – Können Scheune von Herrn Müller anmieten, geht aber nicht am geplanten Wochenende. Scheune bietet Platz für bis zu 75 Personen. Preis ist noch unklar, will sich in der nächsten Woche wieder melden. Evtl. Terminverschiebung der Feier heute Abend mit Partner besprechen.
  – 16. Okt. – Treffen mit Vater, freut sich auf die Feier. Sponsert das komplette Essen und die Getränke. Wir können frei wählen, hat mir einen Cateringservice empfohlen.

▶ **Vielleicht müssen Sie auch einige Zielformulierung zwischendurch anpassen:**
  – Da Ihr Vater das Essen und die Getränke sponsert, benötigen Sie statt 3500 € vielleicht nur noch die Hälfte des geplanten Geldes. Sie überlegen sich, dieses Geld nicht aus den demnächst fälligen Sparverträgen zu nehmen, sondern entscheiden sich dafür, für einen Monat ihr Konto zu überziehen.

▶ **Ziel(e) erreicht?**
  – Wenn bei Ihrer Planung alles gut läuft, werden Sie im Januar dann wie gewünscht Ihren 40. Geburtstag ganz groß feiern und natürlich werden Sie im Anschluss daran auch ein Resümee ziehen. Sie führen eine Zielüberprüfung durch, d. h. Sie „evaluieren" den Verlauf der Geburtstagsfeier von der Idee bis zum Ablauf der Feier.

▶ **Mögliche Fragen für die „Evaluation":**
  – War die Feier insgesamt gelungen?
  – War der Raum in Ordnung?
  – Wie war das Essen?
  – Haben die Getränke gereicht?
  – Hat die Musik den Geschmack der Gäste getroffen? War sie vielleicht zu laut oder zu leise?
  – Haben Sie Unterstützung bei der Vor- und Nachbereitung erhalten?
  – Hat das Geld gereicht?
  – Was ist nicht gut gewesen?
  – Was würden Sie beim nächsten Mal anders machen?

▶ **Mögliche Eintragungen in Ihrem Notizheft → „Pflegebericht":**
  – 22. Jan. Resümee Geburtstagsfeier: Party war ein voller Erfolg. Es hat alles wunderbar geklappt. Die Gäste haben das Essen gelobt und die Musik hat allen nach eigener Aussage sehr gefallen. Im Raum war es wenig kühl, die Heizung hat nicht richtig funktioniert, dafür mussten wir die Endreinigungskosten nicht bezahlen usw.

Kommt Ihnen das alles bekannt vor?
Die beschriebene Vorgehensweise stellt vereinfacht mit einem Beispiel aus dem Alltag die Umsetzung der Prozessplanung in der Praxis dar.
Die Schritte der Prozessplanung begleiten jeden Menschen bei seiner Lebensgestaltung.
Die Bearbeitung der einzelnen Phasen erfolgt im Alltag nahezu unbemerkt in Gedanken. Die einzelnen Gedankengänge laufen automatisch und sehr schnell hintereinander ab, ohne dass einem bewusst wird, was genau passiert.

4 Der dokumentierte Pflegeprozess

Der gezielte und systematische Problemlösungsprozess ist etwas ganz Alltägliches. Er kann in jeder Situation angewandt werden!
Die folgenden Schritte kommen dabei nahezu immer – allerdings mit unterschiedlicher Gewichtung – zur Anwendung:
1. Informationssammlung – Worum geht es? Welche Hinweise habe ich bereits?
2. Erkennen und Formulieren von Problemen und Ressourcen – Wie stellt sich die Situation dar? Welche „Hürden" gilt es zu überwinden? Was erleichtert die Situation?
3. Festlegen von Pflegezielen – Was will ich wirklich? Was ist wichtig für mich/meine Familie?
4. Planung geeigneter Maßnahmen zur Zielerreichung – Was muss ich unternehmen, um mein Ziel(e) zu erreichen?
5. Durchführung der Maßnahmen – Beobachten und Wahrnehmen, ob die geplanten Maßnahmen effektiv sind und Erfolg zeigen?
6. Überprüfung/Evaluation und Beurteilung der Zielerreichung mit evtl. Anpassung – Habe ich erreicht, was ich wollte? Habe ich mein Ziel vielleicht nur teilweise erreicht? Bin ich mit dem Ergebnis vielleicht trotzdem zufrieden? Plane ich weitere oder andere Maßnahmen?

Jeder Mensch wendet den Problemlösungsprozess an

Jede Pflegekraft sollte sich zunächst einmal darüber bewusst werden, dass sie den Problemlösungsprozess aufgrund ihrer Lebenserfahrung grundsätzlich auch in der beruflichen Praxis quasi von Natur aus beherrscht!
Allerdings wird der Verlauf einer Problemlösung im privaten Bereich überwiegend in Gedanken oder mündlich bearbeitet. Nur äußerst selten und dann auch nur in Teilbereichen (z. B. eigene Notizen, schriftlicher Vertrag beim Buchen einer Reise, Fotos zur Erinnerung) findet eine schriftliche Dokumentation statt, was den entscheidenden Unterschied zur beruflichen Praxis darstellt.
Leider ist die Anwendung des Pflegeprozesses in Gedanken für andere an der Pflege Beteiligte nicht nachvollziehbar!

▶ **Für professionell Pflegende gilt es, sich der eigenen gezielten und systematischen Vorgehensweise bei der Bearbeitung von Pflegeproblemen bewusst zu werden und diese fachkompetente Vorgehensweise auch nachvollziehbar in der Pflegedokumentation darzustellen.** ◀

> **Reflexion** Erinnern Sie sich an verschiedene Situationen in Ihrem privaten Bereich, in denen Sie unbewusst die Prozessplanung angewandt haben. Gehen Sie die einzelnen Schritte von der Informationssammlung bis zur Evaluation noch einmal in Gedanken durch. Wählen Sie **eine** der Situationen aus und führen Sie die Übung noch einmal schriftlich durch. Nutzen Sie dazu die Formblätter Ihres Dokumentationssystems! Bleiben Sie bei dieser Übung unbedingt im privaten Bereich!

4.2 Informationen sammeln und dokumentieren

4.2.1 Ohne Information keine professionelle Pflege

Kennen lernen des zu Pflegenden

Die Informationssammlung hat das vorrangige Ziel, einen pflegebedürftigen Menschen und seine Bezugspersonen mit all seinen Bedürfnissen, Wünschen und Gewohnheiten etc. kennen zu lernen.

4.2 Informationen sammeln und dokumentieren

Eine systematische und kontinuierliche Informationssammlung während des gesamten Pflegeprozesses gelingt am besten, wenn Bezugspflege durchgeführt wird (▶ Kap. 1.2.2).

Sind bei der Versorgung und Betreuung verantwortlich feste Mitarbeiter benannt, bedeutet dies sowohl für den Pflegebedürftigen und seine Bezugspersonen als auch für die Pflegenden selbst eine große Sicherheit bei der Ausführung des Pflegeauftrages.
Bei der Informationssammlung geht es keinesfalls nur um das reine Abfragen und Dokumentieren von Daten, sondern um den gemeinsamen Austausch aller unmittelbar am Pflegeprozess beteiligten Personen.
Aus den gesammelten Informationen leiten professionell Pflegende dann alle weiteren erforderlichen Schritte ab. Professionelle Pflege ist daher nur auf Basis einer aussagekräftigen Informationssammlung/Pflegeanamnese möglich.

Bezugspflege ist förderlich

▶ **Ein gezieltes Anamnese- bzw. Informationsgespräch mit dem zu Pflegenden und/oder seinen Bezugspersonen leitet den Beginn der professionellen Pflege ein.** ◀

Die Erhebung der relevanten Informationen kann aus vielfältigen Quellen erfolgen, z. B.
- ▶ Pflegeüberleitungsbogen
- ▶ Arztberichten
- ▶ Krankenakten
- ▶ messbare Daten, z. B. Größe, Gewicht
- ▶ MDK-Gutachten
- ▶ sonstige Unterlagen
- ▶ Aussagen des zu Pflegenden
- ▶ Aussagen der Bezugspersonen
- ▶ Aussagen anderer an der Pflege Beteiligten (z. B. Nachbarn)
- ▶ Beobachtungen der Pflegekräfte
- ▶ Aussagen anderer an der Pflege beteiligter Berufsgruppen (Hausarzt, Krankengymnastin)
- ▶ in der stationären Pflege zusätzlich Aussagen von Mitbewohnern.

Quellen der Informationssammlung

▶ **An einer aussagekräftigen Informationssammlung sind alle unmittelbar an der Pflege beteiligten Personen beteiligt.** ◀

Die Sammlung von Information beginnt bereits mit dem ersten Kontakt des Pflegebedürftigen oder seiner Bezugspersonen, z. B. im Rahmen eines Erstgespräches. Dies gilt auch, wenn der erste Kontakt zunächst nur telefonisch erfolgen kann.

Informationssammlung beginnt beim Erstkontakt

Auszug aus dem Erhebungsbogen zur Qualitätsprüfung

Nach §§ 112, 114 SGB XI in der stationären Pflege

	Ja	Nein	Trifft nicht zu	Empfehlung
14.1 Ist aus der Pflegedokumentation ersichtlich, dass ein Gespräch vor oder beim Einzug durchgeführt wurde?			❏	❏
a. Gespräch geführt	❏	❏		
b. durch PFK (ggf. Heim- oder Pflegedienstleitung, Sozialer Dienst)	❏	❏		

Quelle MDS (2005): Qualitätsprüfungsrichtlinien (QPR) vom 10. November 2005

Ambulante Pflege ▶ Anhang 1, Frage 12.2

▶ Die Informationssammlung stellt die Grundlage für die Anwendung des Pflegeprozesses dar. ◀

4.2.2 Schritte der Informationssammlung

Befragung des Pflegebedürftigen und seiner Bezugspersonen

In der Regel erfolgt die Datensammlung im Rahmen eines Gespräches, wie z. B. dem pflegerischen Aufnahmegespräch.
Grundsätzlich sollte der Pflegebedürftige hierbei immer selbst zu seiner Krankheitsgeschichte befragt werden. Unterstützend können die Aussagen anderer an der Pflege beteiligter Personen, z. B. Bezugsperson(en), Verwandte etc., hinzugezogen werden.

Einzelgespräch ermöglichen

Manchmal kann es sinnvoll sein, mit dem zu Pflegenden oder auch den Bezugspersonen ganz bewusst ein Vieraugengespräch zu führen. Dies insbesondere, wenn das Verhältnis des zu Pflegenden z. B. zu seinen Angehörigen sehr angespannt ist.
Wichtige Bezugspersonen können auch Freunde und/oder langjährige Nachbarn sein. Auch diese Bezugspersonen sind unbedingt mit in den Pflegeprozess einzubeziehen. Zudem können diese Menschen unter Umständen wesentlich genauere Aussagen zur Situation des zu Pflegenden machen als z. B. weit entfernt lebende Angehörige.

Telefonisches Informationsgespräch

Ein Gespräch zur Anamnese- bzw. Informationserhebung muss nicht immer von Angesicht zu Angesicht geführt werden. Da es manchmal aus verschiedenen Gründen nicht möglich ist, dass die Bezugspersonen kurzfristig zur Verfügung stehen, kann auch ein Telefonat sehr effektiv sein.
Es ist zwar bisher ungewöhnlich, ein telefonisches Anamnese- bzw. Informationsgespräch zu führen, aber im Rahmen der immer knapper werdenden Zeitressourcen stellt diese Variante eine gute Alternative dar.
Bezugspersonen reagieren vielleicht zunächst etwas erstaunt, wenn sie von der Bezugspflegefachkraft um die Vereinbarung eines telefonischen Gesprächstermins gebeten werden. Die Praxis zeigt jedoch, dass sich diese Gespräche oft sehr effektiv gestalten und manchmal sogar mehr Aussagekraft haben als ein persönliches Gespräch.
Oftmals fällt es den Bezugspersonen einfach leichter, bestimmte Dinge zu erzählen, wenn eine gewisse räumliche Distanz zwischen ihnen und der Pflegekraft besteht.

Gezielte Planung des Informationsgesprächs

Wichtig bei jeder Form der Anamneseerhebung bzw. Informationssammlung ist jedoch immer die geplante und strukturierte Durchführung eines Gespräches und dessen ausführliche Dokumentation.

▶ Pflegende müssen sicherstellen, dass bei jedem zu Pflegenden die Informationssammlung in der gleichen Qualität erfolgt. ◀

Eine Pflegekraft muss über eine gewisse „kommunikative Kompetenz" verfügen, um im Gespräch nicht in ein reines Abfragen von Daten zu verfallen. Die Anwendung offener „W-Fragen" (▶ Kap. 3.4) hat sich hier in der Praxis bewährt. Es kann sinnvoll sein, sich im Gespräch eines kleinen „Spickzettels" bezüglich der Fragetechnik zu bedienen.

Zeitaufwand für Informationserhebung einplanen

Es steht außer Frage, dass die Durchführung eines ausführlichen Informationsgespräches, ob nun persönlich oder telefonisch, einen hohen Zeit- und Arbeitsaufwand darstellt. Und auch im Rahmen der Dienstplangestaltung und der Arbeitsorganisation werden hohe Ansprüche an die Pflegenden gestellt.
Gerade bei sehr kurzfristigen Aufnahmen ist zudem großes Organisationstalent erforderlich, um ein Informationsgespräch durch die Bezugspflegekraft sicherzustellen.

Pflegende sollten jedoch nichts unversucht lassen, um insbesondere die erste Informationssammlung in Ruhe und für alle Beteiligten in angenehmer Atmosphäre durchführen zu können. Der Zeiteinsatz hierfür ist immer lohnenswert.

▶ **Nur mit einer ausführlichen Anamnese bzw. Informationssammlung kann die pflegerische Versorgung im Sinne des zu Pflegenden gewährleistet werden.** ◀

> **Reflexion** Legen Sie in Ihrer Mustermappe zur Pflegedokumentation fest, innerhalb welcher Zeitspanne Sie das Formular zur Informationssammlung ausfüllen wollen. Benennen Sie auch mögliche Ausnahmeregelungen, wie z. B. notfallmäßige Aufnahme oder Aufnahme am Wochenende. Sprechen Sie auch über die Möglichkeit der telefonischen Datensammlung.

Im weiteren Verlauf der Pflege eines Menschen wird die Informationssammlung ständig ergänzt. Die Informationssammlung stellt also keine einmalige Erhebung, sondern einen fortlaufenden Prozess vom Erstkontakt bis zur Beendigung des Pflegeauftrages dar. *Fortlaufende Informationssammlung*

Die weiterführende Informationssammlung während des gesamten Pflegeprozesses erfolgt z. B. über
- regelmäßige Pflegeplanungsgespräche (Evaluationsgespräche) mit dem Pflegebedürftigen und seinen Bezugspersonen
- Übergabe- und Teamgespräche
- Fallbesprechungen
- professionsübergreifender Austausch, z. B. mit Ärzten und Therapeuten
- Pflegevisiten
- Kundenzufriedenheitsbefragungen.

„Gesichert" werden alle Informationen nach Möglichkeit in der Pflegedokumentation des zu Pflegenden. Wichtige Informationen, die sich auf anderen Formularen befinden, z. B. Pflegevisitenprotokoll oder Arztbrief, sollten je nach Wichtigkeit in die Pflegedokumentation übertragen werden.
Ist dies aufgrund der Fülle von Daten nicht möglich, sollte sich wenigstens ein Verweis wie „Biografische Datensammlung ist in Biografieordner abgeheftet" in der Pflegedokumentation finden.

▶ **Alle Informationen müssen jederzeit dem aktuellen Zustand eines zu Pflegenden entsprechen. Sie sind daher regelmäßig zu aktualisieren.** ◀

4.2.3 Einbeziehung des Pflegebedürftigen und der Bezugspersonen

Im Erstgespräch hat der zu Pflegende u. a. die Möglichkeit, sich entsprechend seiner individuellen Persönlichkeit vorzustellen. *Vertrauensbasis schaffen*
In weiteren Kontakten und Gesprächen, z. B. im Rahmen einer Pflegevisite, können Pflegende einen Menschen immer besser kennen lernen und die Pflege entsprechend gestalten.
Für den Pflegebedürftigen wird das Interesse der professionell Pflegenden an ihm als Person deutlich, so dass er sich ernst und angenommen fühlen kann.
Auch können vorhandene Ängste des zu Pflegenden und seiner Bezugspersonen abgebaut und so eine Vertrauensbasis für die weitere Zusammenarbeit geschaffen werden.

Die genaue Abklärung der gegenseitigen Erwartungen, z. B. bezüglich der zu erbringenden Leistungen, kann bereits im Vorfeld Missverständnissen entgegenwirken.

„Freundschaftsanker" setzen

Insbesondere für die Person, die als erstes einen ausführlichen Kontakt mit dem zu Pflegenden, z. B. im Rahmen eines pflegerischen Aufnahmegespräches, herstellt, besteht immer die Chance auf ein besonderes Vertrauensverhältnis.

Die aufnehmende Pflegefachkraft hat die Gelegenheit, durch ein professionell geführtes Gespräch, in dem sowohl zum Pflegebedürftigen als auch zu den Bezugspersonen ein von Achtung und echtem Interesse geprägter Kontakt hergestellt wird, einen „Freundschaftsanker" zu setzen, der maßgeblich den Erfolg des weiteren Pflegeprozesses beeinflussen kann.

Oftmals besteht von Seiten des zu Pflegenden ein besonders inniger Kontakt zu der aufnehmenden Pflegefachkraft. Viele Pflegebedürftige erinnern sich auch noch nach langer Zeit sehr genau an die Pflegekraft, die sie aufgenommen hat.

Auch umgekehrt ist dies der Fall. Hat eine Pflegefachkraft das Aufnahmegespräch geführt und alle wichtigen Informationen eines zu Pflegenden erhoben, kann sie oftmals noch lange Zeit nach der Beendigung des Pflegeauftrages Besonderheiten dieser Person benennen.

Wissen und Aussagen der Bezugspersonen würdigen

Bei der Versorgung eines Menschen, der eigenständig keine verlässlichen Aussagen mehr tätigen kann, sind die Aussagen der Bezugspersonen von besonderer Wichtigkeit.

> **Beispiel** Eine ältere Dame mit einer Demenzerkrankung wird von ihrem Mann in eine Kurzzeitpflegeeinrichtung gebracht. Bei Aufnahme werden die Stammdaten erfragt und einige Informationen zur grundsätzlichen Versorgung ausgetauscht, nicht jedoch die Aspekte der persönlichen Pflegegewohnheiten, Bedürfnisse, Wünsche und Abneigungen des Gastes. Die Pflegekraft hatte an diesem Morgen äußerst wenig Zeit, der Ehemann sah von sich aus keine Notwendigkeit, den „Pflegeprofis" ausführliche Erklärungen zur Versorgung seiner Ehefrau zu geben. Die pflegerische Versorgung am Abend beschränkte sich auf die Zahn- und Mundpflege sowie Hände und Gesicht waschen. Es gab keine weiteren Probleme auch die Nacht verlief ruhig.
>
> Das Drama begann am nächsten Morgen, als die Pflegekräfte die Frau waschen wollten. Die Dame schrie und fluchte bei der Pflege, fing an zu weinen, wollte immer wieder das Badezimmer verlassen und war kaum zu beruhigen. Die Pflegekräfte waren ratlos und konnten die Situation nicht nachvollziehen. Dies wiederholte sich auch am nächsten Morgen.
>
> Glücklicherweise erkundigte sich der Ehemann am dritten Tag nach dem Befinden seiner Ehefrau. Die Pflegekräfte berichteten über die Problematik der morgendlichen Körperpflege. Es wurde ein wenig hin und her diskutiert, der Ehemann wusste sich auch keinen direkten Rat. Die Pflegekraft bat daraufhin den Ehemann, einfach genau zu schildern, wie die körperliche Pflege sich morgens in der Durchführung durch den Ehemann, darstellte. Der Ehemann begann zu erzählen, wie das Weckritual aussah, dass er nämlich mit seiner Frau zunächst eine Tasse Kaffee am Bett trinken würde, sie dann ins Badezimmer bringen und dort ganz laut WDR 4 anstellen würde. Gemeinsam würden sie ein Lied singen und er würde dann beginnen, seine Frau zu waschen. Oftmals würde das Waschen unterbrochen durch lautes Mitsingen eines bekannten Liedes im Radio.

4.2 Informationen sammeln und dokumentieren

Für jede Pflegekraft ist an dieser Stelle nachvollziehbar, dass diese an Demenz erkrankte Frau das Ritual: „Radio an und laut mitsingen" bei der morgendlichen Körperpflege zwingend benötigt.

Für den Ehemann bestand in keiner Weise die Notwendigkeit, in irgendeiner Form die Pflegekräfte auf dieses Ritual hinzuweisen. Er war davon ausgegangen, dass professionell Pflegende wissen, wie sie einen Menschen zu versorgen haben.

Wahrscheinlich wäre die Qualität der Versorgung in den ersten Tagen eine andere gewesen, wenn die Pflegekraft bei der Aufnahme die Zeit gefunden hätte, sehr gezielt nach dem Ablauf der Körperpflege zu fragen, und dem Ehemann z. B. die Frage gestellt hätte, welche Informationen er unbedingt an die Pflegenden weitergeben möchte?

▶ **Die Kenntnis der pflegerelevanten Vorgeschichte ist maßgeblich dafür verantwortlich, ob der zu Pflegende positiv auf die angebotene Unterstützung durch professionelle Pflegekräfte reagiert.** ◀

Eventuell hätte die aufnehmende Pflegekraft den Mann auch fragen können, welche Tipps und Hilfen er im Umgang mit seiner Frau an die Pflegekräfte weitergeben möchte?

Tipps und Hilfen zum Umgang erfragen

Und auch die Fragen, was die Pflegekräfte z. B. auf keinen Fall mit seiner Frau machen sollten oder was seine Frau überhaupt nicht leiden mag, hätten sehr wichtige Hinweise liefern können.

Letztlich haben alle Menschen in irgendeiner Form Gewohnheiten, Rituale, die sie mehr oder weniger pflegen und die wichtig sind für das Gelingen eines Tages.

Für diejenigen, die einen zu Pflegenden betreuen, ist es daher zwingend erforderlich, im Rahmen der Informationssammlung unbedingt auch Kenntnisse dieser lieb gewonnenen Gewohnheiten und Rituale zu haben.

Dies gilt ganz besonders für die Versorgung von Menschen mit Demenz oder geistigen Einschränkungen.

> **Reflexion** Fragen Sie sich zunächst einmal selbst, welche Rituale und Gewohnheiten Sie für sich in Ihrem täglichen Alltag erkennen können. Sind Sie eine Person, die vielleicht morgens erst einmal Ihre Ruhe braucht und vor dem ersten Kaffee nicht ansprechbar ist. Oder erscheinen Sie morgens um 6.00 Uhr bereits redselig zu Ihrem Dienst?
> Überlegen Sie sich danach, welche besonderen Gewohnheiten oder Wünsche die zu Pflegenden haben, die von Ihnen versorgt werden. Finden Sie diese wichtigen Hinweise in der Informationssammlung, falls vorhanden in der Biografieerhebung oder in der Pflegeplanung dokumentiert? Ergänzen Sie diese, falls erforderlich!

4.2.4 Lückenhafte Informationssammlung

Geplante gute Pflege

Bei der Befragung der Pflegebedürftigen im Rahmen einer Qualitätsprüfung wird häufig deutlich, dass Pflegende unterschiedlich pflegen und nicht immer ein gemeinsames Ziel vor Augen haben.

Zufällig gute Pflege oder geplante gute Pflege?

| Beispiel 1 | Eine Patientin eines Pflegedienstes äußerte auf die Frage des Prüfers, ob sie zufrieden mit der Durchführung der Pflege sei: |

„Also, insgesamt bin ich sehr zufrieden mit der Pflege, aber wissen Sie, wenn Schwester Petra morgens zu mir kommt, habe ich es am liebsten. Wir sind ein eingespieltes Team und sie führt die Pflege so durch, wie ich es gewohnt bin. Die anderen Pflegekräfte sind auch nett, aber na ja, jeder macht es dann doch anders und das bringt mich morgens schon mal ganz aus meinem Rhythmus."

| Beispiel 2 | Eine andere Dame erzählte bei der Befragung, dass sie in der Einrichtung jede Woche einmal baden „müsste". Sie äußerte, zu Hause überhaupt kein richtiges Bad gehabt zu haben und hier hätte sie nun sehr große Angst vor der riesigen Wanne. Verstärkt wurde ihre Angst zusätzlich durch den erforderlichen Einsatz eines Lifters. Der Dame war die ganze Angelegenheit, die sie sehr belastete, sehr unangenehm. Trotzdem wollte sie das Problem keinesfalls ansprechen. Sie erwähnte stattdessen, dass alle Pflegekräfte ja so nett seien und sich so viel Mühe mit der Pflege geben würden. Sie wolle nicht undankbar sein. Die Pflegekräfte würden es ja bestimmt nur gut mit ihr meinen. |

Fehlende Informationssammlung

Bitte führen Sie sich die Situationen einmal vor Augen. Was macht die Pflegende Petra im ersten Beispiel so anders als die anderen Pflegekräfte?

Wie sich herausstellte, hielt sie einen ganz strukturierten Ablauf bei der Pflege ein. Da es keine Informationssammlung und auch keine aussagekräftige Pflegeplanung gab, hat Petra immer wieder während der Pflegeeinsätze mündlich wichtige Informationen und Wünsche sowie biografieorientierte Gewohnheiten der Patientin erfragt. Intuitiv richtig, aber leider ungeplant und für andere an der Pflege Beteiligte nicht nachvollziehbar hat sie daraus den für die Patientin optimalen Pflegeablauf entwickelt.

Diese Vorgehensweise vermittelte der zu Pflegenden eine große Sicherheit, so dass sie viele Pflegehandlungen mit begleitender Unterstützung und unter Beaufsichtigung selbstständig durchführen konnte. Die Vorgehensweise der Pflegekraft förderte die vorhandenen Fähigkeiten und damit auch die Zufriedenheit der Patientin.

Schade, dass dies nicht schriftlich in der Dokumentation beschrieben war!

Professionell wäre es gewesen, die ritualisierte Vorgehensweise bei dieser Patientin ausführlich in der Informationssammlung und/oder der Pflegeplanung für alle Pflegenden verbindlich festzuschreiben.

Fehlende Erhebung biografischer Daten

Im zweiten Beispiel versuchen die Pflegekräfte ihr Möglichstes, um das Baden der Bewohnerin einmal wöchentlich zu ermöglichen. Dies in der festen Annahme, ihr damit etwas Gutes zu tun. Tatsächlich ängstigt das Baden diese Dame aber sehr, doch sie traut sich nicht, dies den Pflegekräften mitzuteilen. So lässt diese Bewohnerin bereits seit knapp einem Jahr das 1 × wöchentliche Baden über sich ergehen.

Wäre bei der Aufnahme eine ausführliche Anamnese bzw. Informationssammlung erhoben worden, wäre den Pflegekräften bekannt gewesen, dass diese Frau ihr ganzes Leben nicht gebadet hat und ihre Waschgewohnheit darin bestand, sich am Spülbecken in ihrer Küche zu waschen.

| Reflexion | Beantworten Sie sich selbst die folgenden Fragen:
▶ In welchen Situationen in Ihrem Pflegealltag handeln Sie vielleicht aus Unkenntnis der früheren Gewohnheiten und Rituale eines zu Pflegenden entgegen seinen Wünschen? |

- Welche Einstellung haben Sie selbst zur täglichen Körperpflege?
- Was sehen Sie als „Norm" an?
- Was können Sie außerhalb Ihrer persönlichen Norm bei Ihren zu Pflegenden noch tolerieren?
- Fühlen Sie sich dazu verpflichtet, die Menschen, die Sie versorgen, wenigstens einmal pro Woche zu baden oder zu duschen?
- Ist dies der Wunsch des Pflegebedürftigen, Ihr eigener Anspruch oder ist dies vielleicht der Anspruch Ihrer Kollegen oder der Einrichtungsleitung?

4.2.5 Informationssammlung im Verlauf der Pflege

Hervorzuheben ist, dass die Informationssammlung im Verlauf der Pflege unterschiedlichen Zwecken dient:

Zweck der Informationssammlung

- Vor und unmittelbar bei der Aufnahme eines pflegebedürftigen Menschen werden Informationen gesammelt, um sich einen ersten Überblick über den Zustand eines zu Pflegenden zu verschaffen.
- In der weiteren Phase des „Kennenlernens" eines Pflegebedürftigen werden weitere Informationen gesammelt, um die Pflege systematisch planen zu können. So kann auf der Basis eines Pflegeplanungsgespräches gemeinsam mit dem Pflegebedürftigen und/oder seinen Bezugspersonen entschieden werden, welche Probleme im Vordergrund stehen und tatsächlich in der Pflegeplanung „eröffnet" werden müssen.
- Eine ausführliche und aussagekräftige Anamnese/Informationssammlung ist eine der Grundvoraussetzungen zur Erstellung einer Pflegeplanung.
- Nach Erstellung der Pflegeplanung erfolgt die weitere Sammlung von Informationen mit dem Schwerpunkt auf der Wirksamkeit der geplanten Pflege und der Zufriedenheit des zu Pflegenden und seiner Bezugspersonen.

▶ **Nur durch eine ständige weitere Sammlung pflegebezogener Informationen ist eine Auswertung bzw. Evaluation der geplanten Pflege möglich.** ◀

Das Wissen in Bezug auf die persönlichen Lebensgewohnheiten oder Umstände eines zu Pflegenden ermöglicht es den Pflegekräfte, Abweichung in der pflegerischen Versorgung von der so genannten „Norm" nachvollziehbar erklären können.

Sicherheit für Pflegende

Ist in der Anamnese z. B. bereits bekannt, dass ein zu Pflegender sich lediglich einmal die Woche gewaschen hat, dann bedeutet dies für die Pflegekräfte einzuschätzen, ob es ohne Risiko möglich ist, diesem Menschen die gewohnte, von der Norm abweichende Körperpflege zukommen zu lassen. Besteht z. B. kein Risiko der Hautschädigung, spricht nichts gegen diese Entscheidung. Im Gegenteil es zeigt sogar das Bestreben der professionell Pflegenden, den anvertrauten Menschen mit seiner Lebensgeschichte auch tatsächlich ernst zu nehmen.

Dies gilt insbesondere auch bei der Beurteilung von Risikofaktoren. Erhalten Pflegende bei der Erhebung der Anamnese oder Informationssammlung bereits die Information, dass das biografische Gewicht eines zu Pflegenden immer nur bei 40–42 Kilo lag und dokumentieren sie dies auch ausführlich, entlastet diese Aussage die Pflegekräfte davon, ein für diesen Menschen völlig unpassendes „Normalgewicht für über 65-Jährige" anzustreben.

▶ **Auf Grundlage einer fortlaufenden Informationssammlung ist es möglich, den Pflegeprozess mit allen pflegefachlichen Entscheidungen nachvollziehbar darzustellen.** ◀

Sammeln und sichern der Informationen

4.3 Probleme und Ressourcen finden und dokumentieren

4.3.1 Wann ist ein Problem ein Pflegeproblem?

Definition eines Problems

Immer wieder stellt sich für Pflegende die Frage, was denn nun ein Pflegeproblem ist und was nicht.
In der Grundsatzstellungnahme Pflegeprozess und Dokumentation (📖 10) wird ein Pflegeproblem wie folgt definiert:
„*Ein Pflegeproblem besteht dann, wenn die für die Bewältigung des Alltags notwendige Unabhängigkeit und das Wohlbefinden des Pflegebedürftigen beeinträchtigt sind und diese nicht eigenständig kompensiert werden können.*"

Unterschiedliche Auslegung eines Problems

Einschränkungen und Fähigkeitsstörungen, die die Unabhängigkeit und das Wohlbefinden eines zu Pflegenden beeinträchtigen und so ggf. ein Problem darstellen können, werden allerdings oftmals von allen am Pflegeprozess Beteiligten sehr unterschiedlich wahrgenommen.
So kann es vorkommen, dass der Pflegebedürftige ein für die professionell Pflegenden vorhandenes Problem selber nicht sieht und sich auch in keiner Weise in seiner Unabhängigkeit oder seinem Wohlbefinden beeinträchtigt sieht.

Situation des Pflegebedürftigen ganzheitlich erfassen

Professionell Pflegende müssen grundsätzlich ein primäres Interesse daran haben, einen Menschen in seiner Ganzheit zu verstehen und sich in ihn und seine Situation einfühlen zu wollen. Nur so gelingt die reale Einschätzung, in welchen Bereichen und in welcher Form tatsächlich Unterstützungsbedarf geplant und geleistet werden muss.
Professionell Pflegende berücksichtigen hierbei
▶ den pflegefachlichen Filter
▶ alle rechtlichen Anforderungen, z. B. bei einer Zwangsunterbringung
▶ die Wünsche, Bedürfnisse und den Wissensstand des zu Pflegenden
▶ die Wünsche, Bedürfnisse und den Wissensstand der Bezugspersonen.

Anwendung eines „pflegefachlichen Filters"

Professionell Pflegende benutzen bei der Einschätzung einer Pflegesituation immer ihren „fachlichen Filter". Fachwissen, Berufserfahrung und ein ständiger Austausch mit Kollegen sorgen dafür, dass eine professionelle Pflegekraft Probleme sehr schnell erkennen kann.
Die Feststellung und Bearbeitung von aktuellen tatsächlichen und ganz offensichtlichen Problemen gelingt daher in der Praxis immer sehr gut.
Schwieriger zeigt sich die Benennung von potenziellen oder verdeckten Problemen.

Einschätzung potenzieller Probleme

Für die professionell Pflegenden stellt die Einschätzung der „potenziellen (wahrscheinlichen) Risiken" sofort bei Aufnahme des Pflegeauftrages eine der vorrangigen Tätigkeiten dar.
So wird eine Pflegekraft aufgrund ihres „Fachwissens" bei einem Mensch, der die Notwendigkeit des Waschens nicht einsieht und sich durch seinen üblen Körpergeruch auch nicht in seiner Unabhängigkeit und seinem Wohnbefinden beeinträchtigt sieht, diesen Aspekt trotzdem in der Pflegeplanung bearbeiten, da sie das „potenzielle" Problem „Gefahr der Hautschädigung" sofort erkennt.
Laienpflegepersonen, die z. B. einen zu Pflegenden zu Hause alleine versorgen, sind oftmals über den „Wirbel", den professionelle Pflegekräfte mit Übernahme des Pflegeauftrages bei der Versorgung veranstalten, erstaunt. Mögliche Probleme, wie z. B. Deku-

4.3 Probleme und Ressourcen finden und dokumentieren

bitus-, Thrombose- oder Pneumoniegefahr, sind für sie als Laien aufgrund mangelnder Fachkenntnis nicht unmittelbar sichtbar.

▶ **Das Erkennen von potenziellen Problemen obliegt der Pflegefachkraft.** ◀

Die Anwendung des „fachlichen" Filters kann professionelle Pflegekräfte allerdings auch dazu verleiten, verdeckte Probleme eines zu Pflegenden und ggf. auch seiner Bezugspersonen nicht als solche zu erkennen oder wahrzunehmen.
Hat ein Mensch z. B. in seinem Leben immer geraucht oder Alkohol getrunken und kann er sich diese „Genussmittel" nun aufgrund seiner Immobilität nicht mehr selbstständig beschaffen, wird diese Situation wohl eines der größten Probleme des Pflegebedürftigen darstellen. Für ihn werden nicht die Dekubitus- und Thrombosegefahr im Vordergrund stehen, sondern eben zunächst einmal die Beschaffung von Zigaretten und alkoholischen Getränken.

Auf verdeckte Probleme achten

Professionelle Pflegende sind hier aufgefordert, durch gezielte Gespräche, Wahrnehmen des Verhaltens und der Stimmungslage des zu Pflegenden und letztlich durch den Aufbau einer professionellen zwischenmenschlichen Beziehung dafür Sorge zu tragen, dass auch versteckte Probleme bearbeitet werden können. Eventuelle Vermutungen der Pflegenden zu einer bestimmten Problematik müssen überprüft und genau beleuchtet werden.

Verhalten und Stimmung beachten

Bei der Erstellung der Pflegeplanung sollten neben den Erwartungen des Pflegebedürftigen immer auch die Erwartungen der Bezugspersonen Berücksichtigung finden.

Bezugspersonen einbeziehen

▶ **Der Erfolg des Pflegeprozesses kann entscheidend vom „Erkennen" oder „Nicht-Erkennen" der individuellen Probleme eines zu Pflegenden abhängen.** ◀

Zu einer objektiven Einschätzung einer Situation können folgende Fragen hilfreich sein:
▶ Wie schätzt der Pflegebedürftige seine Probleme ein? Was ist vorrangig für ihn selbst wichtig?
▶ Was äußert der zu Pflegende auf Nachfrage konkret zu einem angesprochenen Problem?
▶ Wie ist die Wahrnehmung der an der Pflege Beteiligten?
▶ Stimmt das Verhalten des zu Pflegenden mit dem, was er äußert, überein?

Hilfreiche Fragen

Die kommunikative Kompetenz einer Pflegekraft trägt entscheidend zum Erkennen der Problemebereiche bei, die eröffnet werden müssen. Durch ein wirkliches Interesse am zu Pflegenden und der Zusammenarbeit aller an der Pflege Beteiligten werden nach Abwägen aller Faktoren die dringlichsten Probleme eines zu Pflegenden sichtbar.

Kommunikation mit allen an der Pflege Beteiligten

▶ **Nur durch eine intensive Beschäftigung mit allen Aspekten, die einen zu Pflegenden betreffen, lässt sich ableiten, ob und in welchen Bereichen die Notwendigkeit der Bearbeitung eines Pflegeproblems besteht.** ◀

Bei Menschen, die aufgrund kognitiver Einschränkungen keine Auskünfte geben können, stellen neben den Aussagen der Bezugspersonen die Wahrnehmung der professionell Pflegenden und deren aussagekräftige Beschreibung in der Pflegedokumentation die wichtigsten Aspekte bei der Findung von Pflegeproblemen dar.
Die eigene Wahrnehmung der Pflegenden ist neben einer eingehenden Informationssammlung und einem ausführlichen Aufnahme- und Pflegeplanungsgespräch mit dem Pflegebedürftigen und/oder seiner Bezugspersonen eine Grundvoraussetzung für das „Entdecken" der tatsächlichen Probleme eines zu Pflegenden.

Wahrnehmung der Pflegekräfte

▶ **Pflegende sollten immer wieder reflektieren, in wie weit sie das Recht für sich in Anspruch nehmen können, für andere Menschen festzulegen, wann ein Problem besteht oder nicht.** ◀

> **Reflexion** Schlüpfen Sie bei der nächsten Erstellung einer Pflegeplanung für einen Pflegebedürftigen einmal in seine Rolle. Wie sehen Sie nun die Situation, was empfinden Sie stellvertretend für den zu Pflegenden?" Werden Ihnen Probleme bewusst, die Sie in Ihrer Fachlichkeit bisher „übersehen" oder ganz anders eingeschätzt haben? Was denken Sie über das Handeln der Pflegekräfte? Was würden Sie den Pflegekräften gerne aus Ihrer Sicht mitteilen?
> Bitten Sie auch Ihre Kollegen, diese „Einfühlungsübung" zu machen. Tauschen Sie Ihre Erfahrungen aus und überprüfen Sie die Pflegeplanung des zu Pflegenden.

4.3.2 Aufbau und Struktur eines Pflegeproblems

Ausschließliche Bearbeitung pflegerischer Probleme

Beim Anlegen einer Pflegeplanung werden grundsätzlich nur pflegerische Probleme bearbeitet. Professionell Pflegende beschäftigen sich nicht mit medizinischen Diagnosen, sondern mit den sich aus den medizinischen Diagnosen ergebenen Beeinträchtigungen.

So stellt z. B. die medizinische Diagnose eines Diabetes mellitus oder eines Morbus Parkinson für sich allein kein pflegerisches Problem dar. Erst wenn ein Diabetiker z. B. stark schwankende BZ-Werte hat oder die Insulininjektion nicht alleine durchführen kann, ergeben sich in einer Pflegeplanung zu bearbeitende Probleme.

▶ **Eine Problembeschreibung ist eine Aussage über Zustände, die Pflege erfordern** (📖 10). ◀

PES-Formel anwenden

Zur übersichtlichen und trotzdem individuellen Beschreibung der zu bearbeitenden Problem, kann es hilfreich ein, sich an dem PES-Format der Pflegediagnosen zu orientieren:

▶ **P** – Pflegeproblem/Pflegediagnose
▶ **E** – Einflussfaktoren/Ursache
▶ **S** – Symptome eines Problems.

Beispiel 1
Problem: Flüssigkeitsdefizit
Ursache: Infolge von mangelndem Durstgefühl bei wahrscheinlich jahrzehntelanger Gewöhnung an geringe Trinkmengen
Symptome: Rissige Lippen, stehende Hautfalten, Obstipation

Beispiel 2
Problem: Fr. Müller ist harninkontinent
Ursache: Erschlaffung der Beckenmuskulatur
Symptome: Bemerkt Harnabgang nicht mehr

Probleme individuell beschreiben

Oftmals fällt es Pflegenden außerordentlich schwer, die Beschreibung eines Problems „auf den Punkt" zu bringen. Häufig zeigt sich, dass das in der Pflegeplanung angegebene Problem gar nicht die tatsächliche Problematik beschreibt.

4.3 Probleme und Ressourcen finden und dokumentieren

Beispiel: Tatsächliche Problematik bei Fr. Müller nach Fallbesprechung
(▶ **Beispiel 2, vorherige Seite**)
Fr. Müller wurde jeden Tag mehrmals eingenässt in ihrem Zimmer vorgefunden. Bedingt durch eine Erschlaffung der Beckenmuskulatur konnte sie Urin nur noch kurzzeitig halten. Aufgrund ihres eingeschränkten Gehvermögens erreichte sie die Toilette selbstständig nicht mehr schnell genug. Die eigentliche Problematik lag aber drin, dass Fr. Müller sich schämte, Hilfe für den Toilettengang anzufordern. Letztlich war sie gar nicht harninkontinent.

Pflegende sollten immer wieder hinterfragen, ob sie auch wirklich das richtige Problem und die tatsächliche Ursache herausgefunden haben. Dies bedeutet eine ständige Auseinandersetzung mit dem Thema Problemformulierung mit allen Mitarbeitern des Teams. Problemformulierungen hinterfragen

Ergänzend sind in der Problemformulierung auch eventuelle **potenzielle Risiken** zu benennen: Risiken erwähnen

Zu Beispiel 1 (vorherige Seite)
Problem: Fr. Walz nimmt nicht ausreichend Flüssigkeit zu sich
Ursache: Infolge von mangelndem Durstgefühl bei wahrscheinlich jahrzehntelanger Gewöhnung an geringe Trinkmengen
Symptome: Rissige Lippen, stehende Hautfalten, Obstipation
Potenzielles Risiko: Gefahr der Dehydratation

Auch hat es sich bewährt, evtl. **Erschwernisfaktoren** in die Problemformulierung zu integrieren. Im Rahmen der Pflegeeinstufung nach SGB XI hat dies eine große Aussagekraft: Erschwernisfaktoren angeben

Zu Beispiel 1 (vorherige Seite)
Problem: Fr. Walz nimmt nicht ausreichend Flüssigkeit zu sich
Ursache: Mangelndes Durstgefühl
Symptome: Rissige Lippen, stehende Hautfalten, Obstipation
Potenzielles Risiko: Gefahr der Dehydratation
Erschwernisfaktor: Die Flüssigkeitszufuhr ist deutlich erschwert durch ablehnendes Verhalten mit Übernahmebehinderung

Relevante **biografieorientierte Aspekte** können, falls dies sinnvoll erscheint, in die Problemformulierung einfließen: Biografische Daten einfließen lassen
Problem: Hr. Hans isst nicht die seinem Bedarf entsprechende Nahrungsmenge
Ursache: Anstrengung und Schmerzen beim Kauen bei jahrelanger Gewöhnung an weiche Speisen
Biografieorientierter Aspekt: Hat sich die letzten Jahre nur von Jogurt und Pudding ernährt
Symptome: allgemeine Kraftlosigkeit, BMI von 14

Problemformulierungen dürfen nicht zu allgemein gehalten werden. Probleme aussagekräftig formulieren
▶ Folgende Pflegeproblemformulierung ist nicht ausreichend: *Mobilisation eingeschränkt*
▶ Wesentlich aussagekräftiger könnte es stattdessen heißen: *Fr. Zeer kann ihre Lage im Bett nicht eigenständig verändern, nicht alleine gehen oder stehen.*

Bei der Problemformulierung ist es hilfreich, Problem und Ursache zu verbinden: Verwenden Sie hierbei Begriffe wie „auf Grund, infolge von, bedingt durch": Probleme mit Ursache verknüpfen

- Bedingt durch Gleichgewichtsstörungen hat Fr. Teik Angst, alleine aufzustehen.
- Kommunikation ist eingeschränkt aufgrund motorischer Aphasie.
- Infolge Versteifung der Fingergelenke kann Fr. Meehr ihre Nahrung nicht mundgerecht zubereiten.
- Herr K. kann die Körperpflege nicht selbstständig durchführen, da er die Notwendigkeit der Verrichtung nicht erkennt.

Genaue Ursachen suchen

Die Ursachen eines Problems müssen sehr genau herausgearbeitet werden, nur so können „passende" Maßnahmen geplant und die Probleme erfolgreich gelöst werden:

Beispiel verminderte Flüssigkeitszufuhr	
Ursache	Mögliche Maßnahmen
▶ Da Fr. Dora Angst vor dem beschwerlichen Weg zur Toilette hat, nimmt sie nicht ausreichend Flüssigkeit zu sich.	▶ Mit Rollstuhl zur Toilette schieben ▶ Ausscheidung auf Toilettenstuhl im Zimmer
▶ Infolge von Störungen des Kurzzeitgedächtnisses vergisst Fr. Dora zu trinken	▶ Fr. Dora bei jedem Kontakt ans Trinken erinnern/zur Flüssigkeitsaufnahme auffordern
▶ Fr. Dora äußert, kein Durstgefühl zu haben.	▶ Aufklärung über Gefahren einer verminderten Flüssigkeitszufuhr ▶ Rituale zur Flüssigkeitsaufnahme einführen ▶ Trinkplan mit festen Zeiten erstellen ▶ Lieblingsgetränk (Malzbier) bereitstellen

▶ **Ein Problem kann verschiedene Ursachen haben, aus denen sehr unterschiedliche Maßnahmen resultieren können.** ◀

Reflexion Überprüfen Sie die von Ihnen formulierten Pflegeprobleme in Hinblick auf die beschriebenen Aspekte. Überarbeiten und ergänzen Sie, falls erforderlich.

4.3.3 Grundregeln der Problemformulierung

Zeitliche Vorgaben der Erstellung abhängig von der Betreuungsform

In der ambulanten und stationären Altenpflege sollte die Pflegeplanung spätestens nach ca. 2–3 Wochen vorliegen. In der Kurzzeitpflege wird von Seiten des MDK bei einer Qualitätsprüfung bereits ab dem 4. Tag nach Aufnahme eine Pflegeplanung erwartet. Der Umfang der Planung richtet sich dabei allerdings nach der Aufenthaltsdauer des Gastes. Im Krankenhaus erfolgt die Erstellung in der Regel am 2. Tag nach Aufnahme.

Positive Formulierungen

Auch bei der Beschreibung von Problemen ist zwingend auf eine wertneutrale und positive Formulierung zu achten. Mag die Pflege auch noch so schwierig sein, Vorwürfe oder Beschuldigungen bei der Dokumentation von Pflegeproblemen lassen jede Pflegefachlichkeit vermissen und sind unbedingt zu vermeiden!

Problembereiche zusammenfassen

Bei der Problemformulierung ist es möglich, verschiedene in Zusammenhang stehende Probleme gemeinsam zu bearbeiten (▶ Tabellen rechts).

4.3 Probleme und Ressourcen finden und dokumentieren

Zusammenfassung der AEDL in sechs Bereiche*	
Bereich	AEDL
1	AEDL 1 – Kommunizieren können und AEDL 12 – soziale Bereiche des Lebens sichern können
2	AEDL 2 – sich bewegen können und AEDL 4 – Sich pflegen können AEDL 7 – sich kleiden können AEDL 10 – Sich als Mann und Frau fühlen können
3	AEDL 3 – Vitale Funktionen aufrecht erhalten können
4	AEDL 5 – Essen und trinken können AEDL 6 – Ausscheiden können
5	AEDL 8 – Ruhen und Schlafen können AEDL 9 – sich beschäftigen können
6	AEDL 11 – für Sicherheit sorgen können AEDL 13 – mit existenziellen Erfahrungen des Lebens umgehen können

* Die Firma Dan-Produkte unterteilt in ihrer Dokumentationsvariante „Dan-Light" die AEDL in sechs Bereiche die vorrangig in Wechselwirkung zueinander stehen.

Zusammenfassung der AEDL in verschiedene Bereiche*	
Bereich	AEDL
Bereich: „Essen und Trinken"	AEDL 5
Bereich: „Mobilität"	AEDL 2/3/7/8/11
Bereich: „Biografisches Erscheinungsbild erhalten – Körperpflege und Ausscheidung"	AEDL 4/6
Bereich: „Lebenssituation annehmen und gestalten"	AEDL 1/9/10/12/13

* Das Ministerium für Arbeit, Soziales, Gesundheit und Verbraucherschutz des Landes Schleswig-Holstein beschreibt in der Broschüre: „Wir pflegen richtig gut" die Zuordnung der AEDL in vier primäre Bereiche.

So stehen z. B. die AEDL 5 „Essen und Trinken können" und die AEDL 6 „Ausscheiden können" in beidseitiger Wechselwirkung zueinander. Es bietet sich daher an, eine zusammenfassende Problembeschreibung zu formulieren:

Beispiel: Zusammenfassende Problembeschreibung AEDL 5 und 6
Fr. Witt nimmt aufgrund kognitiver Beeinträchtigung weniger als 1,2 l Flüssigkeit zu sich. Sie vergisst zu trinken, versteht die Notwenigkeit einer ausreichenden Flüssigkeitszufuhr nicht.
Fr. Witt hat konzentrierten Urin und Obstipationen.

Beispiel: Zusammenfassende Problembeschreibung AEDL 2, 4, 7 und 10
Bewegungseinschränkungen aufgrund von Kontrakturen in den großen Gelenken (Schulter-, Ellbogen-, Kniegelenke). Hr. Kehr hat kein

Geh- oder Stehvermögen, kann seine Lage im Bett oder Stuhl nicht verändern.
Bedingt durch die verminderte Beweglichkeit der Arme und Beine kann Hr. Kehr sich weder selbstständig waschen noch an- und auskleiden.

4.3.4 Ressourcen formulieren

Definition einer Ressource

In den Richtlinien der Spitzenverbände der Pflegekassen zur Begutachtung von Pflegebedürftigkeit nach dem XI. Buch des Sozialgesetzbuches (MDS im Aug. 2006) findet sich folgende Definition:
„*Ressourcen sind vorhandene Fähigkeiten, Kräfte und Möglichkeiten, die einem kranken, behinderten oder alten Menschen helfen, sein Leben und seine Krankheit oder Behinderung zu bewältigen.*"

Restfähigkeiten nahezu immer vorhanden

Grundsätzlich kann davon ausgegangen werden, dass ein zu Pflegender trotz seiner Beeinträchtigungen noch über verschiedene Restfähigkeiten bzw. Ressourcen verfügt.
Nur selten hat ein zu Pflegender überhaupt keine Fähigkeit mehr. Ressourcen sind jedoch vielleicht nicht auf den ersten Blick erkennbar. Im Rahmen einer Pflegeplanungs- oder Fallbesprechung lässt sich diese Problematik zumeist positiv bearbeiten.

Problem durch Ressource ergänzen

Die Angabe der individuellen Fähigkeiten/Ressourcen ergänzt die betroffene Problemformulierung und steigert die Aussagekraft der Pflegeplanung insgesamt wesentlich.

Beispiel 1
▶ **Problem:** Fr. Klö nimmt aufgrund der Störungen des Kurzzeitgedächtnisses nicht genügend Nahrung und Flüssigkeit zu sich. Sitzt vor dem vollen Teller oder Trinkglas, vergisst zu essen oder zu trinken.
▶ **Ressource:** Kau- und Schluckfähigkeit sowie Fein- und Grobmotorik der Hände erhalten, Fr. Klö kann Nahrung und Getränke unter ständiger Anleitung völlig eigenständig zu sich nehmen.

Beispiel 2
▶ **Problem:** Fr. Zeer kann ihre Lage im Bett nicht eigenständig verändern, nicht alleine gehen oder stehen.
▶ **Ressource:** Sitzstabilität für 2 Stunden erhalten, Fr. Zeer hat die Kraft, bei der Umlagerung durch Festhalten am Bettschutzgitter mitzuhelfen.

Dokumentation von Ressourcen zeigt Wertschätzung

Pflegende, die ernsthaft alle vorhandenen Fähigkeiten des zu Pflegenden „herausfiltern" und dokumentieren, zeigen deutlich, dass sie den zu betreuenden Menschen mit all seinen Einschränkungen wertschätzen. Pflegekräfte können so aktiv dem Krankheits- und Anhängigkeitsgefühl der zu Pflegenden entgegenwirken.

▶ **Nicht immer sind Ressourcen bereits bei Aufnahme der Pflege offensichtlich, häufig zeigen sie sich erst im Verlauf der Versorgung.** ◀

Erkennen der Ressource hat Vorrang

Bei der Einschätzung eines Problems sollte der Blick der professionell Pflegenden daher nicht nur auf die Probleme gerichtet sein, sondern zunächst einmal auf das Erkennen der noch vorhandenen Möglichkeiten und Fähigkeiten.
Unterstützt werden kann dies dadurch, dass bereits in der Anamnese/Informationssammlung (▶ Abb. 2.6a–c) und auch in der Pflegeplanung nicht mit der Nennung der Probleme, sondern mit der Beschreibung der Fähigkeiten/Ressourcen begonnen wird.

Beispiel: Pflegeplanung

Hr. Mier kann Nahrung und Getränke selbstständig zu sich nehmen. Er äußert Essenswünsche und ist normalgewichtig. Aufgrund eingeschränkter Feinmotorik beider Hände kann er seine Nahrung nicht mundgerecht zubereiten und Getränke nicht selbstständig einschenken.

Beim genauem „Hinsehen" ist sogar möglich, dass sich hinter „herausfordernden, schwierigen" Verhaltensweisen eines zu Pflegenden eine versteckte Fähigkeit verbirgt.

Herausforderndes Verhalten als versteckte Ressource

Versteckte Fähigkeiten hinter herausfordernden Verhaltensweisen	
„Herausfordernde" Verhaltensweisen	„Versteckte" Fähigkeit
Störendes Klopfen am Bettgitter	Hr. Heer kann sich durch Klopfen ans Bettgitter bemerkbar machen
Unruhiges Umherlaufen	Fr. Klas äußert Stuhl- und Harndrang durch Unruhe (Umherlaufen, immer wieder Hinsetzen und Aufstehen)
Ablehnendes Verhalten	Kann Wünsche und Bedürfnisse nonverbal durch Kopfschütteln und Hand der Pflegekraft wegschieben zum Ausdruck bringen.

Es ist daher besonders wichtig, **den Pflegebedürftigen und auch die Bezugspersonen** immer wieder zu befragen, **wie eine bestimmte Situation erlebt** oder **wie vor Annahme des Pflegeauftrages** mit einer Situation umgegangen wurde. Auch Aussagen und Einstellungen des zu Pflegenden können wichtige Hinweise geben.
Manchmal erübrigt sich so ein vermeintliches Problem bei genauer Betrachtung von ganz alleine.

Pflegebedürftigen und Bezugspersonen befragen

Im Pflegeversicherungsgesetz wird die aktivierende, Ressourcen fördernde und schützende Pflege ausdrücklich beschrieben. Durch eine entsprechende Ziel- und Maßnahmenplanung können professionell Pflegenden nachweisen, dass alle vorhandenen Ressourcen so lange wie möglich geschützt bzw. erhalten und falls möglich noch gefördert werden.
Dies wird insbesondere durch die Planung der entsprechenden Hilfsformen in den Maßnahmen (▶ Kap. 4.5) sichtbar.

Ressourcenorientierte Pflege nachweisen

▶ **Vorhandene Ressourcen/Fähigkeiten eines Menschen zu erhalten und zu fördern, hat absolute pflegerische Priorität.** ◀

Erkennen von Fähigkeiten/Ressourcen	
Motivation eines zu Pflegenden	▶ Fr. Seer ist motiviert, ihre Sprachstörungen zu überwinden.
z. B. die Bereitschaft, professionelle Unterstützung anzunehmen, oder die Akzeptanz bzw. Toleranz der vorhandenen Einschränkung/en	▶ Hr. Joll zeigt Bereitschaft zur aktiven Mithilfe.
	▶ Fr. Haus äußert, wieder alleine essen zu wollen.
Fähigkeiten des zu Pflegenden	▶ Fr. Teer kann sich mit der linken Hand ihr Brot schmieren.
z. B. Tätigkeiten, die der Pflegebedürftige eigenständig ausführen kann	▶ Hr. Fred kann seinen Oberkörper frei bewegen.
	▶ Hr. Gart unterstützt den Wechsel des Inkontinenzmaterials im Bett durch Anheben seines Gesäßes.

Erkennen von Fähigkeiten/Ressourcen (Fortsetzung)	
Wissen des zu Pflegenden z. B. Kenntnisse bezüglich seiner Erkrankung	▶ Fr. Beer kennt die Symptome einer Hypo- und Hyperglykämie. ▶ Fr. Aaue kennt die Zusammenhänge einer mangelnden Flüssigkeitszufuhr und ihrer Obstipation.
Hobbys und Vorlieben/Gewohnheiten z. B. Tätigkeiten zur gewohnten Freizeitgestaltung, Vorlieben und Gewohnheiten, die helfen können, einem Problem entgegenzuwirken	▶ Klassische Musik wirkt auf Fr. Braun beruhigend. ▶ Hr. Floss beschäftigt sich gerne mit Briefmarken. ▶ Aus der Biografie ist bekannt, dass Hr. Laer gerne Obstsäfte trinkt. ▶ Fr. Sut schläft gerne mit offenem Fenster.
Bezugspersonen, die ihre Fähigkeiten und Unterstützung einbringen Die Bereitschaft und Motivation der Bezugspersonen, mit den Pflegekräften zusammenzuarbeiten, spielt eine nicht zu unterschätzende Rolle. Die Einbeziehung vertrauter Personen in die Pflegeplanung sollte grundlegende Beachtung im Rahmen des pflegerischen Handelns finden.	▶ Hr. Weer wäscht seiner Frau jeden Dienstag die Haare. ▶ Fr. Paul kommt täglich zum gemeinsamen Abendbrot zu ihrem Vater. ▶ Nachbarin Frau Holz bereitet Abendbrot zu und kümmert sich um die Einkäufe.
Einsatz und Nutzung von Hilfsmitteln Spezielle Materialien erhalten und fördern die Selbstständigkeit des Pflegebedürftigen.	▶ Herr Arndt kann mit der Tellerrandbegrenzung sein Mittagessen eigenständig einnehmen. ▶ Frau Nier kann sich mit Hilfe des Rollators selbstständig in ihrem Zimmer fortbewegen.

> **Reflexion** Überprüfen Sie ganz bewusst die von Ihnen formulierten Ressourcen in Hinblick auf die beschriebenen Aspekte. Falls Sie in bestimmten Problembereichen keine Ressourcen angegeben haben, überarbeiten und ergänzen Sie, falls möglich.

4.4 Ziele festlegen und dokumentieren

4.4.1 Grundsätze der Zielformulierung

Konkret formuliertes Ergebnis

Ein (Pflege-)Ziel ist ein in der Zukunft liegendes angestrebtes Ergebnis, ein von allen am Pflegeprozess Beteiligten erwarteter oder auch erhoffter Zustand.
Eine sinnvolle Zielformulierung motiviert alle Beteiligten zusammenzuarbeiten, um das geplante Ziel zu erreichen.
Wenn wir uns persönlich Ziele setzen, haben wir den Vorsatz, diese auch tatsächlich zu erreichen, z. B. „Ich möchte mit dem Rauchen aufhören!"

Ziele steigern Ausdauer des Handelns

Eine schriftliche Zielformulierung erinnert uns immer wieder an unseren Vorsatz und erhöht unsere Ausdauer des Handelns. In der Regel unternehmen Menschen alles dafür, um ihre einmal gesteckten Ziele auch zu erreichen.

▶ **Ein erreichtes Ziel kann als neue Ressource genutzt werden.** ◀

4.4 Ziele festlegen und dokumentieren

Im Interesse des Pflegebedürftigen und auch der Pflegekräfte sollten Ziele immer konkret und überprüfbar sein. Schließlich sollen sie die Qualität der professionellen Pflege sichtbar machen!

Je konkreter und realistischer hierbei ein Ziel formuliert ist, desto eher gelingt die Zielerreichung. So könnte es statt: „Ich möchte mit dem Rauchen aufhören!", konkreter heißen: „Im nächsten Monat reduziere ich meinen Rauchkonsum von 10 auf 6 Zigaretten und ab dem 01.05. rauche ich nicht mehr!"

Eine einfache aber sehr effektive Methode zu Kontrolle, ob tatsächlich überprüfbare Ziele formuliert wurde, besteht darin, zu reflektieren, ob bei der Evaluation die Frage der Zielerreichung klar mit ja oder nein beantwortet werden kann.

Überprüfbare Ziele formulieren

Mögliche Zielformulierung und Überprüfbarkeit	
Mögliche Zielformulierungen	**Ja oder Nein-Antwort möglich?**
Körperhygiene mind. 1 × täglich ist gewährleistet	Kann anhand der Durchführungskontrolle überprüft und beantwortet werden
Stuhlausscheidung mind. 3 × wöchentlich	Kann anhand der Durchführungskontrolle überprüft und beantwortet werden
Geht sicher mit Rollator innerhalb seines/r Zimmers/Wohnung	Kann durch Eintragungen bezüglich des „Gehens" im Pflegebericht und durch Eintragungen der Krankengymnastin z. B. auf dem Therapieblatt beantwortet werden

Ein zu hochgestecktes Ziel, das niemals erreicht werden kann, ist für beide Seiten äußerst demotivierend. In der Altenpflege kann der Zustand eines zu Pflegenden häufig nur mit kleinen Schritten gefördert werden. Oftmals geht es sogar nur noch um die Erhaltung eines Zustandes.

Realistische Ziele

Für einen Menschen, der an Demenz erkrankt ist und der dadurch bedingt die Notwendigkeit der Körperpflege nicht mehr verstehen und einsehen kann, ist es wenig fachlich, als Ziel zu formulieren: „Fr. Bier erkennt Notwendigkeit der Körperpflege." Dieses Ziel wird wohl niemals mehr erreicht werden können!

Es kann hilfreich sein, Ziele in Nah- und Fernziele zu unterteilen. Dies ist nicht zwingend erforderlich, hat sich aber bei zu Pflegenden bewährt, die ein hohes Rehabilitationspotenzial aufweisen, z. B. kann ein Pflegebedürftiger nach einem Oberschenkelhalsbuch wieder laufen lernen.

Nah- und Fernziele

Da laut Grundsatzstellungnahme des MDS (⌑ 10) Nahziele kurzfristig, d. h. innerhalb von Stunden oder Tagen erreichbar sind, erübrigt sich in den meisten Fällen die Angabe eines Nahzieles in der Pflegeplanung.

Fernziele sind als Ziele definiert, die innerhalb Wochen, Monaten oder sogar Jahren erreicht werden können (⌑ 10).

Eine Zielformulierung muss immer im inhaltlichen Zusammenhang mit einem beschriebenen Problem stehen. Es ist hilfreich, diesen Zusammenhang immer wieder zu reflektieren.

Ziel muss zum Problem passen

Zusammenhang zwischen Problem und Zielformulierung	
Problem	**Mögliches Ziel**
Hr. Meier isst unregelmäßig.	Hr. Meier nimmt täglich 3 Haupt- und eine Zwischenmahlzeit zu sich.
Fr. Lörs kann die Körperpflege nicht eigenständig durchführen.	Körperhygiene ist 1 × tägl. entsprechend den Wünschen von Fr. Lörs gewährleistet.
Hr. Kest ist untergewichtig	Körpergewicht liegt im individuellen Normbereich von 48–50 Kilo **oder** BMI liegt im individuellen Bereich von 18–19 laut ärztlicher Absprache
Fr. Dos trinkt nicht ausreichend, Gefahr eines Flüssigkeitsdefizits	Fr. Dos nimmt unter Berücksichtigung der Biografie und nach ärztl. Absprache mind. 1200 ml in 24 Std. zu sich.

Positive Zielformulierungen

Ein Ziel sollte nicht aussagen, was vermieden, verhindert oder nicht erreicht werden soll. Stattdessen ist der für die Zukunft erwünschte optimale Zustand zu beschreiben.

Ungeeignete Zielformulierung	Geeignete Zielformulierung
Keine Kontrakturen	Die Beweglichkeit der Gelenke ist erhalten
Keine weiteren Stürze	Fr. Heim geht sicher mit ihrem Rollator
Kein Mundsoor	Mundschleimhaut ist intakt
Kein Dekubitus	Gefährdete Hautstellen sind intakt

Gewünschten „Ist-Zustand" beschreiben

Ziele sind hierbei immer in der Gegenwart und als angestrebter „Ist-Zustand" zu formulieren:
- Hr. Teus läuft mit seinem Rollator innerhalb seines Zimmers/Wohnung selbstständig.
- Fr. Nius nimmt 2 × wö. an der Singrunde teil.
- Hr. Joos spricht über seine Ängste.
- Fr. Klais scheidet mind. alle 3 Tage Stuhlgang aus.

Keine Soll-Formulierungen

Völlig ungeeignet ist jede Form von „Soll-Formulierungen":
- Fr. Meier soll sich bis zum ... selbstständig seine Hände und das Gesicht waschen.
- Hr. Gut soll sich alleine den Oberkörper ankleiden.
- Fr. Niener soll alleine zur Toilette laufen.

Bei einer Zielformulierung geht es nicht darum, etwas von dem zu Pflegenden zu fordern und bei einer Zielauswertung mit erhobenem Zeigefinger zu sagen: „Fr. Müller, Sie sollten aber doch bis heute alleine zur Toilette laufen können, warum klappt das denn nun immer noch nicht?"

Vielmehr geht es darum, den zu Pflegenden entsprechend seinen Einschränkungen und Fähigkeitsstörungen zu unterstützen und zu fördern. Erfolgt dies auf eine wertschätzende Art und Weise, verbieten sich „Soll-Formulierungen" von ganz alleine.

Einbeziehung des zu Pflegenden in die Zielformulierung

Erst nach eingehender Beratung, Information und Aufklärung des zu Pflegenden bzw. seiner Bezugspersonen ist es möglich, ein individuelles und realistisches Ziel zu einer Problematik zu formulieren.

4.4 Ziele festlegen und dokumentieren

Möchte z. B. ein Mensch auf eigenen Wunsch sein Bett nicht mehr verlassen, fällt es professionell Pflegenden häufig schwer, diesem Wunsch nachzukommen, da sie sofort die möglichen Risikofaktoren dieser „Bettlägerigkeit" vor Augen sehen.
Im Rahmen der professionellen Pflege müssen nun alle Beteiligten unter Einbeziehung aller Aspekte, wie z. B.
- Lebensgeschichte, Biografie des zu Pflegenden
- Wünsche, Bedürfnisse, Einstellung des zu Pflegenden und der Bezugspersonen
- Pflegefachliche Aspekte
- Aussagen der Ärzte,

über realistische Pflegeziele „verhandeln". Dies könnte bedeuten, dass die im Beispiel genannte „Bettlägerigkeit auf eigenen Wunsch" des zu Pflegenden weitestgehend akzeptiert wird und sich daraus folgende individuelle Zielformulierung ergibt:
- Hr. Joch verlässt sein Bett mindestens 1 × täglich für eine Stunde.

- **Ein Pflegeziel ist ein realistisches Ergebnis, das der Pflegebedürftige, die Bezugspersonen und das Pflegeteam in einem festgelegten Zeitraum erreichen wollen.**

Zeigt sich, dass auch dieses Ziel nicht zu erreichen ist und z. B. Hr. Joch sein Bett definitiv nicht mehr verlassen will, muss im nächsten Schritt eine weitere Anpassung der Zielformulierung erfolgen. *Ziel ggf. anpassen*
Dies kann wiederum nur unter Einbeziehung des zu Pflegenden und seiner Bezugspersonen erfolgen. Vielleicht wird dann als Ziel nur noch das frühst mögliche Erkennen einer evtl. Folgeerkrankung formuliert:
- Risiken bei Hr. Joch sind eingeschätzt, Folgeschäden sind frühzeitig erkannt.

- **Das Selbstbestimmungsrecht eines zu Pflegenden ist bei der Formulierung von Zielen immer zu achten.**

4.4.2 Verschiedene Zielbereiche

Pflegeziele können sich auf verschiedene Bereiche beziehen.

Pflegeziele und die Bereiche, auf die sie sich beziehen	
Bereich	**Pflegeziel**
Zustand des Pflegebedürftigen	▸ Hat eine intakte Haut ▸ Atmet tief und regelmäßig
Können des Pflegebedürftigen	▸ Hält sein Gleichgewicht beim Stehen ▸ Kann sich Gesicht und Oberkörper eigenständig waschen ▸ Kann die Notrufklingel benutzen ▸ Kann sich selbstständig rasieren
Wissen des Pflegebedürftigen	▸ Kennt die Wirkung des Insulins ▸ Kennt Sinn und Technik der Bobath-Waschung
Verhalten und Entwicklung	▸ Kann Ängste äußern ▸ Toleriert Leben mit Beinamputation ▸ Akzeptiert Hilfe durch Bezugspflegeperson
Bereitschaft des Pflegebedürftigen (Wollen)	▸ Ist bereit, sich 2 × nachts lagern zu lassen ▸ Möchte bis zum … 1 Kilo abnehmen ▸ Will bis zum … innerhalb des Zimmers/der Wohnung mit Rollator selbstständig laufen können

4.4.3 Ebenen der Zielformulierung

Pflegeziele können in drei Ebenen unterteilt werden.

Pflegeziele, unterteilt in drei Ebenen	
Pflegeziel/Erklärung	**Beispiel**
Erhaltungsziele *Die vorhandene Selbstständigkeit bleibt so lange wie möglich erhalten*:	▶ Frau H. behält ihre intakte Haut. ▶ Herr V. behält seine jetzige Mobilität. ▶ Herr T. wäscht sich weiterhin Gesicht und Oberkörper selbstständig. ▶ Fähigkeiten lt. Ressource sind erhalten
Rehabilitationsziele *Verbesserung eines Zustands, soweit dies möglich ist*:	▶ Herr S. kann sich bis zum ... selbstständig auf die Bettkante setzen. ▶ Frau L. kann bis zum ... eigenständig ihre Mahlzeiten einnehmen. ▶ Hr. Kluz kann das Einlegen einer neuen Vorlage nach dem Toilettengang selbstständig durchführen.
Bewältigungsziele, auch Linderungsziele *Bewältigung und Verarbeitung veränderter Lebensbedingungen. Auseinandersetzung mit Erkrankung und Schmerzen*	▶ Frau Z. akzeptiert ihre Einschränkungen durch die Halbseitenlähmung und freut sich über kleine Fortschritte. ▶ Hr. Vuhr akzeptiert den Tod seiner Frau. ▶ Fr. Glut setzt sich mit dem ungewollten Umzug in die Einrichtung auseinander, findet Möglichkeiten der Bewältigung ▶ Schmerzen für Hr. Ja sind erträglich, nutzt Techniken der Schmerzbewältigung.

Reflexion Überprüfen Sie alle von Ihnen formulierten Pflegeziele auf ihre Aktualität und in Bezug auf die in diesem Kapitel aufgeführten Aspekte. Sind wirklich individuelle Ziele formuliert? Stehen die Ziele tatsächlich in Zusammenhang zu den Problemen?
Befragen Sie falls möglich ganz bewusst den zu Pflegenden bzw. seine Bezugspersonen. Resultieren daraus neue Erkenntnisse? Ergänzen oder passen Sie ggf. die Zielformulierungen an.

Auszug aus dem Erhebungsbogen zur Qualitätsprüfung

Nach §§ 112, 114 SGB XI in der stationären Pflege

	Ja	Nein	Empfehlung
16.6 Sind individuelle Pflegeziele formuliert?			❏
a. basieren auf Ressourcen/Fähigkeiten, Problemen/Defiziten	❏	❏	
b. erreichbar/überprüfbar	❏	❏	
c. durch PFK	❏	❏	

Quelle MDS (2005): Qualitätsprüfungsrichtlinien (QPR) vom 10. November 2005

Ambulante Pflege ▶ Anhang 1, Frage 12.8

4.5 Maßnahmen planen und dokumentieren

Die Bezugspflegefachkraft eröffnet im Anschluss an die Phase der Informationssammlung die Pflegeplanung. In gemeinsamen Gesprächen mit dem zu Pflegenden, seinen Bezugspersonen und den Kollegen plant sie in ihrer Fachlichkeit die erforderlichen Maßnahmen.

Bezugspflegekraft plant Maßnahmen

Bewährt haben sich hier Pflegeplanungsbesprechungen, in denen **vor** der Erstellung des Maßnahmenplanes die Situation des zu Pflegenden noch einmal von möglichst allen Beteiligten durchgesprochen wird.

Pflegeplanungsbesprechungen durchführen

Um die auf Grundlage der Probleme aufgestellten Pflegeziele erreichen zu können, ist es für alle am Pflegeprozess Beteiligten unumgänglich, verbindliche Pflegemaßnahmen festzulegen. Diese sollten immer auch den neusten wissenschaftlichen und pflegefachlichen Erkenntnissen entsprechen.

Maßnahmen verbindlich festlegen

▶ **Der Maßnahmenplan stellt eine Arbeitsanweisung dar und ist für das gesamte Team verbindlich.** ◀

Eventuelle Veränderungen oder Abweichungen der Planung müssen immer fachlich begründet sein und im Pflegebericht dokumentiert werden, z. B.
Fr. Nass bei der Morgenpflege zu geschwächt, ins Bad zu laufen, wurde mit Rollstuhl gefahren. Zurück konnte sie sehr langsam und mit mehreren Pausen laufen.

Vermieden werden soll, dass jeder Mitarbeiter eine andere Pflegemaßnahme durchführt und deshalb das Erreichen eines Zieles wesentlich länger dauert.
Nur wenn alle Pflegemaßnahmen vom gesamten Team
- ▶ kontinuierlich
- ▶ einheitlich und
- ▶ zielorientiert

angewandt werden, ist es möglich, ein Ziel schnellst möglich zu erreichen.

Zielorientiertes Arbeiten

Die Auswahl geeigneter Pflegemaßnahmen steht in engem Zusammenhang mit dem Nachweis einer qualifizierten professionellen Pflege. Aus der Maßnahmenplanung wird ersichtlich, über welches Wissen die Pflegekräfte verfügen. Auch wird deutlich, ob individuelle Aspekte berücksichtigt wurden.

Maßnahmen machen Pflegequalität sichtbar

Die geplanten Maßnahmen müssen geeignet sein, um das angegebene Ziel auch tatsächlich erreichen zu können. Wird in der Zielformulierung eines zu Pflegenden z. B. erwähnt, dass seine vorhandene Fähigkeit des Gehens erhalten bleiben soll, müssen entsprechende Maßnahmen zum Erhalt dieser Ressource sichtbar sein.

Geeignete Maßnahmen

Beispiel geeignete Maßnahmen zum Erhalt einer Ressource	
Zielformulierungen	**Mögliche Maßnahmen**
Ressource der Gehfähigkeit ist erhalten	▶ Gehen mind. 2 × täglich vom Zimmer zum Bad und zurück. ▶ Je nach Verfassung kurze Stehpausen einlegen ▶ 2 × wö Krankengymnastik (Praxis de Jon)

Pflegemaßnahmen können entweder vollständig kompensatorisch sein:
- ▶ vollständige Übernahme (VÜ) der Körperpflege 2 × tägl. im Bett,

oder Teilbereiche ausgleichen:

Formen der Hilfe angeben

▶ 1 × tägl. morgens vollständige Übernahme (VÜ) des Waschens von Rücken, Beine und Füßen.

Aktivierende Pflege darstellen

Der Schwerpunkt der Hilfe liegt aber zumeist in der Unterstützung (U), der teilweisen Übernahme (TÜ), der Beaufsichtigung (B) und Anleitung (A). Diese Hilfeformen weisen auf eine aktivierende und ressourcenschützende Pflege hin. Zumeist erfolgt eine Kombination der genannten Hilfeformen, z. B.
▶ U und TÜ der Körperpflege nach Bobath
▶ TÜ und A bei der Ganzkörperwäsche am Waschbecken.

Die Hilfeform der vollständigen Übernahme aller Pflegemaßnahmen kommt im Regelfall nur bei schwer bewusstseinseingeschränkten Menschen vor.

Maßnahmen detailliert planen

Eine detaillierte, für alle an der Pflege Beteiligten verständliche, d. h. „handlungsleitende", Maßnahmenformulierung ist erforderlich. Eine andere Pflegekraft muss anhand der Maßnahmenplanung tätig werden können. Daher ist genau zu beschreiben, welche Handlungen wann, wie oft und in welcher Art und Weise wo genau durchgeführt werden.

Individuelle handlungsleitende Maßnahmenformulierung	
Was	Ganzkörperwäsche
Wie oft	1 × täglich
Wann	Morgens nicht vor 9.00 Uhr
Welche Art und Weise	VÜ Rücken und Unterkörper, U und A beim vorderen Oberkörper und Hände/Gesicht waschen
Wo	am Waschbecken sitzend

Biografische Aspekte und Hinweise einarbeiten

Je ausführlicher und individueller eine Maßnahme beschrieben ist, desto weniger Abweichungen können sich ergeben. Maßnahmen sollten daher immer auch die Lebensgeschichte eines Menschen berücksichtigen. Sie können bei Bedarf auch weiterführende Aussagen oder Hinweise in die Maßnahmenplanung eingearbeitet werden.

Individuelle handlungsleitende Maßnahmenformulierung	
Was	Ganzkörperwäsche
Wie oft	1 × täglich
Wann	Morgens ca. 9.00 Uhr
Welche Art und Weise	VÜ Rücken und Unterkörper, U und A beim vorderen Oberkörper und Hände/Gesicht waschen
Wo	am Waschbecken sitzend
Biografische Aspekte	Ist kaltes Wasser für Hände/Gesicht waschen gewohnt
Besondere Hinweise/Erklärungen	Fersen jeden morgen mit Bimsstein abreiben

Keine Grundsätzlichkeiten beschreiben

Hierbei gilt, dass die in einer Einrichtung standardisierten Abläufe nicht wiederholt werden müssen. Für professionell Pflegende gehört z. B. das Eincremen der Haut im Anschluss an das Waschen des Körpers zu den Grundregeln einer professionellen Durchführung der Körperpflege. Das Eincremen der Haut müsste nun also nicht nochmals in der Maßnahmenplanung erwähnt werden.

Anders verhält es sich, wenn ein zu Pflegender von diesem „Standard" abweichen möchte, z. B.
- ▶ Hr. Müller möchte bis auf die Füße nicht eingecremt werden.
- ▶ Fr. Meier keinen Kleiderschutz zur Nahrungsaufnahme anziehen, reagiert stark ablehnend.
- ▶ Hr. Friers hat keinen eigenen Fön, hauseigenen Fön verwenden.

Auszug aus dem Erhebungsbogen zur Qualitätsprüfung

Nach §§ 112, 114 SGB XI in der stationären Pflege

	Ja	Nein	Empfehlung
16.7 Sind auf der Grundlage der Bedürfnisse, Probleme/ Defizite und Ressourcen/Fähigkeiten individuelle Pflegemaßnahmen zur Erreichung der Pflegeziele geplant?			❏
a. auf Ziele ausgerichtet	❏	❏	
b. individuell	❏	❏	
c. handlungsleitend (wer, was, wann, wie, oft etc.)	❏	❏	
d. durch PFK	❏	❏	

Quelle MDS (2005): Qualitätsprüfungsrichtlinien (QPR) vom 10. November 2005

Ambulante Pflege ▶ Anhang 1, Frage 12.9

Einen wichtigen und arbeitserleichternden Beitrag bei der Maßnahmenformulierung können „Pflegestandards" leisten. Dies gilt insbesondere für die Behandlungspflege und die Prophylaxen, z. B.: **Sinnvolle Standards nutzen**
- ▶ 2 stdl. Lagerung nach Standard D1 a – b, nachts 4stdl. D1a

(D1 = Dekubitusprophylaxe, a = 30° Seitenlagerung re./li. mit Keilkissen, b = Rückenlagerung)

Werden Standards, Richtlinien oder Leitlinien verwendet, müssen diese natürlich allen an der Pflege Beteiligten bekannt sein. Individuelle Abweichungen müssen immer beschrieben sein: **Abweichung vom Standard dokumentieren**
- ▶ 2 × tägl. Mundpflege nach Standart: Mu1 – Wichtig: Malventee verwenden

Ergänzend kann dann noch die fachliche Begründung für die erforderliche Abweichung dokumentiert werden, z. B.:
Frau. U. äußert Brechreiz bei der Anwendung der vorgegebenen Mundpflegelösung.

Auszug aus dem Erhebungsbogen zur Qualitätsprüfung

Nach §§ 112, 114 SGB XI in der stationären Pflege

	Ja	Nein	Empfehlung
14.9 Spiegelt die Pflegedokumentation die Anwendung von Standards/Richtlinien wider?	❏	❏	❏

Quelle MDS (2005): Qualitätsprüfungsrichtlinien (QPR) vom 10. November 2005

Ambulante Pflege ▶ Anhang 1, Frage 12.12

> **Reflexion** Überprüfen Sie die von Ihnen erstellten Maßnahmenplanungen. Ergänzen Sie, falls erforderlich. Formulieren Sie grundsätzlich nur noch handlungsleitende Maßnahmen. Arbeiten Sie unbedingt biografische Aspekte und evtl. Hinweise mit in den Maßnahmenplan ein.

4.6 Maßnahmen durchführen und dokumentieren

Bestätigung der geplanten Pflege

Nach Erstellung des Maßnahmenplanes erfolgen die Durchführung sowie die Bestätigung aller tatsächlich erbrachten Pflegemaßnahmen. Die Bestätigung umfasst auch alle ärztlichen Verordnungen und in der stationären Altenpflege ebenfalls die Maßnahmen der sozialen Betreuung.
In der Regel wird hierzu ein Durchführungsnachweis genutzt.

▶ Eine Bestätigung der durchgeführten Maßnahmen im Berichteblatt, wie z. B. „Pflege nach Plan", stellt eine Mehrfachdokumentation dar und ist daher unnötig. ◀

Wirkung der Maßnahmen beschreiben

Zudem müssen sich Aussagen finden, welche Wirkung die geplanten Maßnahmen auf die laut Pflegeplanung vorliegenden Probleme hatten (▶ Kap. 2.2.5). Es muss dokumentiert werden, ob bereits erste Erfolge sichtbar sind, die Maßnahmen sich also bewährt haben und richtig ausgewählt wurden oder ob Maßnahmen ggf. sogar kontraindiziert sind und wieder abgesetzt bzw. angepasst werden müssen.

▶ Finden sich keinerlei Eintragungen, ist nicht nachvollziehbar, ob die geplanten Maßnahmen auch tatsächlich geeignet sind, um die angegebenen Ziele zu erreichen. ◀

Abweichungen der Maßnahmen beschreiben

Nicht immer kann die Pflege in der Durchführung wie pflegefachlich geplant erbracht werden. Dies kann verschiedene Ursachen haben. Im Pflegebericht sind alle Abweichungen und/oder Besonderheiten in Bezug auf die Maßnahmenplanung einschließlich einer evtl. Ursachenbegründung zu dokumentieren.

Nur bei langfristiger Abweichung Planung überarbeiten

Kurzfristige Abweichungen von der Planung können grundsätzlich ca. 5–10 Tage im Pflegebericht abgehandelt werden. Erst danach ist es sinnvoll, eine Überprüfung und Anpassung der Pflegeplanung vorzunehmen.

> **Reflexion** Überprüfen Sie Ihren Pflegebericht dahingehend, ob sich die Wirkung der geplanten Maßnahmen nachvollziehen lässt. Sind Sie sicher und können Sie nachweisen, dass die durchgeführten Maßnahmen zur Erreichung des Zieles geeignet sind?

Auszug aus dem Erhebungsbogen zur Qualitätsprüfung

Nach §§ 112, 114 SGB XI in der stationären Pflege

	Ja	Nein	Empfehlung
14.6 Sind auf der Grundlage der Bedürfnisse, Probleme/ Defizite und Ressourcen/Fähigkeiten individuelle Pflegemaßnahmen zur Erreichung der Pflegeziele geplant?			❑
a. auf Ziele ausgerichtet	❑	❑	
b. individuell	❑	❑	

	Ja	Nein	
c. handlungsleitend (wer, was, wann, wie oft etc.)	❑	❑	
d. durch PFK	❑	❑	

Quelle MDS (2005): Qualitätsprüfungsrichtlinien (QPR) vom 10. November 2005

Ambulante Pflege ▶ Anhang 1, Frage 12.9

	Ja	Nein	Empfehlung
14.7 Wird bei der Pflegeplanung die individuelle soziale Betreuung berücksichtig?	❑	❑	❑

Quelle MDS (2005): Qualitätsprüfungsrichtlinien (QPR) vom 10. November 2005

Diese Frage trifft für die ambulanten Pflegeeinrichtungen nicht zu. Im Erhebungsbogen zur Prüfung der Qualität nach §§ 112, 114 SGB XI kommt diese Frage **nicht** vor.

4.7 Pflegeergebnisse prüfen, dokumentieren und anpassen

Die Pflegeplanung stellt insgesamt einen zeitlich festgelegten pflegerischen Therapie- und Arbeitsplan dar. Dieser Arbeitsplan ist in regelmäßigen Abständen zu überprüfen bzw. zu evaluieren.

Maßnahmenplan überprüfen

Der Begriff „regelmäßig" ist hierbei nicht näher definiert. Es liegt also in der Entscheidung der Einrichtung, wie sie die zeitlichen Abstände für eine Überprüfung der Pflegeplanung festlegt.

Ergebniskontrolle individuell durchführen

▶ **Eine Überprüfung sollte je nach Zielformulierung individuell erfolgen. Dies kann eine Überprüfung z. B. nach 2 Wochen aber auch erst nach 8 Wochen bedeuten.** ◀

Die Nennung eines Überprüfungsdatums in der Pflegeplanung kann z. B. unterbleiben, wenn es eine standardisierte Aussage in Bezug auf den festgelegten Evaluationszeitraum in der Einrichtung gibt. Z. B. könnte festgelegt sein, dass alle Pflegeplanungen grundsätzlich alle zwei Monate evaluiert werden. So lange nun dieser Zeitraum ausreichend ist, ist die Angabe eines konkreten Kontrolldatums in der Pflegeplanung nicht erforderlich.

Evaluationszeitraum festlegen

Müssen ggf. nur einzelne Bereiche einer Planung in kürzeren Abständen wie standardisiert vorgegeben überprüft werden, muss nur in den betroffenen Bereichen mit der Angabe eines genauen Datums zur Zielüberprüfung gearbeitet werden.
In der Praxis hat es sich bewährt, in der ersten Phase (ca. 3 Monate) der Übernahme des Pflegeauftrages 1 × monatlich die Pflegeplanung zu überprüfen. Im Anschluss ist es bei vielen zu Pflegenden möglich, in einen größeren Überprüfungsabstand zu wechseln, z. B. alle 2–3 Monate.

Datum zur Zielüberprüfung oft nur in Teilbereichen erforderlich

Besteht ein großes Rehabilitationspotenzial, ist zumeist eine engmaschigere Auswertung und Anpassung der Pflegeplanung erforderlich. Sind dagegen bei einem zu Pflegenden überwiegend Erhaltungsziele geplant, ist ein größerer Zeitabstand zumeist ausreichend. Zusätzlich zur geplanten Überprüfung sollte eine Ergebniskontrolle immer erfolgen

▶ nach einem Krankenhausaufenthalt
▶ bei Wiederaufnahme (z. B. nach Aufenthalt in Kurzzeitpflege)
▶ bei Gesundheitsverschlechterung oder -verbesserung.

Überprüfungsintervall individuell verschieden

▶ **Die Häufigkeit einer Zielüberprüfung steht in engem Zusammenhang mit dem Zustand des zu Pflegenden.** ◀

Ergebnisüberprüfung durch Bezugspflegekraft

Die Ergebniskontrolle der Pflegeplanung sollte immer durch die Bezugspflegefachkraft erfolgen. Sie hat die Verantwortung für den zu Pflegenden übernommen und kann so die Kontrolle am besten durchführen.

Unterstützt wird sie von den anderen Mitarbeitern dadurch, dass diese alle erforderlichen Informationen zum Verlauf der Pflege in den Informationssammeltopf (= Pflegebericht) einfließen lassen.

Informationen prüfen

Zum Zeitpunkt der Überprüfung besteht die Aufgabe der Bezugspflegefachkraft dann darin, alle Informationen des Informationssammeltopfes zu würdigen und zu entscheiden, welche Informationen an welcher Stelle „gesichert" werden müssen. Das kann bedeuten, dass neue lebensgeschichtliche Erkenntnisse z. B. in das Biografieformular und/ oder in die Pflegeplanung übertragen werden.

▶ **Die Steuerung des Pflegeprozesses liegt in der Verantwortung der zugeordneten Bezugspflegefachkraft des zu Pflegenden.** ◀

Einbeziehung des zu Pflegenden

Die Bezugspflegefachkraft entscheidet, ob eine Planung angepasst oder verändert werden muss. Um zu einer adäquaten Entscheidung zu kommen, ist die Einbeziehung des zu Pflegenden und seiner Angehörigen/Bezugspersonen unumgänglich.

Ergebnisbesprechung

Auch sollte im Rahmen einer Ergebnisüberprüfung immer auch eine Ergebnisbesprechung mit den Kollegen erfolgen. Hierbei geht es nicht um eine stundenlange Besprechung, sondern um eine kurze Vorstellung der Situation und einen fachlichen Austausch aller an der Pflege Beteiligten.

Überprüfung dokumentieren

Im Rahmen der Zielüberprüfung sollte von Seiten der Bezugspflegefachkraft immer eine zusammenfassende Auswertung vorgenommen werden:
▶ Guter Hautzustand erhalten, Maßnahmen bleiben bestehen.
▶ Ressourcen konnten erhalten werden. Maßnahmen bleiben bestehen.
▶ Ziel erreicht, keine weiteren Sturzereignisse innerhalb der letzten zwei Wochen.
▶ Nahziel erreicht, Fr. Z. akzeptiert Körperpflege durch Bezugspflegepersonen.

Falls ein Ziel nicht erreicht wird, geben Sie unbedingt den Grund dafür an!
▶ Ziel nur teilweise erreicht. Gesichtswaschung erfolgt nun selbstständig. Oberkörperwaschung infolge Verschlechterung des Allgemeinzustandes durch Grippe noch nicht alleine möglich, Planung ist weiter aktuell und wird weiter geführt.
▶ Ziel aufgrund weiterer Gesundheitsverschlechterung nicht erreicht, Ziele und Maßnahmen angepasst.

Kurznotiz im Pflegebericht

Die zusammenfassende Auswertung kann entweder im Pflegebericht oder aber auf entsprechenden Formularen zur Evaluation der Pflegeplanung erfolgen. Werden Extraformulare genutzt, ist ein kurzer Hinweis im Pflegebericht auf die durchgeführte Überprüfung sehr empfehlenswert.
▶ Pflegeplanung überprüft, AEDL 2 und 4 angepasst (Auswertung s. Formular XY)

Umfassende Überprüfung

Die Evaluation sollte nicht nur die Überprüfung der Aktualität der Pflegeplanung umfassen, sondern gleichzeitig auch die Prüfung aller im Einsatz befindlichen Dokumentationsformulare.

So sollte beispielsweise die Anamnese/Informationssammlung bei gravierenden Zustandsveränderungen mit Angabe des Datums und Handzeichen der dokumentierenden Pflegekraft ergänzt werden (▶ Kap. 2).

4.7 Pflegeergebnisse prüfen, dokumentieren und anpassen

Auch eine Überprüfung der Biografie und aller weiteren beim zu Pflegenden in Gebrauch befindlichen Bedarfsformulare sollte vorgenommen werden. Die Bezugspflegekraft trifft hierbei die Entscheidung, welche Formulare weiter geführt und welche zusätzlich eingesetzt werden müssen.

Evaluation Bedarfsformulare

Die Evaluation durch die Bezugspflegefachkraft umfasst folgende Schritte:
▶ Information und Austausch mit allen an der Pflege beteiligten Kollegen über anstehende Überprüfung
▶ Lesen der Pflegeberichte rückwirkend bis zur vorherigen Evaluation
▶ Sichern von wichtigen Informationen, z. B. im Biografieblatt oder der Anamnese/Informationssammlung
▶ Einschätzen und Auswerten der eingesetzten Risikoskalen, z. B. Dekubitus, Sturz
▶ Überprüfung der Aktualität der eingesetzten Formulare, z. B. Medikamentenblatt
▶ Evaluationsgespräch mit dem zu Pflegenden und seiner/n Bezugsperson/en
▶ Falls erforderlich: Änderung/Anpassung der Pflegeplanung und/oder Einleitung weiterer Schritte, z. B. neue Maßnahmen- oder Zielanpassungen
▶ Formulierung einer zusammenfassenden Beurteilung zur Evaluation im Pflegebericht
▶ Information und Austausch an alle Kollegen über erfolgte Evaluation.

Struktur der Evaluation

Reflexion Besprechen Sie mit Ihren Kollegen die Möglichkeit eines variablen Überprüfungsrhythmus. Kontrollieren Sie zudem, ob Sie die Evaluation der Pflegeplanung immer auch im Pflegebericht erwähnt haben. Führen Sie Evaluationsgespräche mit den zu Pflegenden und Ihren Kollegen.

Auszug aus dem Erhebungsbogen zur Qualitätsprüfung

Nach §§ 112, 114 SGB XI in der stationären Pflege

	Ja	Nein	Empfehlung
16.10 Werden Pflegeergebnisse regelmäßig überprüft und definierte Pflegeziele und geplante Pflegemaßnahmen angepasst?			☐
a. regelmäßig überprüft	☐	☐	
b. Pflegeziele bei Bedarf angepasst	☐	☐	
c. Pflegemaßnahmen bei Bedarf angepasst	☐	☐	
d. durch PFK	☐	☐	

Quelle MDS (2005): Qualitätsprüfungsrichtlinien (QPR) vom 10. November 2005

Ambulante Pflege ▶ Anhang 1, Frage 12.10

5 Formulierungshilfen – gegliedert nach AEDL

AEDL 1 – Kommunizieren können

Beispielhafte Problemformulierungen

Sinneswahrnehmung/verbale Kommunikation ist eingeschränkt/erschwert durch
- Schwerhörigkeit/Taubheit
- Ablehnung des vorhandenen Hörgerätes
- Sehschwäche/eingeschränktes Sehvermögen ggf. trotz optimaler Sehhilfe/Blindheit
- Sichtfeldeinschränkung
- Ablehnung der angepassten Sehhilfe
- Artikulationsstörungen (Stottern, Stammeln)
- Aphasie, z. B. amnestische Aphasie/Wortfindungsstörungen
- ungezieltes ständiges Rufen (Mama, Hilfe, Hallo)
- Denkstörungen, z. B. inhaltlich/Wahn.

Der Bewohner/Patient
- traut sich nicht zu sprechen, schämt sich seiner Aussprache
- kann die deutsche Sprache nur wenig verstehen/sprechen
- spricht undeutlich wegen schlecht sitzendem Zahnersatz
- leidet unter erworbenem Sprachverlust
- ist zeitlich/örtlich/situativ und persönlich desorientiert
- leidet unter einer persönlichen Verkennung
- weist eine ausgeprägte Redseligkeit auf
- zeigt eine erniedrigende, entwertende Sprechweise
- ist nur eingeschränkt fähig, eigene Wünsche und Bedürfnisse zu äußern
- ist nur eingeschränkt fähig, Gefühle (Wut, Ärger) zu kontrollieren.

Fähigkeiten/Ressourcen

Der Bewohner/Patient
- kann lesen, schreiben, hören
- kann sprechen
- ist fähig, sich mit einer Situation auseinander zu setzen
- nimmt Hilfestellung an
- kommuniziert schriftlich
- kann Fragen mit Ja und Nein beantworten
- kann sich durch Sprachtafel mitteilen
- kann Wünsche und Bedürfnisse durch Gestik und Mimik äußern
- kann von den Lippen lesen
- Sprechfähigkeit ist teilweise erhalten
- ist geduldig
- ist kontaktfreudig
- versteht und spricht einige Worte
- ist motiviert, Neues zu erlernen
- ist orientiert, z. B. zeitlich, örtlich
- hat gut ausgebildeten Tastsinn
- kann die Umwelt eingeschränkt wahrnehmen
- erkennt Hilfsmittel und Orientierungshilfen, z. B. Zeitung, Uhr, Bilder
- akzeptiert Erklärungen, Einwände, Hinweise
- macht auf sich aufmerksam durch … (z. B. Klopfen ans Bettgitter)
- ist bei Erklärung schnell einsichtig
- lässt sich ermutigen/motivieren

AEDL 1 – Kommunizieren können

- akzeptiert Regeln des Zusammenlebens
- versteht laute und deutliche Ansprache
- reagiert auf Ansprache mit Mädchennamen/Vorname
- reagiert gut auf validierende Gespräche.

Ziele

Der Bewohner/Patient
- fühlt sich verstanden
- kann seine Wünsche und Bedürfnisse mitteilen
- versteht die mitgeteilten Informationen und Anleitungen
- akzeptiert die Einschränkungen und nimmt Hilfsangebote an
- nimmt am sozialem Leben teil
- pflegt soziale Kontakte
- hat ausreichende Kontakte zu Bekannten, Angehörigen etc.
- akzeptiert das Hörgerät/die Brille
- kann selbstständig mit Hilfsmitteln umgehen
- hat ein funktionstüchtiges Hörgerät
- hat eine angepasste Sehhilfe
- akzeptiert Anpassung des Zahnersatzes
- akzeptiert Hilfe bei der Benutzung des Hörgerätes
- fühlt sich akzeptiert und angenommen
- erfährt Selbstsicherheit durch Verbesserung des Sprachvermögens
- verständigt sich über Gestik und Mimik
- benutzt Orientierungshilfen (Radio, Fernseher)
- akzeptiert seine Situation
- kommuniziert, ohne Mitmenschen zu verletzen
- nimmt seine Wut, Ärger und Aggression in adäquater Weise wahr
- kann seine Wut, Ärger und Aggression in adäquater Weise äußern.

Maßnahmen

- Wiederholtes Bewusstmachen des Umfeldes (Strecke bewusst gehen, Wege/Handlungen zeigen)
- Gegenstände an vereinbartem Ort hinterlegen und absichern
- Orientierungshilfen geben (Uhr, Namensschild)
- Angst/Aggression/Missstimmung abbauen
- Einzelbetreuung – Sozialdienst
- Über Tag- und Nachtzeit informieren
- „Basale Stimulation" anwenden
- Für gleichbleibenden Tagesablauf sorgen
- Gesagtes wiederholen
- Ansprache nur in kurzen Sätze
- Blickkontakt herstellen
- Informationen schriftlich mitteilen
- Deutliche direkte Ansprache
- Betont artikulieren/sprechen
- Hörgerät einsetzen
- Zum Gebrauch des Gerätes anleiten
- Schreibhilfen zur Verfügung stellen (Täfelchen)
- Sprachtafeln einsetzen
- Nonverbal kommunizieren
- Auf nonverbale Körpersprache achten
- Motivation zur nonverbalen Mitteilung (schriftlich, mit Hilfsmitteln, Mimik/Gestik)
- Auf Wahrnehmungen der anderen Sinnesorgane aufmerksam machen
- Logopädische Behandlung (Häufigkeit angeben)
- Sprechübungen durchführen (Durchführung beschreiben)
- Zum Sprechen ermutigen/anregen durch …
- Aktiv zuhören, Fragen wiederholen und bestätigen lassen
- Zeit lassen, um Antwort zu geben
- Anleitung/Unterstützung bei der Anwendung einer Sprechkanüle geben
- Kontakt zu Angehörigen und Bewohnern fördern
- Auf gut sitzenden Zahnersatz achten (► AEDL 4)

- ▶ Zum Umgang mit Hilfsmitteln anleiten (z. B. Sprachtafel)
- ▶ Geeignete Medien anbieten (Tonpost, Blindenschrift).

AEDL 2 – Sich bewegen können

Beispielhafte Problemformulierungen

Der Bewohner/Patient ist in seiner Beweglichkeit eingeschränkt, z. B. aufgrund von
- ▶ Schmerzen
- ▶ reduzierter Körperkraft/körperliche Schwäche
- ▶ Kontrakturen der Arme und Beine
- ▶ Gelenkerkrankungen
- ▶ Bettlägerigkeit (ggf. auf eigenen Wunsch)
- ▶ gesteigertem Bewegungsdrang
- ▶ Störungen der Bewegungskoordination
- ▶ Gleichgewichtsstörungen
- ▶ Standunsicherheit
- ▶ Gangunsicherheit
- ▶ Hemiparese
- ▶ Spastik
- ▶ Muskellähmungen
- ▶ Adipositas
- ▶ Sturzgefahr durch überschießendes Gehen
- ▶ unsicheren Umgang mit Hilfsmittel (z. B. kann Rollator/Rollstuhl nicht lenken)

Laut Risikoassessment ist der Bewohner/Patient
- ▶ dekubitus- (ggf. Punktwert angeben)
- ▶ kontraktur-
- ▶ sturz-
- ▶ thrombosegefährdet.

Der Bewohner/Patient
- ▶ kann seine Lage im Bett nicht eigenständig verändern
- ▶ kann nicht alleine aus Bett/Stuhl aufstehen
- ▶ hat kein Stehvermögen/Stehvermögen nur kurzzeitig gegeben
- ▶ hat keine Sitzstabilität/Sitzstabilität nur kurzzeitig gegeben
- ▶ kann nur wenige Schritte mit Unterstützung gehen
- ▶ hat Gleichgewichts- und/oder Koordinationsstörungen
- ▶ hat Angst vor erneuten Stürzen
- ▶ stolpert über seine eigenen Füße
- ▶ verlässt unkontrolliert Einrichtung/Wohnung/Wohnbereich, sucht immer wieder seine Kinder/Eltern/Wohnung
- ▶ läuft plan- und ziellos über den Wohnbereich/durch die Wohnung, ist rast- und ruhelos, wirkt gehetzt
- ▶ verkennt gefährdende Situationen, versucht selbstständig aus Stuhl/Bett/Rollstuhl aufzustehen/die Treppe alleine zu nutzen
- ▶ hat einen gesteigerten Betätigungs- und Bewegungsdrang, ist in ständiger Aktion durch Nesteln an Kleidung; führt ständige Zwangshandlungen durch (z. B. Tisch abwischen), hat einen erhöhten Grundumsatz (▶ AEDL 5)
- ▶ kann den Handlungsablauf des Gehens nicht mehr umsetzen
- ▶ leidet unter Bewegungsmangel/Bewegungsarmut
- ▶ läuft mit unsicherem tippelndem Gang und/oder stark vornüber gebeugter Körperhaltung
- ▶ toleriert nur kurz eine bestimmte Lage
- ▶ überschätzt seine eigenen körperlichen Kräfte, versucht alleine aufzustehen/zu gehen, ist sturzgefährdet
- ▶ überschätzt seine Ausdauer
- ▶ nutzt Hilfsmittel unsachgemäß
- ▶ geht unsicher schwankend (Sturzgefahr)
- ▶ findet sich aufgrund von seelischen Einschränkungen in der Einrichtung nicht zurecht
- ▶ bewegt sich mit Hilfe eines Gehstocks/Rollators selbstständig, hat jedoch von Angst vor erneuten Sturzereignissen
- ▶ hat stereotype Bewegungsmuster (z. B. Sitzunruhe, Trippeln auf der Stelle).

AEDL 2 – Sich bewegen können

Fähigkeiten/Ressourcen

Der Bewohner/Patient
- akzeptiert Unterstützung durch Pflegekraft
- kann den Oberkörper frei bewegen
- ist motiviert, wieder gehen zu können
- ist motiviert, bei der Lagerung mitzuhelfen
- kann Lagerung aktiv unterstützen (z. B. durch Festhalten am Bettgitter)
- kann Gesäß anheben
- kann sich selbstständig mit Gehhilfe (z. B. Rollator) fortbewegen
- kann sich selbstständig im Rollstuhl fortbewegen (z. B. durch Tippeln mit den Füßen/rückwärts fahren)
- hat als Hilfsmittel eine Wechseldruckmatratze
- äußert Wunsch nach Lageveränderung
- kann Anweisungen umsetzen/ausführen.

Ziele

Individuelle Ziele

Der Bewohner/Patient
- läuft mit Hilfsmittel fünf Schritte innerhalb des Zimmers
- kann sich innerhalb seines Zimmers mit dem Rollator/Rollstuhl eigenständig fortbewegen
- verlässt sein Bett für mind. 1 Stunde täglich
- Mobilisation in den Rollstuhl mind. 1 × täglich für eine Stunde
- geht mind. 2 × tägl. vom Zimmer in Wohn-/Speiseraum oder ins Bad
- lässt Lagerung mind. 2 × in der Nacht zu
- hilft aktiv bei der Lagerung mit
- akzeptiert Hüftschutzhose
- wendet Hilfsmittel selbstständig an
- geht sicher
- hat durch Druckentlastung keine Dekubitusgefahr an potenziell gefährdeten Hautregionen
- hat bewegliche Gelenke
- nutzt regelmäßig sein Hilfsmittel (z. B. Rollator).

Allgemeine Ziele

- Vorhandene Fähigkeiten lt. Ressourcen sind erhalten
- vorhandene Beweglichkeit bleibt erhalten
- Folgeschäden werden vermieden
- Sicherheit beim Gehen
- Erträgliche Schmerzen bei der Bewegung
- Beweglichkeit der großen Gelenke ist erhalten
- Gefährdete Hautbereiche sind druckentlastet
- Venöser Rückfluss ist unterstützt/gefördert
- Intakte Haut ist erhalten
- Hilfsmittel werden in richtiger Art und Weise eingesetzt
- Gefahren werden richtig eingeschätzt/erkannt.

Maßnahmen

- Aufstehen/zu Bett gehen mit zeitaufwendigem Liftereinsatz und zwei Pflegekräften
- Nach eigenständiger Entlagerung wieder in atemerleichternde Lagerung bringen
- Nach eigenständiger Entlagerung wiederholt in eine geeignete Lagerungsposition/Sitzposition bringen, z. B. 6 × tägl.
- Wiederholt in eine geeignete Sitzposition im Rollstuhl setzen, z. B. 6 × tägl.
- Beim Aufstehen und wieder Hinsetzen in den Stuhl beaufsichtigen und beim Gehen begleiten
- Beim Aufstehen aus sitzender und liegender Position beaufsichtigen und unterstützen
- Wieder in eine zum Ruhen und Schlafen geeignete Position bringen, z. B. 3 × nachts
- Bei jeder Transferleistung von Rollstuhl auf Toilette und zurück beaufsichtigen und unterstützen, z. B. 10 × täglich
- Zu zielgerichtetem Gehen anleiten

- Dekubitus-, Kontraktur-, Thrombose-, Sturzprophylaxe, evtl. lt. Standard oder ausführlicher Beschreibung, Einsatz der Braden-Skala, Sturzrisiko-Skala, z. B. 1 × monatlich
- Rechts/links/auf den Rücken lagern (2-stdl. tagsüber, 3-stdl. nachts, siehe Bewegungsplan im Zimmer/am Bett)
- Anleitung/Unterstützung beim eigenständigen Lagerungswechsel
- Anleitung/Motivation, seine Lagerung zu unterstützen, z. B. durch Anheben des Gesäßes
- Anleitung/Unterstützung im Umgang mit Hilfsmittel, z. B. Rollator
- Beratung/Information/Aufklärung über Risiken, z. B. Dekubitus-/Sturzgefahr
- Physiotherapie, z. B. 2 × wö.
- Sicherheitsgebende Begleitung zu allen erforderlichen Räumlichkeiten, auf weiten Strecken Nutzung des Rollstuhls, ggf. Häufigkeit angeben
- Sicherheitsgebende Begleitung auf allen Wegen innerhalb und außerhalb der Einrichtung/Wohnung
- Orientierungsgebende Begleitung zu allen erforderlichen Räumlichkeiten, ggf. Häufigkeit angeben
- Untergehakt zu allen erforderlichen Räumlichkeiten führen
- Den Rollator/Rollstuhl auf allen Wegen eigenständig lenken
- Bei jeglicher Fortbewegung mit dem Rollstuhl schieben
- Jeglicher Transfer mit zwei Pflegepersonen bzw. mit aufwendigem Liftereinsatz
- Transfer in Badewanne 1 × wö. mit Liftereinsatz
- Schmerzmittelgabe (Bedarfsmedikation) lt. ärztl. Anordnung vor jeder Mobilisation
- Sitzen im Rollstuhl durch Abpolstern mit Kissen unterstützen (ggf. genauer beschreiben)
- Korrektur der Sitzposition (ggf. Häufigkeit angeben)
- Zur Durchführung von Mikrobewegungen auffordern
- Bei der Durchführung von Mikrobewegungen unterstützen
- Beim Aufstehen aus sitzender und/oder liegender Position unterstützen durch …
- Wieder in eine geeignete Sitzposition bringen (ggf. Häufigkeit angeben)
- Wiederholte Aufforderung/Motivation, Hilfsmittel zu nutzen
- Kleinschrittige Anleitung und Erklärung jeder Einzelhandlung bei der Mobilisation, z. B. Aufstehen, Transfer, Hinsetzen
- Beaufsichtigung aufgrund von Selbstgefährdung
- Beaufsichtigung bei selbstständiger Durchführung, lenkt den Rollator/Rollstuhl selbst.

AEDL 3 – Vitale Funktionen aufrechterhalten können

Beispielhafte Problemformulierungen

- Gestörtes Wärme- und/oder Kälteempfinden
- Stetige Neigung zu Schweißabsonderungen (Kälte/Wärme) und Temperaturschwankungen
- Schnelles Frieren, ständig kalte Füße
- Erhöhter Blutdruck (Kreislaufstörungen)
- Niedriger Blutdruck (Kreislaufstörungen)
- Durchblutungsstörungen
- Häufiges Nasenbluten
- Atemnot bei leichter Belastung
- Bronchialsekret wird schlecht/nicht abgehustet
- Stark erhöhte Schleimsekretion
- Notwenigkeit der Medikamenteneinnahme wird nicht erkannt
- Oberflächliche Atmung auf Grund von Immobilität/Schmerzen
- Belüftung der Lungen nicht ausreichend – Pneumoniegefahr

- Atmung durch den Mund (Gefahr der Austrocknung der oberen Atemschleimhaut)
- Atemnot bei Angst- und Erregungszuständen
- Schwindel, Ohrensausen oder Herzklopfen
- Chronische Verschleimung der Lungen
- Aspirations- und/oder Pneumoniegefährdung.

Fähigkeiten/Ressourcen

Der Bewohner/Patient
- nimmt Hilfestellung an
- kann sich mitteilen
- ist mobil
- ist orientiert
- kann sich mit der Situation auseinandersetzen
- akzeptiert seine Einschränkungen
- kennt seine Belastbarkeit
- kann Situation einschätzen (bleibt ruhig und gelassen)
- lässt sich schnell beruhigen
- versteht Erklärungen
- akzeptiert Hilfsmittel (Sauerstoff, Absauggerät)
- ist motiviert, mitzuarbeiten

Ziele

Der Bewohner/Patient
- weist Vitalwerte im Normbereich auf
- zeigt Verhaltensweisen, um das Freihalten der Atemwege zu verbessern
- ist motiviert, im Rahmen seiner Möglichkeiten mitzuarbeiten
- kennt seine körperliche Belastbarkeit und Fähigkeiten
- akzeptiert die Notwendigkeit von Pflegemaßnahmen
- kann Komplikationen frühzeitig erkennen/vorbeugen
- kennt Techniken zum Abhusten und Atemübungen
- ist ausreichend mit Sauerstoff und Frischluft versorgt
- hat gut belüftete Lungen

- kann auslösende Faktoren erkennen und/oder vermeiden.

Maßnahmen
- Blutzucker/Blutdruckmessung nach ärztlicher Anordnung/bei Bedarf
- Physikalische Maßnahmen und ärztliche Anordnungen befolgen
- Angemessene Flüssigkeitszufuhr (▶ AEDL 5)
- Kreislauffördernde Waschungen vornehmen
- Hilfestellung beim Abhusten durch …
- Atemerleichternde Lagerung – Oberkörperhochlagerung
- Sekret absaugen (Sputum), z. B. 3 × pro Schicht
- Atmungsfördernde Bewegungsübungen im Rahmen der pflegerischen Maßnahmen
- Pneumonie-/Aspirationsprophylaxe nach Standard (oder individuell beschreiben)
- Luftbefeuchter aufstellen, Inhalation n. ärztl. Anordnung
- Atmungsstimulierende Einreibungen
- Ausscheidungen (Stuhl, Urin, Sputum, Erbrochenes) auf Menge, Konsistenz und Farbe überprüfen
- Aromatherapie durchführen.

AEDL 4 – Sich pflegen können

Beispielhafte Problemformulierungen

Die Körperpflege kann nicht oder nur teilweise selbstständig durchgeführt werden, z. B. aufgrund von
- Bewegungseinschränkungen der Arme und/oder Beine
- Schmerzen
- reduzierter Körperkraft
- Kontrakturen der Arme und Beine
- ausgeprägter Morgensteifigkeit
- beeinträchtigter Gedächtnisleistung.

Der Bewohner/Patient
- sieht die Notwendigkeit der Körperpflege nicht ein
- kann den Handlungsablauf der Körperpflege nicht mehr erkennen
- versteht die Pflegeabsichten falsch
- wehrt Waschung des Intimbereiches ab
- hat ein ausgeprägtes Schamgefühl
- führt Körperpflege nur auf Verhandlungsbasis durch, äußert, sich selbstständig waschen zu können, vergisst Gesagtes sofort wieder
- geht mit gefährlichen Gegenständen unsachgemäß um, dreht Wasserhahn mit heißem Wasser auf, rasiert sich mit Rasierer die Augenbrauen und die Kopfhaare
- verkennt die Waschsituation, beschimpft die Pflegekräfte, tritt und spuckt zeitweise bei der Pflege
- zeigt aufgrund biografischer Gegebenheiten ein Abwehrverhalten bei der Intimhygiene/gegenüber dem Duschen
- hat Angst vor dem eigenen Spiegelbild, weint oder schimpft bei der Pflege mit Spiegelbild, will sich aus Bad entfernen
- unterbricht die Körperpflege durch nachrangige Tätigkeiten
- verlässt das Badezimmer während der Pflege
- wird unsicher bei Abweichung von gewohntem Ablauf
- kann Arme nur bis Brusthöhe anheben, Waschutensilien können nicht festgehalten werden und/oder fallen aus der Hand
- kann den Waschvorgang nicht umsetzen/nicht erkennen
- weist krankhafte Veränderungen der Kopfhaut, der Finger- und/oder Fußnägel auf
- kann Waschutensilien nicht als solche erkennen
- versteht Sinn und Zweck der Pflegehandlungen nicht
- hat ausgeprägte Hautfalten, kann sich die Haut nicht ausreichend selbst abtrocknen
- ist intertrigogefährdet
- hat eine trockene schuppige Haut
- überschätzt seine eigenen körperlichen Kräfte, versucht, heruntergefallene Waschutensilien aufzuheben oder aufzustehen, Sturzgefahr
- ist in der Lage, sich den Oberkörper nach Bereitstellen und Anreichen der Utensilien selbstständig zu waschen
- setzt Waschutensilien zweckentfremdet ein (z. B. Haare kämmen mit Zahnbürste)
- bringt sich durch unsachgemäßen Gebrauch der Pflegeutensilien (z. B. Rasierer) in gefährdende Situationen
- verlässt während der morgendlichen Pflege wiederholt das Badezimmer, Pflege kann erst nach beruhigenden Gesprächen fortgeführt werden
- beginnt Verrichtungen zunächst selbstständig, bricht sie dann aber aufgrund körperlicher Schwäche wieder ab
- weicht immer wieder von einer Pflegehandlung ab oder unterbricht das Waschen wiederholt durch andere nachrangige Tätigkeiten (z. B. Spiegel putzen, Waschbecken säubern).

Fähigkeiten/Ressourcen

Der Bewohner/Patient
- genießt die Übernahme der Pflege durch Pflegekraft
- ist motiviert, die Körperpflege wieder selbstständig durchzuführen
- ist motiviert, bei der Körperpflege mitzuhelfen
- wäscht sich Hände/Gesicht unter Anleitung
- kann sich die vorderen Haare kämmen
- kann die Gesichtspflege nach Anreichen der Creme selbstständig durchführen
- kann Wünsche bezüglich des Waschens äußern.

AEDL 4 – Sich pflegen können

Ziele

Der Bewohner/Patient
- akzeptiert 4 × wöchentlich eine Ganzwaschung
- wäscht sich bis zum … unter Anleitung Hände und Gesicht
- akzeptiert mind. 1 × täglich Körperhygiene
- weist saubere und gepflegte Fuß- und Fingernägel und intakte Umgebungshaut auf
- erhält vorhandene Fähigkeiten lt. Ressourcen
- sieht die Notwendigkeit der vermehrten Körperpflege ein
- ist über Risiken aufgeklärt
- erkennt Folgeschäden rechtzeitig
- ist gepflegt und äußert Wohlbefinden
- äußert nonverbal Wohlbefinden durch …
- akzeptiert Haarpflege
- akzeptiert Mundhygiene
- weist intakte Mundschleimhaut und saubere Zähne auf
- Körperhygiene 1 × tägl. ist gewährleistet

Maßnahmen

- Qualifizierte Umstimmungs- und Überzeugungsarbeit anwenden, konsequente Vorgabe der Pflegehandlungen
- Zeitaufwendige Umstimmungs- und Überzeugungsarbeit zur Durchführung und Beendigung der Körperpflege
- Beruhigendes Gespräch/Einwirken und wieder Zurückführen ins Badezimmer zur Beendigung der Körperpflege
- Durchführung der selbstständigen Oberkörperpflege beaufsichtigen und anleiten
- Zum sachgerechten Umgang mit dem Rasierer/Kamm/Zahnbürste etc. anleiten
- Anwesenheit einer Pflegekraft notwendig, um Waschvorgang und Pflegehandlungen in allen Einzelhandlungen zu lenken und zu demonstrieren
- 2 × täglich (VÜ) Prothesenpflege und Anwendung Haftcreme morgens
- Mund ausspülen und Prothesenreinigung nach jeder Hauptmahlzeit (z. B. 3 × tägl.)
- Teilwäsche Hände/Gesicht nach den Mahlzeiten (5 × tägl.)
- Zusätzliche Teilwäsche des Unterkörpers nach Einnässen/nach Erbrechen/nach starkem Schwitzen (z. B. 3 × wöchentlich)
- Zusätzliche Teilwäsche Oberkörper/Unterkörper nach Verunreinigung mit Exkrementen/Kotschmieren (z. B. 3 × wöchentlich)
- Kämmen nach jeder Lagerung (z. B. 8 × tägl.)
- 3 × täglich Kämmen der Haare entsprechend der individuellen Frisur, Bewohnerin/Patientin trägt Haare hochgesteckt
- Haare waschen und trocknen (z. B. 2 × wöchentlich) am Waschbecken/beim Duschen/baden/beim Friseur etc.
- Haare waschen und trocknen (z. B. 2 × wöchentlich) im Bett mit 2 Pflegekräften
- Zur zielgerichteten Durchführung der Körperpflege anleiten und motivieren
- Waschutensilien bereitstellen (U)
- Waschutensilien gezielt in die Hand reichen (U)
- Demonstration von kleinsten Einzelschritten
- Lenken des gesamten Waschvorganges (A)
- Wiederholte Anleitung und Aufforderung zum eigenständigem Waschen (A)
- Präsenz (B) der Pflegekraft während des gesamten Waschvorgangs
- Beruhigende Gespräche und wieder Zurückführen ins Badezimmer (U+A)

- Qualifizierte Umstimmungs- und Überzeugungsarbeit
- Beraten, informieren und aufklären über evtl. Risiken (z. B. Risiko der Hautschädigung)
- Bereitstellen, Vor- und Nachbereitung der Waschutensilien (Zahnpasta auf Bürste aufbringen, Rasierer bereitlegen, Waschlotion aufschrauben, Waschlappen und Handtücher bereitlegen) – Bewohner/Patient führt Oberkörperpflege selbstständig durch, volle Übernahme/Teilwäsche Unterkörper
- Ggf. Abbruch der Pflegehandlung und erneute Durchführung zu einen späteren Zeitpunkt
- Ganzkörperwäsche im Bett/am Waschbecken sitzend/Unterkörper im Bett liegend (VÜ), Oberkörper am WB sitzend
- Duschen unter zu Hilfenahme eines Duschstuhles
- Baden und Haarwäsche 1 × wöchentlich
- Haare waschen und trocknen (z. B. mit Fön) 1 × wöchentlich, einschließlich Nagelpflege
- Haare waschen am Waschbecken und trocken fönen
- Haarwäsche 1 × wöchentlich beim Friseur (VÜ)
- Haare kämmen morgens und nach der Mittagsruhe
- Haare kämmen nach jedem Umlagern
- Hände und Gesicht waschen nach jeder Mahlzeit und abends
- Rasur/Damenbartrasur mit Einmal-, Nass-, oder Elektrorasierer
- Rasierer in die Hand reichen
- Anleitung und Beaufsichtigung bei der selbstständigen Rasur, falls erforderlich TÜ der Rasur
- Gesichtspflege 2 × täglich mit eigener Hautcreme des Bewohners/Patienten
- Hautpflege mit Olivenöl 1 × täglich (VÜ)
- Einreibung der Haut mit Dermatica (ärztl. verordnet)
- Teilwäsche des Unterkörpers abends bei Inkontinenz
- Teilwäsche bei Bedarf bei starkem Schwitzen
- Mundpflege (VÜ) mit Lemonsticks 5 × täglich
- Biografieorientierter Ansatz: Mundpflege mit Kaffee
- Zahnpflege/Zähne putzen (TÜ) morgens und abends
- Prothesenpflege mit Zahnbürste, danach einlegen der Prothese in …
- Mund ausspülen nach jeder Mahlzeit
- Soor- und Parotitisprophylaxe (▶ AEDL 5)
- Waschlappen gezielt in die Hand reichen, Anleitung zur selbstständigen TW Hände/Gesicht 4 × tägl. (abends und nach jeder Mahlzeit)
- Nagelpflege 1 × monatlich nach dem Baden (VÜ Pflegekraft)
- Fußpflege alle 6 Wochen durch Fußpflegerin
- Wiederholtes Auffordern und Motivieren zur selbstständigen Durchführung der Körperpflege
- Ständige Anleitung während der Durchführung der Körperpflege, gezieltes Lenken von Handlungsschritten.

AEDL 5 – Essen und trinken können

Beispielhafte Problemformulierungen

Einschränkungen bei der Nahrungs- und/oder Flüssigkeitsaufnahme durch
- geistige Einschränkungen
- gestörte Feinmotorik der Hände
- Kraftlosigkeit
- Kau- und/oder Schluckstörungen (erhöhte Aspirationsgefahr)
- fehlendes Durst- und/oder Hungergefühl.

Der Bewohner/Patient
- erkennt Nahrung aufgrund von Blindheit nicht, verunreinigt das Umfeld,

AEDL 5 – Essen und trinken können

- lehnt daher die selbstständige Nahrungsaufnahme ab/lehnt Mahlzeiteneinnahme im Speisesaal ab
- schlingt seine Nahrung herunter, verschluckt sich häufig (Aspirationsgefahr)
- nimmt Hunger und Durst nicht wahr, sitzt vor bereitstehender Nahrung und Getränken, isst und trinkt diese von sich aus nicht
- kaut und schluckt unkoordiniert, behält Nahrung lange Zeit im Mund, versucht weiter zu essen, ohne vorher zu schlucken
- erkennt Essvorgang als solchen nicht mehr, weiß mit Nahrung und Getränken nichts mehr anzufangen (zerkrümelt das Brot, schüttet Becher aus)
- kann Vorgang der Nahrungsaufnahme (Kauen und Schlucken) nur noch eingeschränkt umsetzen, Nahrung verbleibt im Mund, entleert den Mund durch Ausspucken
- kann sich nicht auf Mahlzeiteneinnahme konzentrieren, steht immer wieder auf, fragt immer wieder, wann es etwas zu essen gibt
- kann genießbare Lebensmittel nicht von ungenießbaren Dingen unterscheiden, steckt alles Sichtbare in den Mund, ist ständig auf der Suche nach Essbarem, sammelt alles in der Handtasche (Aspirations- und Vergiftungsgefahr)
- führt Fehlhandlungen durch Ablehnung der Mahlzeiteneinnahme durch, wirft Teller und Flaschen vom Tisch, spuckt auf den Boden, verschmiert Nahrungsmittel und Getränke
- verkennt gefährdende Situationen, nimmt trotz Schluckstörungen unkontrolliert Nahrung und Flüssigkeiten zu sich
- nimmt trotz insulinpflichtigem Diabetes/starkem Übergewicht unkontrolliert Nahrung und Getränke zu sich, erkennt Notwendigkeit der Einhaltung einer Diät nicht
- akzeptiert Ernährungssonde nicht, manipuliert ständig am Sondenschlauch, versucht Sonde zu entfernen (Verletzungsgefahr)
- erkennt die Notwenigkeit des Essens nicht
- weist ein reduziertes Hunger- und Durstgefühl auf
- weist kein Sättigungsgefühl mehr auf
- braucht für die selbstständige Nahrungs- und Getränkeaufnahme äußerst viel Zeit infolge von …
- hält seine Diät nicht ein, toleriert nur bestimmte Lieblingsspeisen
- kann keine sinnvollen Entscheidungen in Bezug auf Haltbarkeit von Nahrung treffen, nimmt verdorbene Lebensmittel zu sich
- benötigt vollständige Ernährung über PEG (Parotitis- und Soorgefahr)
- verlässt wiederholt während des Essvorganges die Küche/den Essraum
- „vergisst" zu essen
- weiß mit Essbesteck nichts anzufangen
- schätzt die Mengen falsch ein
- weist ein gestörtes Essverhalten auf, Nahrung wird unzerkaut herunter geschlungen (Aspirationsgefahr)
- die Notwendigkeit der regelmäßigen Getränkeaufnahme wird nicht eingesehen, möchte sich den beschwerlichen Weg zur Toilette ersparen (Obstipations-, Dehydrationsgefahr).

Fähigkeiten/Ressourcen

Der Bewohner/Patient
- isst gerne
- äußert Appetit
- kann dünnflüssige Nahrung schluckweise einnehmen
- kann unter Anleitung mit behindertengerechtem Besteck Nahrung einnehmen
- kann Nahrung selbstständig zerkleinern
- kann mundgerecht zubereitete Nahrung eigenständig zu sich nehmen

- kann mit Anleitung Nahrung und Getränke selbstständig zu sich nehmen
- trinkt und isst nach Aufforderung selbstständig
- kann Getränke im Becher mit Trinkhilfe selbstständig einnehmen
- trinkt selbstständig
- isst vorbereitete Nahrung selbstständig
- äußert Hunger- und Durstgefühl nonverbal durch (z. B. Lippenbefeuchtung mit Zunge)
- äußert Essenswünsche
- öffnet den Mund bei Berührung.

Ziele

- Täglich 1,8 l lt. ärztl. Anordnung trinken
- Bis … Gewicht um 1 kg reduzieren
- Gewicht konstant bei 48 kg halten
- Ressourcen sind erhalten und gefördert
- BMI im Normbereich von XY bis XY
- Tägliche Einnahme von drei bis fünf Mahlzeiten ist gewährleistet
- Ausgewogene Flüssigkeitsbilanz
- Komplikationen frühzeitig erkennen
- Folgeschäden vermeiden
- Intakte Mundschleimhaut
- Gewicht im individuellen Normbereich von 42–44 kg lt. ärztliche Rücksprache halten.

Maßnahmen

- Anwesenheit einer Pflegekraft notwendig, um Ablauf der Nahrungsaufnahme in Einzelschritten zu lenken
- Beruhigendes Gespräch/Einwirken und wieder zurückführen in Küche/Speiseraum zur Beendigung der Nahrungsaufnahme (z. B. 2 × pro Mahlzeit)
- Beaufsichtigen und Anleiten bei der Durchführung der selbstständigen Nahrungsaufnahme, ständige Präsenz der Pflegekraft
- Mahlzeiteneinnahme nur auf Verhandlungsbasis, qualifizierte Umstimmungs- und Überzeugungsarbeit, wieder zurückführen zum Esstisch
- Zeitaufwendige Umstimmungs- und Überzeugungsarbeit zur Beendigung der Nahrungsaufnahme
- Anleitung zum Umgang mit dem Besteck
- Zur Einnahme jedes einzelnen Bissens anleiten und zum Schlucken auffordern
- Gabel zum Mund zu führen, zum Schlucken auffordern
- Mundgerechte Zubereitung aller Haupt- und Zwischenmahlzeiten 5 × täglich (VÜ)
- Getränke in Becher mit Trinkhilfe bereitstellen, zur ausreichenden Flüssigkeitsaufnahme motivieren/anleiten
- Getränke außerhalb der Mahlzeiten anreichen (z. B. 5 × je 100 ml Saft oder Tee)
- Schluckweise Getränke außerhalb der Mahlzeiten anreichen (z. B. 20 × ca. 20 ml innerhalb 24 Stunden)
- Getränke bei jedem Kontakt schluckweise anreichen (z. B. 20 × in 24 Stunden)
- Zur zielgerichteten Durchführung der Nahrungsaufnahme anleiten
- Mundgerechte Zubereitung aller Mahlzeiten
- Getränke in Becher mit Trinkhilfe bereitstellen
- Wiederholte Aufforderung zur ausreichenden Nahrungs- und/oder Flüssigkeitsaufnahme
- Zum Umgang mit behindertengerechtem Besteck anleiten
- Bei jedem Kontakt schluckweise Getränke anreichen
- Wunschkost
- Beratung in Bezug auf gesunde und ausgewogene Ernährung
- Beratung in Bezug auf die Einhaltung der Diät
- Flüssigkeitskontrolle und Dokumentation (Einfuhrplan)
- Getränke mehrfach täglich bereitstellen
- Zusatznahrung anbieten

- ▶ Mehrere kleine Mahlzeiten über den Tag verteilt verabreichen/anbieten
- ▶ Verabreichung der Sondenkost lt. ärztl. Anordnung
- ▶ Teilweise Übernahme der Verabreichung der Nahrung
- ▶ Volle Übernahme der Nahrungs- und Flüssigkeitszufuhr
- ▶ Portionsgerechte Vorgaben
- ▶ Diätgerechte Vorgaben
- ▶ Essen auf Rädern
- ▶ Zusätzliche Be- und Entkleidung nach der eigenständigen Nahrungs- und Getränkeaufnahme (▶ AEDL 7)
- ▶ Hände und Gesicht waschen nach den Mahlzeiten (▶ AEDL 4)
- ▶ Dehydrations-, Aspirations-, Soor- und Parotitisprophylaxe
- ▶ Umstimmungs- und Überzeugungsarbeit/wiederholte Aufforderung zur ausreichenden Nahrungs- und/oder Flüssigkeitsaufnahme
- ▶ Ständige Anleitung während der Aufnahme der Mahlzeiten
- ▶ Wiederholte Aufforderung und Motivation zur ausreichenden Nahrungs- und/oder Flüssigkeitsaufnahme
- ▶ Kleinschrittige Anleitung zur Förderung der selbstständigen Nahrungs- und/oder Flüssigkeitsaufnahme
- ▶ Erklärung aller Handlungen
- ▶ Beruhigendes Einwirken
- ▶ Gezieltes Reichen der Utensilien (z. B. Essbesteck, Becher mit Trinkhilfe), wiederholte Aufforderung/Motivation zum Trinken
- ▶ Einsatz von Hilfsmitteln (z. B. Besteck, Trinkbecher) üben
- ▶ Beaufsichtigung bei der Nahrungs- und Flüssigkeitszufuhr aufgrund von Selbstgefährdung
- ▶ Schlückchenweise Getränke mit Becher und Trinkhilfe anreichen
- ▶ Umfeldsäuberung nach der Nahrungsaufnahme
- ▶ Getränke bereitstellen und bei jedem Kontakt zum Trinken motivieren
- ▶ Beaufsichtigung und Anleitung bei der selbstständigen Nahrungs- und Flüssigkeitszufuhr
- ▶ Anleitung bei der Benutzung von behindertengerechtem Geschirr und Essbesteck bei allen Mahlzeiten
- ▶ Wiederzurückführen zum Esstisch nach eigenständigem Entfernen, beruhigendes Einwirken
- ▶ Wiederholte Anleitung zur Durchführung der Nahrungsaufnahme erforderlich.

AEDL 6 – Ausscheiden können

Beispielhafte Problemformulierungen

Der Bewohner/Patient ist
- ▶ urin- und/oder stuhlinkontinent
- ▶ leidet unter ständigem Durchfall
- ▶ hat Verstopfungen
- ▶ ist obstipationsgefährdet
- ▶ neigt zu Infektionen durch DK/FK
- ▶ hat Probleme durch DK/FK (Angst, Hautprobleme)
- ▶ kann Urinalkondom nicht selbstständig wechseln
- ▶ ist zeitweise inkontinent
- ▶ lehnt Hilfsmittel ab
- ▶ leidet unter Inkontinenz durch subjektiv erlebten Mangel an Zuwendung
- ▶ hat stark riechenden Urin
- ▶ ist zystitisgefährdet
- ▶ hat eine Stoma-Anlage, kann diese nicht eigenständig versorgen und den Beutel wechseln
- ▶ leidet unter häufigem Erbrechen, neigt zum Erbrechen
- ▶ leidet unter starkem Auswurf (▶ AEDL 3)
- ▶ schwitzt stark (▶ AEDL 3)
- ▶ ist intertrigogefährdet
- ▶ kann Toilette/Toilettenstuhl nicht selbstständig benutzen
- ▶ hat Völlegefühl und Blähungen auf

5 Formulierungshilfen – gegliedert nach AEDL

Grund falscher Ernährungsgewohnheiten
- hat Schmerzen bei der Stuhl- und/oder Urinausscheidung
- verschmiert Bett/Wände mit Fäkalien (bes. nachts)
- nimmt selbstständig und unkontrolliert Abführmittel
- hat häufigen/ständigen dünnflüssigen Stuhlgang
- kann Harn- und Stuhlgang nicht wahrnehmen, äußert sich von sich aus nicht
- zerpflückt die Inkontinenzvorlagen und räumt sich selber aus, erkennt Kot als solchen nicht mehr, verschmiert diesen und isst eigenen Kot
- ist inkontinent, trägt Vorlagen mit Netzhose, legt diese beim Versuch des selbstständigen Wechsels nicht sachgerecht ein (Gefahr der Hautschädigung)
- erkennt verschmutzte Wäsche nicht
- leidet unter ständigem Abgang kleinster Urinmengen, lehnt Inkontinenzvorlagen vehement ab, nutzt stattdessen Servietten, Zeitungspapier oder Waschlappen, hat durch ungeeignete Materialien ständige Hautrötungen und Druckstellen im Genitalbereich (Gefahr der Hautschädigung)
- ist mobil, sucht die Toilette eigenständig auf, wehrt sich gegen die Begleitung, kann jedoch den Handlungsablauf eines Toilettenganges nicht sachgerecht durchführen, führt Intimhygiene nur unzureichend durch, wirft Vorlagen auf Boden oder in Toilette, verunreinigt sich selbst und das Umfeld, insbesondere nach der Stuhlausscheidung
- meldet sich nicht für die Stuhl- und Harnausscheidung, uriniert und kotet auf den Boden, ins Waschbecken und sonstige Ersatzbehältnisse (Mülleimer, Vase etc.), verunreinigt hierbei sich selbst und das Umfeld, ist durch Urin und Kot auf dem Boden sturzgefährdet
- interpretiert Unterstützungsversuche bei den Toilettengängen falsch, wehrt sich gegen Entkleidung des Unterkörpers und die Intimhygiene
- sieht die Notwendigkeit regelmäßiger Toilettengänge nicht ein
- uriniert und kotet auf den Zimmerboden oder in den Papierkorb
- toleriert keine Vorlagen, entfernt diese immer wieder, ist deshalb häufig eingenässt, hiernach Anleitung zur Unterkörperwäsche und Kleidungswechsel erforderlich
- geht eigenständig zur Toilette, um Wasser zu lassen, benötigt jedoch Anleitung, um die Toilettenspülung zu betätigen, sich nach dem Toilettengang die Hände zu waschen und beim Kleider richten
- nässt ein, schämt sich sehr und versucht dies zu vertuschen, legt eingenässte Vorlagen und Kleidung in Kleiderschrank, läuft ohne Unterwäsche umher
- aufgrund biografischer Gegebenheiten besteht ein Abwehrverhalten bei der Intimhygiene.

Fähigkeiten/Ressourcen

Der Bewohner/Patient
- ist orientiert
- ist mobil
- akzeptiert Hilfsmittel
- ist einsichtig, akzeptiert Hilfe durch die Pflegekraft
- äußert Urin-/Stuhldrang durch Unruhe
- spürt den Stuhl- und/oder Harndrang und teilt sich mit
- kann durch Gestik/Mimik Bedürfnis mitteilen
- achtet auf Körperhygiene
- trinkt ausreichend
- ist teilweise kontinent
- ist stuhlkontinent
- akzeptiert Pflegemaßnahmen
- ist bei regelmäßigen Toilettengängen stuhlkontinent
- findet zeitweise die Toilette
- äußert gelegentlich Urin-/Stuhldrang
- setzt Hilfsmittel selbstständig ein

AEDL 6 – Ausscheiden können

- akzeptiert Diät
- akzeptiert Mobilisationsmaßnahmen
- kann die Intimhygiene nach Anreichen der Utensilien eigenständig durchführen.

Ziele

Der Bewohner/Patient
- hat eine physiologische Stuhl-/Harnentleerung
- hat 3 × wö. Stuhlgang
- intakte Haut
- fühlt sich sicher in der Gemeinschaft
- akzeptiert Hilfsmittel
- akzeptiert Pflegemaßnahmen
- setzt Hilfsmittel selbstständig ein
- weist keinen Medikamentenmissbrauch auf
- akzeptiert Hilfestellung von Mitarbeitern
- hat ausreichend Bewegung (keine Blähungen)
- hat einen ausgeglichenen Flüssigkeitshaushalt
- fühlt sich sauber und wohl
- hat eine schmerzfreie Stuhl- und Harnentleerung
- kann Ressourcen weiter erhalten
- Komplikationen werden frühzeitig erkannt
- entleert Sputum diskret
- braucht keinen DK mehr.

Maßnahmen

- Ausführliche Umfeldsäuberung nach eigenständige Benutzung der Toilette/Kotschmieren
- Zurückführen ins Badezimmer zum Hände waschen
- Anreichen des Toilettenpapiers
- Aufordern und Motivieren zur Durchführung der Toilettengänge
- Zeitaufwendige Umstimmung- und Überzeugungsarbeit zur Motivation eigenständiger Toilettengänge
- Volle Übernahme des Wechsels/Entleerens von Urinbeutel/Steckbecken/Toilettenstuhl
- Richten der Bekleidung nach den Ausscheidungen
- Anleiten zur eigenständigen Durchführung der Intimhygiene
- Intimhygiene nach den Ausscheidungen/nach Stuhlgang/nach Wasserlassen (VÜ)
- Sachgerechtes Anlegen/Wechsel des Inkontinenzmaterials/der Inkontinenzhose/der Vorlage
- Anleiten, Inkontinenzmaterial/Inkontinenzhose/Vorlage sachgerecht anzulegen
- Anleiten zur zielgerichteten Durchführung der Intimhygiene
- Ritualisierten Toilettengang vor dem Zubettgehen gewährleisten
- Anleiten zur eigenständigen Durchführung der Intimhygiene
- Ausscheidungsintervalle erfassen
- Toilettentraining durchführen nach Plan
- Individuelles Inkontinenzprodukt regelmäßig anlegen
- Wiederholte Aufforderung und Motivation zur Toilette zu gehen
- Ausscheidung unterstützen durch … (z. B. Wasser laufen lassen)
- Beruhigendes Einwirken
- Toilettenpapier gezielt in die Hand reichen
- Beaufsichtigung aufgrund von Selbstgefährdung
- Beaufsichtigung bei der selbstständigen Durchführung
- Ständige Präsenz einer Pflegekraft erforderlich
- Beruhigende Gespräche bei der Durchführung der Toilettengänge
- Zusätzliche Ent- und Bekleidung und ggf. Duschen nach Einnässen/Einkoten
- Ausführliche Umfeldsäuberung und/oder Bett frisch beziehen nach Kotverschmieren
- Unterstützung bei der Intimhygiene nach Wasserlassen in Form von Anreichen des Toilettenpapiers
- Intimhygiene nach Stuhlgang (VÜ),

- Kleider richten nach Toilettengang mit Anleitung (TÜ)
- Mit Pfefferminzetee abreiben (bei Fieber/starkem Schwitzen) (lauwarm)
- Laxantien nach ärztl. Verordnung
- Volle Übernahme der Intimhygiene nach Stuhlgang
- Umkleiden nach Schwitzen und/oder Einnässen (▶ AEDL 7)
- Teilwäsche Unterkörper (▶ AEDL 4)
- Anleitung und Unterstützung beim Richten der Bekleidung
- Für ausreichende Flüssigkeitszufuhr sorgen
- Intertrigo-, Zystitis- und/oder Obstipationsprophylaxe
- Erforderliche Diätkost anbieten
- Ggf. ärztliche Therapie
- Zur Toilette begleiten (▶ AEDL 2)
- Alle 2 Std. zum Toilettengang auffordern/erinnern
- Hilfestellung beim Benutzen des Steckbeckens geben
- Urinflasche anlegen
- Toilettenstuhl bereitstellen
- Beobachten und dokumentieren der Ausscheidung (Plan)
- Anlegen von großen Vorlagen und Netzhose (z. B. 6 × täglich)
- Unterstützung beim Richten der Bekleidung
- VÜ der Intimpflege
- Hautpflege mit …
- Gewicht kontrollieren
- Urinflasche/Steckbecken/Toiletteneimer entleeren, reinigen und desinfizieren
- Stoma-Pflege durchführen
- Einläufe nach ärztlicher Anordnung
- Zur Bewegung motivieren
- Bauchmassage durchführen
- Verträglichkeiten/Unverträglichkeiten/Gewohnheiten erfragen
- Katheterpflege durchführen
- Auffangbeutel entleeren
- Urinflasche, Steckbecken etc. leeren
- Katheterisierung/Blasenspülung lt. ärztl. Verordnung
- Spezielle Kleidung anziehen (z. B. Pflegeoverall).

AEDL 7 – Sich kleiden können

Beispielhafte Problemformulierungen

Die Be- und Entkleidung kann nicht oder nur teilweise selbstständig durchgeführt werden, z. B. aufgrund von
- Bewegungseinschränkungen der Arme und/oder Beine
- Schmerzen
- Blindheit
- reduzierter Körperkraft
- Kontrakturen der Arme und Beine
- ausgeprägter Morgensteifigkeit
- gestörter Feinmotorik der Hände
- beeinträchtigter Gedächtnisleistung.

Der Bewohner/Patient
- kann Kleidungsteile nicht festhalten, sie fallen ihm aus der Hand
- sieht die Notwendigkeit des Wäschewechsels nicht ein/bemerkt sie nicht
- erkennt Kleidung nicht als solche
- kleidet sich häufig/mehrmals täglich aus
- kann Knöpfe und Verschlüsse nicht bedienen
- kann Kleidung nicht aus dem Schrank nehmen und/oder auswählen
- verkennt gefährdende Situationen, läuft mit nackten Füßen durch die Wohnung/die Einrichtung/auf die Straße (Gefahr der Unterkühlung)
- kann Kleidungsstücke nicht zuordnen, kleidet sich in falscher Reihenfolge an, zieht z. B. Stumpfhose über die Unterhose, zieht mehrere Kleidungsteile übereinander
- hält an bestimmten Kleidungsteilen fest, hat Sorge, dass diese verschwinden
- zerstört die Kleidung, zieht Fäden heraus und dreht Knöpfe ab.

AEDL 7 – Sich kleiden können

Fähigkeiten/Ressourcen

Der Bewohner/Patient
- akzeptiert die Übernahme des Be- und Entkleidens durch Pflegekraft
- ist motiviert, das An- und Auskleiden wieder selbstständig durchzuführen
- ist motiviert, bei der Be- und Entkleidung mitzuhelfen
- kann den Oberkörper unter Anleitung eigenständig ankleiden
- legt Wert auf gepflegte Kleidung
- kann Wünsche bezüglich der Bekleidung äußern
- zieht bereitgelegte Kleidung eigenständig an
- kann Köpfe und Verschlüsse bedienen
- ist einsichtig und lässt sich beraten
- hat ein intaktes Kälte- und Wärmeempfinden
- ist in der Lage, Hilfsmittel zu benutzen (z. B. Strumpfanzieher).

Ziele

- Vorhandene Fähigkeiten lt. Ressourcen sind erhalten

Der Bewohner/Patient
- akzeptiert 4 × wöchentlich einen Wäschewechsel
- kleidet sich bis zum … eigenständig den Oberkörper an
- ist einsichtig, bedarfs- und situationsgerecht Kleidung zu tragen
- ist gepflegt und entsprechend seinen Wünschen gekleidet
- zieht bereitgelegte Kleidung eigenständig an
- äußert Wohlbefinden
- ist unter Berücksichtigung von witterungsabhängigen, hygienischen und biografischen Gewohnheiten gekleidet
- weist ein gepflegtes Äußeres auf.

Maßnahmen

- Auswahl der Kleidung nach den Wünschen des Bewohners/Patient
- Entnahme und Bereitlegen der Kleidung (U)
- Kleidungsteile in Reihenfolge bereit legen (U)
- Unterstützung in Bezug auf witterungsabhängige Bekleidung
- Notwendige Einzelhandlungen des An- und Auskleidens kleinschrittig lenken und demonstrieren
- Beratung/Anleitung in Bezug auf witterungsabhängige Bekleidung
- Kleiderwechsel nur auf Verhandlungsbasis, qualifizierte Umstimmungs- und Überzeugungsarbeit
- Erforderlichen Vorgang der Be- und Entkleidung unter fortwährender Anleitung lenken und demonstrieren, ständige Präsenz der Pflegekraft erforderlich
- Zeitaufwendige Umstimmungs- und Überzeugungsarbeit zur Beendigung des Ankleidens und/oder Auskleidens
- Teilbekleiden zur Mittagsruhe (Strickjacke, Rock und Schuhe)
- Zusätzliche Teilbe- und Entkleiden nach Einnässen
- Zusätzliche Teilbe- und Entkleiden nach Verunreinigung mit Exkrementen/Kotschmieren
- Zusätzliche Teilbe- und Entkleiden nach der Nahrungsaufnahme
- Zusätzliche Teilbe- und Entkleiden wegen starkem Schwitzen
- Wieder Ankleiden nach selbstständigem Entkleiden
- Entkleiden nach eigenständigem Ankleiden (mehrere Kleidungsteile übereinander)
- Anleiten zur zielgerichteten Durchführung des An- und Auskleidens
- Aktivierendes Anziehtraining
- Anleitung in Bezug auf Hilfsmittel (z. B. Strumpfanzieher)
- Kleidungsteile gezielt in die Hand reichen (U)

- Demonstration von kleinsten Einzelschritten (A)
- Wiederholte Anleitung und Aufforderung zum eigenständigem Be- und Entkleiden (A)
- Präsenz der Pflegekraft während des gesamten An- und Auskleidens erforderlich
- Beruhigende Gespräche und wieder zurück führen ins Badezimmer (U+A) bei ablehnendem Verhalten
- Ggf. Abbruch der Pflegehandlung und erneute Durchführung zu einen späteren Zeitpunkt
- Unterstützung oder teilweise Übernahme bei jeglicher Bekleidung über Kopf
- Unterstützung oder teilweise Übernahme beim Öffnen und Schließen von Knöpfen und Verschlüssen
- VÜ der Be- und Entkleidung des Unterkörpers
- VÜ beim An- und Auskleiden der Kompressionsstrumpfhose
- Zusätzliches Entkleiden nach eigenständigen Ankleidungsversuchen
- Zusätzliches Bekleiden nach selbstständigem Auskleiden
- Zusätzliches Be- und Entkleidung zur Mittagsruhe
- Zusätzliches Be- und Entkleiden nach der selbstständigen Nahrungs- und/oder Getränkeaufnahme (verschmutze Kleidung, ▶ AEDL 5)
- Zusätzliches Be- und Entkleidung nach Einnässen und/oder Einkoten (▶ AEDL 6)
- Schmuck und Halstuch etc. anlegen
- Anleitung zum Gebrauch von Anziehhilfen
- Zum regelmäßigen Wäschewechsel anleiten und motivieren
- Einsatz spezieller Bekleidung (z.B. Pflegeoverall, nur bei strenger Indikation!)
- Angehörige ansprechen in Bezug auf z.B. neue Wäsche (Größe!) oder pflegererleichternde Bekleidung
- Gezieltes Anreichen von Kleidungsstücken.

AEDL 8 – Ruhen und Schlafen können

Beispielhafte Problemformulierungen

Der Bewohner/Patient
- kann nicht durchschlafen aufgrund innerer Unruhe
- ist unruhig und verwühlt sein Bett
- hat Durchschlafstörungen, dadurch schlechte Tagesverfassung
- leidet unter leichtem Schlaf
- leidet unter Schlafumkehr
- hat einen gestörten Schlaf-Wachrhythmus
- hat medikamentenbedingte Schlafstörungen/auch Dauerschlaf
- hat Wahnvorstellungen
- leidet unter Einschlaf-/Durchschlafstörungen
- leidet unter krankheitsbedingten körperlichen Schlafstörungen aufgrund von:
  - Blutzuckerschwankungen
  - niedrigem/hohem Blutdruck
  - Atemwegserkrankungen
  - Juckreiz
  - nächtlicher Harndrang
  - Schmerzen
  - Lagerung
  - Behinderung
- hat psychische Schlafstörungen durch Ängste, Sorge, Trauer
- hat umweltbedingte Schlafstörungen
- fühlt sich durch den Zimmernachbarn gestört (Schnarchen)
- hat Unruhezustände in der Nacht, liegt häufig quer im Bett/hängt Beine über Bettgitter/weint/schreit im Schlaf
- hat lange Wachphasen in der Nacht, ist dann unruhig und ruft laut um Hilfe
- hat lange Wachphasen in der Nacht, zieht sich dann selbstständig die Nachtwäsche aus, zerwühlt das Bett,

zieht die Bettwäsche ab, zerstört Knöpfe und Verschlüsse
- bemerkt Müdigkeit nicht, ist dann überdreht, kommt nicht mehr zur Ruhe
- verlässt nachts das Bett, zieht einzelne Teile der Tageswäsche über den Schlafanzug und wandert mit nackten Füßen umher, ist morgens unausgeschlafen, nickt am Vormittag immer wieder ein
- muss mit zeitaufwendigem Liftereinsatz und zwei Pflegekräften ins Bett gebracht werden
- muss nach eigenständigem Entlagern wieder in atemerleichternde Lagerung gebracht werden
- muss nach eigenständigem Aufstehen wieder ins Bett gebracht werden.

Fähigkeiten/Ressourcen

Der Bewohner/Patient
- nimmt Schlafstörungen wahr und kann sich mitteilen
- ist mobil
- akzeptiert Hilfsmittel, ärztl. Verordnung etc.
- ist einsichtig, akzeptiert Hilfe durch die Pflegekraft
- findet schnell wieder in den Schlaf
- gleicht fehlenden Schlaf in der Nacht tagsüber (Mittagsruhe) wieder aus.

Ziele

Der Bewohner/Patient
- hat einen erholsamen Schlaf
- schläft nachts ausreichend
- schläft mind. 6 Stunden
- schläft min. 4 Stunden am Stück
- hat einen schmerzfreien Schlaf
- wird nachts nur wenn unbedingt nötig/gar nicht gestört (Störungen sind minimiert)
- ist ausgeglichen und nimmt am Stationsleben aktiv teil
- akzeptiert Schlafstörungen, kennt Bewältigungsstrategien
- nimmt Maßnahmen zur Schlafförderung an.

Maßnahmen

- Schlaf- und Ruhegewohnheiten (auch tagsüber) überprüfen
- Tagesstruktur überprüfen und ggf. verändern
- Beruhigende Gespräche und wieder zu Bett führen
- Für wunschgerechte Beleuchtung im Zimmer sorgen, Dämmerlicht anlassen
- Rollläden/Gardinen geöffnet/ geschlossen halten
- Individuelle Schlafrituale einhalten (Ritual beschreiben!)
- Situativ angepasste Gespräche anbieten und führen
- Radio zum Einschlafen anstellen
- Betreuungsmaßnahmen in der Nacht bei Bedarf (z. B. Essen und Trinken anbieten)
- Lagern nach Wunsch/nach Plan
- In eine zum Ruhen und Schlafen geeignete Position bringen
- Wieder zu Bett bringen nach eigenständigem Aufstehen
- Beruhigendes Einwirken/Gespräch und wieder zu Bett bringen
- Medikamentengabe (Schmerzmittel, Schlafmittel) nach Absprache mit dem Arzt
- Regelmäßige Kontrollgänge
- Wiederholte Aufforderung und Motivation zur Nachruhe
- Beruhigendes Einwirken
- Einschlafritual XY einhalten.

AEDL 9 – Sich beschäftigen können

Beispielhafte Problemformulierungen

Der Bewohner/Patient
- hat keine sinnvolle Aufgabe
- kann seinen Tagesablauf nicht selbstständig gestalten
- kann ihm wichtige Tätigkeiten nicht mehr ausführen

- ▶ kann frühere Hobbys nicht mehr ausüben infolge von …
- ▶ ist oftmals kraftlos
- ▶ ist stark seheingeschränkt
- ▶ langweilt sich aufgrund der reduzierten Beschäftigungsmöglichkeiten
- ▶ kann Tagesablauf und eigene Beschäftigung nicht mehr eigenständig planen und durchführen
- ▶ kann sich nicht lange auf eine Beschäftigung konzentrieren, ist schnell abgelenkt
- ▶ nimmt auf Anregung freudig an allen Beschäftigungsangeboten teil, fühlt sich dann in der Gruppe aber oftmals unwohl, kann sich nicht konzentrieren, fühlt sich unsicher.

Fähigkeiten/Ressourcen

Der Bewohner/Patient
- ▶ ist kontaktfreudig
- ▶ ist motiviert
- ▶ kann sich beschäftigen
- ▶ engagiert sich
- ▶ ist orientiert
- ▶ ist gegenüber neuen Dingen/Angeboten aufgeschlossen
- ▶ hat Selbstvertrauen
- ▶ ist mobil (▶ AEDL 2)
- ▶ kann Wünsche äußern
- ▶ ist entscheidungsfreudig/initiativ
- ▶ kann Hilfsmittel nutzen (selbstständig, teilselbstständig).

Ziele

Der Bewohner/Patient
- ▶ hat Kontakte zu Mitbewohnern
- ▶ nimmt an Beschäftigungsangeboten teil
- ▶ hat Hobbys und pflegt diese
- ▶ beschäftigt sich seinen Fähigkeiten entsprechend
- ▶ ist mit seinem Tagesablauf zufrieden/erlebt Tagesablauf als sinnvoll
- ▶ sieht neue Beschäftigungsmöglichkeiten
- ▶ hat ein Erfolgserlebnis/Gemeinschaftserlebnis
- ▶ nimmt an Einkäufen/Spaziergängen außerhalb der Einrichtung teil.

Maßnahmen

- ▶ Tagesstruktur anbieten
- ▶ Kontakte fördern/pflegen, z. B. durch Teilnahme an Gruppen (Seelsorge, Angehörige, Pfarrgemeinde, Freunde, Mitbewohnern)
- ▶ Mehrere Kurzkontakte pro Tag anbieten (Gespräche)
- ▶ Aufgaben zuteilen (z. B. Post abholen, Tisch decken)
- ▶ Hauswirtschaftlichen Tätigkeiten anbieten (z. B. Staub wischen)
- ▶ Auf frühere Hobbys/berufliche Tätigkeiten eingehen
- ▶ Teilnahme an Festen/Feiern (extern/intern) ermöglichen
- ▶ Auf Spaziergängen begleiten
- ▶ Einzelbetreuung 2 × wö. durch Sozialen Dienst
- ▶ Zur Teilnahme an Beschäftigungsangebot XY motivieren/auffordern/erinnern
- ▶ Basale Stimulation.

AEDL 10 – Sich als Mann und Frau fühlen können

Beispielhafte Problemformulierungen

Der Bewohner/Patient
- ▶ lehnt die Pflege durch anders geschlechtliche Mitarbeiter ab
- ▶ hat ein ausgeprägtes Schamgefühl bei der Intimpflege
- ▶ hat kein Schamgefühl, läuft z. B. nackt durch die Einrichtung
- ▶ hat ein ausgeprägtes Zärtlichkeitsbedürfnis, sucht Körperkontakt zu alle Personen, umarmt diese und versucht sie zu küssen
- ▶ kann seine Sexualität nicht ausleben, es kommt zu Übergriffen auf Mitarbeiter/Mitbewohner(innen)

- zeigt ein enthemmtes Verhalten, läuft nackt umher, fasst ständig seine/ihre Geschlechtsteile an, masturbiert
- hat ein gesteigertes Lustempfinden aufgrund von Nebenwirkung eines Medikamentes, in der Pflegesituation kommt es zu sexuellen Übergriffen
- aufgrund lebensgeschichtlicher Ereignisse besteht ein Abwehrverhalten gegen weibliche/männliche Pflegepersonen
- befriedigt sich ständig selbst, hat kein Schamgefühl, führt sexuelle Handlungen auch in aller Öffentlichkeit durch, ist distanzlos, will jede/n Frau/Mann küssen und umarmen, fordert zu sexuellen Handlungen auf
- fühlt sich nicht als vollwertige Frau, z. B. infolge von Brustamputation, Haarausfall
- kann sich krankheitsbedingt nicht mehr geschlechtsspezifisch kleiden/pflegen
- kann sich nicht mehr selbstständig schminken.

Fähigkeiten/Ressourcen

Der Bewohner/Patient
- nimmt Hilfestellung und Unterstützung an
- akzeptiert medikamentöse Behandlung
- vertraut den Mitarbeitern
- akzeptiert gesellschaftliche Normen
- hat ein intaktes Selbstwertgefühl
- ist selbstbewusst
- kann Wünsche äußern
- ist orientiert
- akzeptiert Unterstützung durch Pflegekräfte
- akzeptiert Regeln des Zusammenlebens.

Ziele

- Zärtlichkeitsbedürfnis ist erfüllt
- Gefahren/Übergriffe sind eingeschätzt und vermieden
- Gefahrenquellen werden erkannt

- Medikamentaneinnahme lt. ärztl. Anordnung
- Selbst- und Fremdgefährdung sind vermieden
- Intimsphäre ist gewahrt
- Lebensgeschichtlicher Hintergrund ist berücksichtigt.

Bewohner/Patient
- fühlt sich angenommen
- fühlt sich als Frau/Mann
- hat ein intaktes Selbstwertgefühl
- fühlt sich sicher und in seiner Person angenommen und akzeptiert
- kann seine Sexualität leben
- äußert Wohlbefinden.

Maßnahmen

- Pflege durch Bezugspflegeperson
- Pflege durch gleichgeschlechtliche Pflegeperson
- Respektieren des Schamgefühls
- Wahren der Intimsphäre
- Situationsbedingte Gespräche führen, anregen, ermöglichen
- Übernahme, Unterstützung beim Schminken
- Hinzuziehen eines Fachtherapeuten
- Hilfsmittel zur Verfügung stellen (Zeitschriften, Video)
- Einsatz einer Prostituierten
- Aufklärung; Information des Bewohners/Patienten
- Wunschkleidung besorgen (über Angehörige)
- Kleider- und Schmuckwünsche berücksichtigen.

AEDL 11 – Für eine sichere Umgebung sorgen können

Beispielhafte Problemformulierungen

Der Bewohner/Patient
- ist sturzgefährdet (▶ AEDL 2)
  – infolge von Desorientiertheit

- aufgrund ausgeprägter Blutzuckerschwankungen
- aufgrund von Blutdruckschwankungen
- infolge der Einnahme von Medikamenten
- infolge unsachgemäßer Kleidung
- wegen unsachgemäßem Schuhwerk

▶ ist auf die regelmäßige Einnahme von Medikamenten angewiesen, kann diese nicht eigenständig beschaffen, stellen, einnehmen
▶ lehnt jegliche Hilfe ab
▶ benutzt angepasste Hilfsmittel nicht
▶ hat andere Ansichten zur eigenen Sicherheit in Bezug auf …
▶ über-/unterschätzt seine eigenen körperlichen Kräfte
▶ bringt sich selbst in gefährdende Situationen
▶ kann gefährdende Situationen nicht erkennen, z. B. Fenster, Balkontür, Kälte, Hitze, Stromquellen, Kerzen, Rauchen
▶ findet Zimmer/Toilette/Schrank/Aufenthaltsbereich/Wohnbereich nicht, irrt umher
▶ kann seinen Tagesablauf zeitlich nicht strukturieren (z. B. Essenszeiten)
▶ kann durch eingeschränktes Sehvermögen/körperliche Einschränkung die Rufanlage/Hausnotruf nicht bedienen
▶ kann durch eingeschränktes Sehen/Blindheit Gegenstände nicht erkennen (Trinkbecher, Gehhilfe, Rufanlage)
▶ kann aufgrund seines Gesundheitszustandes seine schriftlichen und behördlichen Angelegenheiten nicht selbstständig regeln (z. B. Geldangelegenheiten, Gesundheitsfragen, Aufenthaltsort)
▶ steht unter Betreuung
▶ erkennt Selbstgefährdung nicht (DK, Sonde, Bettgitter übersteigen, Weglauftendenzen)
▶ erkennt Fremdgefährdung nicht (Mitbewohner, aggressives Verhalten, Schlagen)
▶ ist unsicher beim Aufstehen, Gehen, Lagern
▶ ist sturzgefährdet durch Kotverschmieren, Auswurf, Spucken, Urin
▶ verkennt gefährdende Situationen, legt Rasierer in Waschbecken, nutzt Deo als Haarspray/sprüht sich Deo/Haarspray in die Augen
▶ geht unsachgemäß mit gefährlichen Gegenständen um, dreht Wasserhahn auf heißes Wasser, lässt der Herdplatte/Backofen an
▶ geht unsachgemäß mit potenziell gefährdenden Substanzen um
▶ isst alles, was er sieht (z. B. Zigaretten, Pflanzen, Abfall).

Fähigkeiten/Ressourcen

Der Bewohner/Patient
▶ nimmt Hilfestellung und Unterstützung an
▶ hat Kontakt zu einer Vertrauensperson
▶ vertraut den Mitarbeitern
▶ akzeptiert Sturzprophylaxe
▶ akzeptiert Orientierungshilfen
▶ akzeptiert Unterstützung durch Pflegekräfte
▶ kann Gefahrensituationen einschätzen
▶ ist sich der Risiken bewusst und darüber aufgeklärt.

Ziele

▶ Gefahren sind eingeschätzt
▶ Gefahrenquellen sind beseitigt bzw. minimiert
▶ Gefahrenquellen werden erkannt
▶ Medikamenteneinnahme lt. ärztl. Anordnung
▶ Selbst- und Fremdgefährdung sind vermieden
▶ Umgang mit Gefahren wird beherrscht
▶ Aufklärung und Information über mögliche Gefahrensituationen
▶ Akzeptieren der Hilfsmittel
▶ Akzeptieren der Sicherheitsvorkehrungen

- Erkennen der Belastungsgrenzen
- Akzeptieren von Alternativen
- Erlernen des Umgangs mit Alternativen
- Gefühl der Sicherheit
- Sturzgefahr ist beseitigt bzw. minimiert
- Risiken sind eingeschätzt.

Maßnahmen

- Einsatz eines Bettgitters (mit Einverständnis!)
- Fixierungsmaßnahmen (lt. richterlicher Genehmigung)
- Einsatz eines Hausnotrufs
- Bereitlegen der Notrufklingel
- Betreuung einrichten/anregen
- Medikamentengabe 3 × tägl.
- Kurzgespräche anbieten
- Beraten, Informieren, Aufklären über Gefahren
- Entfernen gefährdender Substanzen oder Gegenstände
- Orientierungshilfen einsetzen.

AEDL 12 – Soziale Bereiche des Lebens sichern können

Beispielhafte Problemformulierungen

Der Bewohner/Patient
- hat keine Bezugsperson/en
- ist von Vereinsamung bedroht
- scheut neue Kontakte
- hat kein Interesse an Kontakten
- kann Kontakte zu Angehörigen/ Bekannten nicht aufrechterhalten infolge von …
- ist antriebsarm
- verweigert jegliche Kontakte und Aktivitäten
- benötigt Hilfe bei allen schriftlichen und behördlichen Angelegenheiten.

Fähigkeiten/Ressourcen

Der Bewohner/Patient
- pflegt frühere Kontakte
- hat Freundschaft mit einem Mitbewohner geschlossen
- hat regelmäßig Telefonkontakt zu Angehörigen
- ist interessiert am Tagesgeschehen
- nimmt Hilfestellung und Unterstützung an
- hat Kontakt zu einer Vertrauensperson
- ist Neuem aufgeschlossen
- ist interessiert am Umfeld.

Ziele

- Teilnahme am gesellschaftlichen Leben wird gefördert/ist gewährleistet
- Ausführliche Information über die Situation
- Einbringen in die Gemeinschaft
- Integration in die Einrichtung
- Kontakt zu einer Bezugsperson wird gefördert/hergestellt
- Kontakt zu Bewohnern, Angehörigen und/oder Mitarbeitern wird gefördert/ hergestellt
- Interesse am Umfeld ist geweckt.

Maßnahmen

- Kontakte vermitteln/anbieten/pflegen durch …
- Motivieren, ermuntern z. B. zur Teilnahme an Festlichkeiten
- Begleitung zu bes. Veranstaltungen anbieten
- Kontakt zu Mitbewohnern, Pfarrei, Ehrenamtliche herstellen
- Situationsbedingt Gespräche führen/ anbieten
- Unterstützung und Hilfestellung beim Telefonieren anbieten, ermöglichen
- Medien (Radio, Zeitung, Fernsehen) einsetzen.

AEDL 13 – Mit existentiellen Erfahrungen des Lebens umgehen können

Beispielhafte Problemformulierungen

Der Bewohner/Patient
- ist infolge der geistigen Verfassung in seiner Lebensbewältigung eingeschränkt
- hat Mühe, die körperlichen Beschwerden zu akzeptieren
- kann Krankheit/Behinderung nicht akzeptieren
- ist in seiner Lebensqualität durch Schmerzen eingeschränkt
- macht andere Personen für seinen Zustand verantwortlich
- verdrängt Probleme und spricht nicht offen darüber
- hat als ausländischer Bürger Mühe, sich mit einer fremden Kultur auseinander zu setzen
- äußert, sich abgeschoben und/oder wertlos zu fühlen
- äußert, keinen Sinn mehr im Leben zu sehen
- hat Schwierigkeiten, sich in die Gemeinschaft einzufügen
- leidet unter dem Verlust der Eigenständigkeit oder Trennung vom Partner
- ist misstrauisch fremden Personen gegenüber
- macht sich Sorgen um … (z. B. finanzielle Angelegenheiten, Kinder)
- äußert Angst vor … (z. B. Tod, Einsamkeit)
- leidet unter unbewältigten Erlebnissen (z. B. Krieg, Hunger, Tod eines Kindes)
- kann seine Religion nur eingeschränkt leben.

Fähigkeiten/Ressourcen

Der Bewohner/Patient
- hat Lebensmut
- ist interessiert an Neuem
- setzt sich mit den Gegebenheiten auseinander
- kann Schmerzeinschätzung vornehmen
- ist kontaktfreudig
- hat Vertrauen zum Pflegepersonal
- kann sich mitteilen
- hat Vertrauen in Gott.

Ziele

Der Bewohner/Patient
- nimmt am Gemeinschaftsleben teil
- fühlt sich angenommen
- macht positive Erfahrungen/hat positive Erlebnisse
- akzeptiert die Einschränkungen/Erkrankung
- spricht über Sorgen/Ängste
- äußert Freude/Zufriedenheit
- äußert, dass Schmerzen gelindert/erträglich sind
- hat Vertrauen
- hat wieder/äußert Selbstwertgefühl
- findet Sinn im Leben
- teilt sich mit
- findet Kraft und Halt im Gebet
- hat Vertrauen zu Gott/Menschen.

Maßnahmen

- Situationsbedingte Gespräche führen
- Aktives Zuhören
- Bestätigung und Anerkennung geben
- Angehörige mit einbeziehen
- Regelmäßigen Kontakt zur Seelsorge sicherstellen
- Regelmäßiger Messebesuch in Begleitung
- Vertrauen schaffen und Sicherheit geben durch taktvollen Umgang
- Ggf. externe fachliche Beratung/Unterstützung (Seelsorge, Psychologe)
- Gemeinsames Beten
- Besuche auf dem Friedhof/Heimatort ermöglichen
- Besuche von Angehörigen fördern
- Basale Stimulation anwenden
- Einsatz Facharzt
- Gezielte Schmerztherapie.

Anhang

Anhang 1

Auszug aus dem Erhebungsbogen zur Prüfung der Qualität nach §§ 112, 114 SGB XI in der ambulanten Pflege

Quelle MDS (2005): Qualitätsprüfungsrichtlinien (QPR) vom 10. November 2005

	Ja	Nein		Empfehlung
4.1 Ist die Pflege im Sinne der Bezugspflege organisiert?				☐
a. Verantwortlichkeit für Planung, Durchführung und Bewertung der Pflege als Aufgabe für Pflegefachkraft geregelt	☐	☐		
b. personelle Kontinuität der pflegerischen Versorgung geregelt	☐	☐		
4.2 Nimmt die verantwortliche Pflegefachkraft ihre Aufgaben wahr?				☐
a. Umsetzung des Pflegekonzeptes	☐	☐		
b. Organisation der fachlichen Planung, Durchführung und Evaluation der Pflegeprozesse	☐	☐		
c. Organisation für fachgerechte Führung der Pflegedokumentation	☐	☐		
d. an dem Pflegebedarf orientierte Dienstplanung der Pflegekräfte	☐	☐		
e. regelmäßige fachgerechte Durchführung der Dienstbesprechungen innerhalb des Pflegedienstes	☐	☐		
f. ausreichende Zeit für die Aufgaben der verantwortlichen Pflegefachkraft	☐	☐		
	Ja	Nein	Trifft nicht zu	Empfehlung
6.3 Werden die für die ambulante Pflege relevanten Aussagen der Expertenstandards des DNQP im Rahmen des Qualitätsmanagements berücksichtigt oder sind konkrete Maßnahmen in dieser Hinsicht geplant?				☐
a. Dekubitusprophylaxe	☐	☐		
b. Pflegerisches Schmerzmanagement	☐	☐	☐	
c. Sturzprophylaxe	☐	☐		
	Ja	Nein		Empfehlung
6.4 Werden Maßnahmen der internen Qualitätssicherung im Bereich Pflege durchgeführt?	☐	☐		☐

	Ja	Nein	Empfehlung
6.6 Liegt im Pflegedienst eine aktuelle Liste der in der Pflege eingesetzten Mitarbeiter mit Qualifikationen und ausgewiesenen Handzeichen vor?			❏
a. aktuell (umfasst alle Mitarbeiter, die seit mehr als 1 Woche beschäftigt sind)	❏	❏	
b. Nennung der Qualifikation	❏	❏	
c. Vor- und Zunamen	❏	❏	
d. Handzeichen übereinstimmend	❏	❏	

	Ja	Nein	Empfehlung
7.1 Liegt ein einheitliches Pflegedokumentationssystem vor?	❏	❏	❏

	Ja	Nein	Empfehlung
7.2 Können alle relevanten Informationen mit dem angewandten Pflegedokumentationssystem erfasst werden?			❏
a. Stammdaten	❏	❏	
b. Pflegeanamnese/Informationssammlung	❏	❏	
c. Biografie	❏	❏	
d. Bedürfnisse, Probleme und Fähigkeiten, Ziele und geplante Maßnahmen sowie die Evaluation der Ergebnisse	❏	❏	
e. verordnete medizinische Behandlungspflege	❏	❏	
f. Gabe verordneter Medikamente	❏	❏	
g. Durchführungsnachweis	❏	❏	
h. Pflegebericht	❏	❏	
i. Bewegungs- bzw. Lagerungsplan	❏	❏	
j. Trink-/Bilanzierungsplan	❏	❏	
k. Ernährungsplan	❏	❏	
l. Überleitungsbogen	❏	❏	
m. Wunddokumentation	❏	❏	
n. Dekubitusrisiko/Dekubitusrisikoskala	❏	❏	
o. Fixierung	❏	❏	
p. Gewichtsverlauf	❏	❏	
q. Miktionsprotokoll	❏	❏	
r. Sturzrisiko	❏	❏	
s. Sonstiges	❏	❏	

	Ja	Nein	Trifft nicht zu	Empfehlung
7.3 Ist bei einer computergestützten Pflegedokumentation durch die Vergabe von Zugriffsrechten eine eindeutige Zuordnung von Eingaben in den PC zu Mitarbeitern möglich?			❏	❏
a. Zugriffsrechte für alle in der Pflege tätigen Mitarbeiter eindeutig geregelt	❏	❏		
b. Eintragungen sind Mitarbeitern zugeordnet	❏	❏		
c. nachträgliche Eintragungen/Änderungen werden als solche gekennzeichnet	❏	❏		

Anhang 1

12.2 Ist aus der Pflegedokumentation ersichtlich, dass ein Erstgespräch durchgeführt wurde?

	Ja	Nein	Trifft nicht zu	Empfehlung
			❏	❏
a. Gespräch geführt	❏	❏		
b. durch PFK	❏	❏		

12.3 Wurden alle Stammdaten in der Pflegedokumentation erfasst?

	Ja	Nein	Empfehlung
			❏
a. Angaben zur Person und ggf. Konfession	❏	❏	
b. Versicherungsdaten, Kostenübernahmeregelungen, Pflegestufe nach SGB XI	❏	❏	
c. Datum Beginn der Versorgung	❏	❏	
d. pflegebegründende Diagnosen	❏	❏	
e. Information zu Allergien	❏	❏	
f. Medizinische/therapeutische Versorgungssituation (Hausarzt, Rehabilitation, Krankenhausaufenthalte etc.)	❏	❏	
g. soziale Versorgungssituation	❏	❏	
h. Informationen für Notfallsituationen (z. B. Adresse und Telefonnummer einer Bezugsperson)	❏	❏	
i. Information zu Patientenverfügung	❏	❏	

12.4 Ist eine Pflegeanamnese/Informationssammlung erstellt worden?

	Ja	Nein	Empfehlung
			❏
a. pflegerelevante Vorgeschichte	❏	❏	
b. persönliche Pflegegewohnheiten	❏	❏	
c. Bedürfnisse/Wünsche/Abneigungen	❏	❏	
d. aktuelle Ressourcen/Fähigkeiten	❏	❏	
e. aktuelle Probleme/Defizite	❏	❏	
f. durch PFK	❏	❏	

12.5 Enthält die Pflegeanamnese/Informationssammlung Angaben zur Biografie?

Ja	Nein	Trifft nicht zu	Empfehlung
❏	❏	❏	❏

12.6 Ist aus der Pflegedokumentation ersichtlich, dass der Pflegedienst den Pflegebedürftigen bzw. seine Angehörigen über die für eine ausreichende Versorgung erforderlichen Leistungen informiert hat?

	Ja	Nein	Trifft nicht zu	Empfehlung
			❏	❏
a. informiert	❏	❏		
b. durch PFK	❏	❏		

Anhang 1 193

12.7 Ist vom Pflegedienst dokumentiert, welche Leistungen innerhalb des Pflegeprozesses durch den Pflegebedürftigen, Angehörige, den Pflegedienst oder andere Pflegepersonen erbracht werden? Ja Nein Empfehlung ❑
a. dokumentiert ❑ ❑
b. durch PFK ❑ ❑

12.8 Sind für die vereinbarten Leistungen individuelle Pflegeziele formuliert? Ja Nein Trifft nicht zu Empfehlung
❑ ❑
a. basieren auf Ressourcen/Fähigkeiten, Problemen/Defiziten ❑ ❑
b. erreichbar/überprüfbar ❑ ❑
c. durch PFK ❑ ❑

12.9 Sind für die vereinbarten Leistungen auf der Grundlage der Bedürfnisse, Probleme/Defizite und Ressourcen/Fähigkeiten individuelle Pflegemaßnahmen zur Erreichung der Pflegeziele geplant? Ja Nein Empfehlung ❑
a. auf Ziele ausgerichtet ❑ ❑
b. individuell ❑ ❑
c. handlungsleitend (wer, was, wann, wie oft etc.) ❑ ❑
d. durch PFK ❑ ❑

12.10 Werden Pflegeergebnisse für die vereinbarten Leistungen regelmäßig überprüft und definierte Pflegeziele und geplante Pflegemaßnahmen angepasst? Ja Nein Trifft nicht zu Empfehlung
❑
a. regelmäßig überprüft ❑ ❑
b. Pflegeziele bei Bedarf angepasst ❑ ❑
c. Pflegemaßnahmen bei Bedarf angepasst ❑ ❑
d. ggf. zusätzliche oder neue Maßnahmen angeregt ❑ ❑ ❑
e. durch PFK ❑ ❑

12.11 Sind die Mitarbeiter entsprechend ihrer fachlichen Qualifikation eingesetzt worden? Ja Nein Empfehlung
❑ ❑ ❑

12.12 Spiegelt die Pflegedokumentation die Anwendung von Standards/Richtlinien wider? Ja Nein Empfehlung
❑ ❑ ❑

Anhang 1

12.13 Wird die Durchführung der vereinbarten Maßnahmen dokumentiert und von den durchführenden Mitarbeitern mit Handzeichen bestätigt?   Ja   Nein   Empfehlung ❑

a. alle durchgeführten Maßnahmen/Maßnahmenkomplexe abgezeichnet ❑ ❑
b. Datum und tageszeitliche Zuordnung ersichtlich ❑ ❑
c. Abzeichnung durch durchführende Mitarbeiter ❑ ❑
d. zeitnah abgezeichnet ❑ ❑

12.14 Enthält der Pflegebericht Angaben zu Veränderungen, Befindlichkeiten des Pflegebedürftigen, Reaktionen auf pflegerische Maßnahmen, Abweichungen von den vereinbarten Maßnahmen?   Ja   Nein   Trifft nicht zu   Empfehlung ❑

a. regelmäßige Angaben zu Befindlichkeiten/Veränderungen ❑ ❑
b. Reaktionen und Abweichungen auf pflegerische Maßnahmen ❑ ❑ ❑
c. Verlauf spiegelt sich wider ❑ ❑
d. nichtwertende Beschreibungen ❑ ❑

12.15 Kann dem Pflegebericht situationsgerechtes Handeln der Mitarbeiter des Pflegedienstes bei akuten Ereignissen entnommen werden?   Ja   Nein   Trifft nicht zu   Empfehlung

❑ ❑ ❑ ❑

12.16 Werden in der Pflegedokumentation Mehrfachdokumentationen vermieden?   Ja   Nein   Empfehlung

❑ ❑ ❑

12.17 Wird bei Überleitungen in andere Versorgungsformen ein Überleitungsbogen angewandt?   Ja   Nein   Trifft nicht zu   Empfehlung

❑ ❑ ❑ ❑

13.18 Wird mit der Medikamentengabe sachgerecht umgegangen?	Ja	Nein	Trifft nicht zu ❏	Empfehlung ❏
a. Gezielte Informationssammlung	❏	❏		
b. Applikationsform	❏	❏		
c. Dokumentation des vollständigen Medikamentennamens	❏	❏		
d. Dosierung und Häufigkeit	❏	❏		
e. tageszeitliche Zuordnung	❏	❏		
f. Bedarfsmedikation in der Pflegedokumentation festgehalten			❏	
g. Durchführung der Maßnahme im verordneten Umfang				

Anhang 2

GODO Systems GmbH
Postfach 26 02 53 · 40095 Düsseldorf
Tel. (02 11) 30 20 10-0 · Fax (02 11) 30 20 10-10

Urheberrechtlich geschützt -
Nachdruck und Vervielfältigung nicht gestattet
1. Auflage 2006

Name

Dekubitusrisiko (nach Braden)

		1		2		3		4		Datum	Datum	Datum	Datum	Datum	Datum	Datum
Sens. Empfindungsvermögen	Fähigkeit, adäquat auf druckbedingte Beschwerden zu reagieren	**fehlt** keine Reaktion auf schmerzhafte Stimuli mögliche Gründe: Bewusstlosigkeit, Sedierung **oder** Störung der Schmerzempfindung durch Lähmungen, die den größten Teil des Körpers betreffen (z.B. hoher Querschnitt)		**stark eingeschränkt** eine Reaktion erfolgt nur auf starke Schmerzreize Beschwerden können kaum geäußert werden (Stöhnen, Unruhe) **oder** Störung der Schmerzempfindung durch Lähmungen, wovon eine oder zwei Extremitäten betroffen sind		**leicht eingeschränkt** eine Reaktion auf Ansprache Beschwerden können nicht immer ausgedrückt werden **oder** Störung der Schmerzempfindung durch Lähmung, wobei die Hälfte des Körpers betroffen ist		**vorhanden** Reaktion auf Ansprache Beschwerden können geäußert werden		1 2 3 4	1 2 3 4	1 2 3 4	1 2 3 4	1 2 3 4	1 2 3 4	1 2 3 4
Feuchtigkeit	Ausmaß, in dem die Haut Feuchtigkeit ausgesetzt ist	**ständig feucht** durch Urin, Schweiß oder Kot immer, wenn der Patient gedreht wird, liegt er im Nassen		**oft feucht** aber nicht immer Bettzeug oder Wäsche muss mindestens einmal pro Schicht gewechselt werden		**manchmal feucht** etwa einmal pro Tag wird neue Wäsche benötigt		**selten feucht** Wäschewechsel normal		1 2 3 4	1 2 3 4	1 2 3 4	1 2 3 4	1 2 3 4	1 2 3 4	1 2 3 4
Aktivität	Ausmaß der physischen Aktivität	**bettlägerig** ans Bett gebunden		**sitzt auf** kann mit Hilfe etwas laufen kann das eigene Gewicht nicht allein tragen braucht Hilfe um aufzusitzen (Bett, Stuhl, Rollstuhl)		**geht wenig** geht am Tag allein, aber selten und nur kurze Distanzen braucht für längere Strecken Hilfe verbringt die meiste Zeit im Bett oder im Stuhl		**geht regelmäßig** 2-3 mal pro Schicht bewegt sich regelmäßig		1 2 3 4	1 2 3 4	1 2 3 4	1 2 3 4	1 2 3 4	1 2 3 4	1 2 3 4
Mobilität	Fähigkeit, die Position zu wechseln und zu halten	**komplett immobil** kann auch keinen geringfügigen Positionswechsel ohne Hilfe ausführen		**stark eingeschränkt** bewegt sich manchmal geringfügig kann sich aber nicht regelmäßig allein ausreichend umlagern		**gering eingeschränkt** macht regelmäßig kleine Positionswechsel		**mobil** kann allein seine Position umfassend verändern		1 2 3 4	1 2 3 4	1 2 3 4	1 2 3 4	1 2 3 4	1 2 3 4	1 2 3 4
Ernährung	Ernährungsgewohnheiten	**sehr schlechte Ernährung** isst selbst von kleinen Essensportionen 1/3, isst 2 oder weniger Eiweißportionen Milchprodukte, Fisch, Fleisch trinkt zu wenig nimmt keine Ergänzungskost zu sich **oder** darf oral keine Kost zu sich nehmen erhält länger als 5 Tage Infusionen		**mäßige Ernährung** isst mehr als die Hälfte der normalen Essensportion auf, isst in etwa die Hälfte isst etwa 3 Eiweißportionen nimmt unregelmäßig Ergänzungskost zu sich **oder** erhält zu wenig Nährstoffe über Sondenkost oder Infusionen		**adäquate Ernährung** isst mehr als die Hälfte der normalen Essensportionen verweigert gelegentlich eine Mahlzeit, nimmt aber Ergänzungskost **oder** erhält genügend Nährstoffe über Sondenkost oder Infusionen		**gute Ernährung** isst immer auf, mehr als 4 Eiweißportionen, Zwischenmahlzeiten braucht keine Ergänzungskost		1 2 3 4	1 2 3 4	1 2 3 4	1 2 3 4	1 2 3 4	1 2 3 4	1 2 3 4
Reibung und Scherkräfte		**Problem ist:** braucht viel bis massive Unterstützung bei Lagewechsel Anheben ist ohne Schleifen nicht möglich rutscht im Bett oder Rollstuhl herunter muss immer wieder hochgezogen werden hat spastische Kontrakturen ist sehr unruhig (scheuert auf dem Laken)		**potenzielles Problem** bewegt sich etwas allein oder braucht wenig Hilfe beim Hochziehen schleift die Haut nur wenig über das Laken kann sich über längere Zeit in einer Lage halten (Stuhl, Rollstuhl) rutscht nur selten herunter		**kein Problem** bewegt sich in Bett und Stuhl allein hat genügend Kraft sich anzuheben kann eine Position über lange Zeit halten ohne herunterzurutschen				1 2 3 4	1 2 3 4	1 2 3 4	1 2 3 4	1 2 3 4	1 2 3 4	1 2 3 4

Summe

Bewertung Dekubitusrisiko   ≤ 9 Punkte = sehr hoch   10-12 Punkte = hoch
13-14 Punkte = mittel   ≥ 15 Punkte = gering

keine Maßnahmen geplant (⊗ + Hdz.)
Maßnahmen siehe Pflegeplan/Prophylaxen (⊗ + Hdz.)

Monat 1 2 3 4 5 6 7 8 9 10 11 12   Jahr 20___   Nr. ___

Risiken kompakt   1048

www.godo-systems.de

Der Bogen wurde erstellt von Karla Kämmer und Godo Systems GmbH.

Sturzrisiko nach Expertenstandard und RiP®

	Datum	Datum	Datum	Datum	Datum	Datum
Funktionseinbußen und Funktionsbeeinträchtigungen (Gehen, Sitzen, Stehen)						
Sehbeeinträchtigungen						
Beeinträchtigungen der Kognition (Demenz) und Stimmung (Depression / Unruhe / Angst)						
Erkrankungen die zu einer kurzfristigen Ohnmacht führen (z.B. Schwindel)						
Ausscheidungsverhalten z.B. Inkontinenz, häufiges Aufsuchen der Toilette						
Sturzvorgeschichte (in der Vergangenheit mehrere Stürze)						
Erhebliche Angst vor Stürzen, die zu verstärkter Muskelanspannung führt						
Verwendung von Hilfsmitteln z.B. zum Gehen/Sehen						
Ungeeignete Schuhe (z.B. ohne festen Halt)						
Medikamente – mit Auswirkungen auf z.B. Kreislauf / Reaktionsvermögen						
Gefahren in der Umgebung z.B. Stolperfallen/Lichtverhältnisse						
Schmerzen						
Anzahl der Kriterien						

Risiko 0 keine Sturzrisiken erkennbar

Risiko 1 leicht — Pflegekunde hat in 1 bis 2 Bereichen ein Sturzrisiko, das selbstständig oder mit Anleitung kompensiert wird

Risiko 2 mittel — Pflegekunde hat in 2 bis 3 Bereichen ein Sturzrisiko, das selbstständig oder mit Anleitung selbstständig kompensiert wird

Risiko 3 hoch — Pflegekunde hat in 2 bis 3 Bereichen ein Sturzrisiko, das mit Anleitung nicht selbstständig kompensiert wird, oder in mehr als drei Bereichen ein Sturzrisiko das nur mit Hilfe kompensiert werden kann.

Bewertung						
keine Maßnahmen geplant (⊗ + Hdz.)	○	○	○	○	○	○
Maßnahmen siehe Pflegeplan/Prophylaxen (⊗ + Hdz.)	○	○	○	○	○	○

Pneumoniegefahr nach RiP®

	Datum	Datum	Datum	Datum	Datum	Datum
Risiko 0 keine eingeschränkte Atmung, keine Anzeichen von Verschlucken						
Risiko 1 Pflegekunde hat eine eingeschränkte Atmung, kann aber selbstständig Positionswechsel zur Atemerleichterung vornehmen oder vertiefte Atmung forcieren um dieses Defizit auszugleichen. Oder: Es besteht ein Risiko, sich zu verschlucken (z.B. als Folge eines Schlaganfalls), das jedoch von der betroffenen Person selbst begrenzt ausgeglichen wird.						
Risiko 2 Pflegekunde hat eine eingeschränkte Atmung, Maßnahmen zur Atemförderung, können nur zum Teil selbstständig angewandt werden – oder es kommt durch Aspiration zum immer wiederkehrenden Eindringen von Sekreten und Flüssigen Stoffen in die Atemwege. Austusten von Speisebestandteilen beim/nach dem Essen, Restebildung in Wangentaschen nach den Mahlzeiten, 1 bis 2 x pro Woche. Pflegekunde kann mit personeller Unterstützung Techniken nutzen (z. B. aufrechte Haltung einnehmen), um das Risiko zu vermindern.						
Risiko 3 Pflegekunde hat eine eingeschränkte Atmung, die nur mit Unterstützung Dritter ausgeglichen werden kann. Oder Ernährung über PEG oder häufiges, d.h. tägliches Verschlucken von Flüssigkeiten oder Mahlzeitenbestandteilen und Restebildung in den Wangentaschen mehr als 3 x wöchentlich. Pflegekunde nutzt selbstständig keine Techniken, die das Risiko vermindern.						
keine Maßnahmen geplant (⊗ + Hdz.)	○	○	○	○	○	○
Maßnahmen siehe Pflegeplan/Prophylaxen (⊗ + Hdz.)	○	○	○	○	○	○

Thromboserisiko nach RiP®

	Datum	Datum	Datum	Datum	Datum	Datum
Durchgemachte Thrombosen						
Gefäßwandschädigung, z.B. Krampfadern						
Verlangsamter Blutstrom: z.B. durch Immobilität, Lähmung, chronische Herzinsuffizienz						
Erhöhte Gerinnungsneigung: z.B. Flüssigkeitsmangel durch Erbrechen, Diarrhoe, Diuretika						
Schmerzbedingte Schonhaltung						
Medikamente, z.B. Cortison						
Schwere Verletzungen / Operationen (aktuell)						
Anzahl der Kriterien						

Risiko 0 keine Thromboserisiken erkennbar	**Risiko 1** leicht — Pflegekunde hat in 1 bis 2 Bereichen ein Risiko, das selbstständig oder nach ärztlicher Verordnung selbstständig kompensiert werden kann.	**Risiko 2** mittel — Pflegekunde hat in 2 bis 3 Bereichen ein Risiko, das mit Unterstützung oder nach ärztlicher Verordnung mit Unterstützung kompensiert werden kann.	**Risiko 3** hoch — Pflegekunde hat in 2 bis 3 Bereichen ein Risiko, das nur mit Unterstützung oder nach ärztlicher Verordnung nur mit Unterstützung kompensiert werden kann.

Bewertung						
keine Maßnahmen geplant (⊗ + Hdz.)	○	○	○	○	○	○
Maßnahmen siehe Pflegeplan/Prophylaxen (⊗ + Hdz.)	○	○	○	○	○	○

Kontrakturrisiko nach RiP®

		Datum	Datum	Datum	Datum	Datum	Datum
Risiko 0	keine Bewegungseinschränkung erkennbar						
Risiko 1	Pflegekunde verharrt überwiegend in einer gleich bleibenden Position. Im Rollstuhl, Stuhl oder Bett. Gelenke können dabei aktiv bewegt werden; oder längerfristige Ruhigstellung eines Körpergelenks (Schulter/Hüfte/Knie/Fuß) z.B. als Verletzungsfolge, Eigenbewegung insgesamt erhalten						
Risiko 2	Pflegekunde ist bewegungseingeschränkt, geringe Eigenbewegung, z.B. durch neurologische Störung bzw. Verletzung. Gelenke können mit Unterstützung aktiv bewegt werden.						
Risiko 3	Pflegekunde ist weitgehend bewegungseingeschränkt und/oder ortsfixiert. Gelenke können passiv bewegt werden.						

keine Maßnahmen geplant (⊗ + Hdz.)	○	○	○	○	○	○
Maßnahmen siehe Pflegeplan/Prophylaxen (⊗ + Hdz.)	○	○	○	○	○	○

Energiebedarf / BMI-Berechnung

Berechnung des Grundumsatzes (GU) für über 60jährige:

Männer: GU (MJ/Tag) = 0,0491 x KG (kg) + 2,46
Frauen: GU (MJ/Tag) = 0,0377 x KG (kg) + 2,75
(KG = Körpergewicht, zur Umwandlung in kcal/Tag Multiplikation mit 239)

0,0 _____ x _____ kg + _____ x 239 = _____ GU

vollständig immobile Senioren	1,2 x GU
leichte Aktivität	1,5 x GU
mittlere Aktivität	1,75 x GU
schwere Aktivität	ca. 2,0 x GU

_____ GU x _____ = _____ kcal

BMI = Körpergewicht in kg/Körpergröße in m^2
Wünschenswerte BMI Werte ≥ 65 Jahre = 24–29 kg/m^2

Flüssigkeitsbedarf (lt. MDS-Stellungnahme)

Beispielrechnung Körpergewicht 70 kg, Kalorienzufuhr 2000 kcal

die ersten 10 kg Körpergewicht	10 x 100 ml =	1.000 ml	1.000 ml
+ die zweiten 10 kg Körpergewicht	10 x 50 ml = +	500 ml	+ 500 ml
+ jedes weitere kg Körpergewicht	50 x 15 ml = +	750 ml	_____ ml
		2.250 ml	
- Nahrung in kcal x 0,33 ml	2000 x 0,33 = -	660 ml	x 15 ml = + _____ ml
		1.590 ml	x 0,33 = - _____ ml
			_____ ml

Empfohlene Trinkmenge im Bsp. 1.590 ml/pro Tag.

Mangelnde Flüssigkeits- und Nahrungsaufnahme

		Datum	Datum	Datum	Datum	Datum	Datum	Datum
Risiko 0	Flüssigkeitszufuhr mehr als 1500 ml pro Tag							
Risiko 1	Flüssigkeitszufuhr weniger als 1500 ml pro Tag							
Risiko 2	Flüssigkeitszufuhr weniger als 1000 ml pro Tag							
Risiko 3	Flüssigkeitszufuhr weniger als 700 ml pro Tag							
Risiko 0	BMI ≥ 24							
Risiko 1	BMI 23 - 21							
Risiko 2	BMI 20-18,5							
Risiko 3	BMI < 18,5							
	keine Maßnahmen geplant ($\otimes$ + Hdz.)	○	○	○	○	○	○	○
	Maßnahmen siehe Pflegeplan/Prophylaxen ($\otimes$ + Hdz.)	○	○	○	○	○	○	○

Gefahr der Munderkrankung nach RiP®

		Datum	Datum	Datum	Datum	Datum	Datum	Datum
Risiko 0	Keine Schleimhautdefekte erkennbar, Kaufähigkeit uneingeschränkt							
Risiko 1	Pflegekunde hat ausgetrocknete Schleimhäute (z.B. durch Mundatmung) oder Beläge im Mundraum. Maßnahmen, wie Mundpflege, können selbstständig nach Anleitung durchgeführt werden.							
Risiko 2	Pflegekunde hat ausgetrocknete Schleimhäute. Beläge und/oder Schleimhautdefekte im Mundraum wie beschrieben oder die Kaufähigkeit ist eingeschränkt. Maßnahmen dagegen können mit geringer pflegerischer Assistenz durch den Pflegekunden durchgeführt werden. Hilft aktiv bei der Durchführung mit.							
Risiko 3	Pflegekunde hat Defekte im Mundraum wie beschrieben oder die Kau- und Schluckfähigkeit ist eingeschränkt. Zunge und Lippen zeigen deutliche Beläge. Maßnahmen dagegen können nur mit personeller Unterstützung durchgeführt werden.							
	keine Maßnahmen geplant ($\otimes$ + Hdz.)	○	○	○	○	○	○	○
	Maßnahmen siehe Pflegeplan/Prophylaxen ($\otimes$ + Hdz.)	○	○	○	○	○	○	○

Literatur

Bezugsquellen

1. Rahmenberufsordnung 2004 des Deutschen Pflegerates e. V., Geisbergstr. 39, 10777 Berlin
2. Altenpflege Ausbildungs- und Prüfungsverordnung vom 26. November 2002
3. Gemeinsame Grundsätze und Maßstäbe zur Qualität und Qualitätssicherung einschl. des Verfahrens zur Durchführung von Qualitätsprüfungen nach § 80 SGB XI in vollstationären Pflegeeinrichtungen vom 7. März 1996
4. Rahmenvertrag NRW gemäß §§ 132, 132a Abs. 2 SGB V
5. Heimgesetz in der Fassung vom 23. April 1990 – BGBl. I S. 763; i d F 26. 5. 94 – zuletzt geändert 5. November 2001 i. d. F. des OLGVertrÄndG vom 23. 7. 2002
6. „Die Beweislastumkehr im Zivilprozess bei Pflege- und Behandlungsfehlern", Diplomarbeit Oliver Roth, Feb./April 2003
7. Gemeinsame Empfehlung gemäß § 75 Abs. 5 SGB XI zum Inhalt der Rahmenverträge nach § 75 Abs. 1 SGB XI zur vollstationären Pflege vom 25. November 1996
8. MDK-Anleitung zur Prüfung der Qualität nach den §§ 112, 114 SGB XI in der stationären Pflege, 10. November 2005
9. Expertenstandards des Deutschen Netzwerk für Qualitätsentwicklung in der Pflege (DNQP) Fachhochschule Osnabrück
10. Grundsatzstellungnahmen des Medizinischen Dienstes der Spitzenverbände (MDS), siehe verwendete Literatur
11. Böhme, H. (2000): Standards sind vorweg genommene Sachverständigengutachten. In: Pro Alter 3/00, 55–56
12. Richtlinien der Spitzenverbände der Pflegekassen zur Begutachtung von Pflegebedürftigkeit nach dem XI. Buch des Sozialgesetzbuches (Begutachtungs-Richtlinien – BRi) vom 21. März 1997 in der Fassung vom 11. Mai 2006, in Kraft ab 1. September 2006

Verwendete Literatur

Budnik, B.: Pflegeplanung leicht gemacht, 5. A. Elsevier Urban & Fischer Verlag, München 2005

Ehmann, M.: Pflegediagnosen in der Altenpflege, 2. A. Urban und Fischer Verlag, München 2004

Fichter, V.; Meier M.: Pflegeplanung, 10. A. Recom Verlag, Bad Emstal 1998

Gordon, M.: Handbuch Pflegediagnosen, 4. A. Elsevier Urban & Fischer Verlag, München 2003

Grundsatzstellungnahme Dekubitus, Medizinischer Dienst der Spitzenverbände, Essen 2001

Grundsatzstellungnahme Ernährung und Flüssigkeitsversorgung älterer Menschen, Medizinischer Dienst der Spitzenverbände, Essen 2003

Grundsatzstellungnahme Pflegeprozess und Dokumentation, Medizinischer Dienst der Spitzenverbände, Essen 2005

Hermann, A.; Palte H.: Leitfaden häusliche Pflege. Elsevier Urban & Fischer Verlag, München 2004

Krämer, U.; Schnabel M.: Pflegedokumentation leicht gemacht, 2. A. Verlag Hans Huber, Bern 2003

Löser, A.: Pflegeberichte endlich professionell schreiben. Schlütersche Verlagsgesellschaft, Hannover 2004

MDK-Anleitung zur Prüfung der Qualität nach den §§ 112, 114 SGB XI in der ambulanten Pflege, 10. November 2005, Medizinischer Dienst der Spitzenverbände, Essen 2005

MDK-Anleitung zur Prüfung der Qualität nach den §§ 112, 114 SGB XI in der stationären Pflege, 10. November 2005, Medizinischer Dienst der Spitzenverbände, Essen 2005

Müller, H.: Arbeitsorganisation in der Altenpflege, 2. A. Schlütersche Verlagsgesellschaft, Hannover 2005

Richtlinien der Spitzenverbände der Pflegekassen zur Begutachtung von Pflegebedürftigkeit nach dem XI. Buch des Sozialgesetzbuches, Medizinischer Dienst der Spitzenverbände, Essen 2006

Völkel, I.; Ehmann M.: Spezielle Pflegeplanung in der Altenpflege, 2. A. Elsevier Urban & Fischer Verlag, München 2000

Register

A

Ablehnung Pflege 126
Abrechnungszwecke
– Beweismittel 26
Altenpflegegesetz 3
Ambulante Pflege
– Durchführungsnachweis 64
– Medikamentendokumentation 99
Anamneseerhebung 44
– Ernährung 54
– Fragenliste 52
Arbeitsrechtliche Vorgaben 5
Archivierung 6
Arztkontakte 77
Aufbewahrung 7
Aufnahme 123
Aussagekräftige Dokumentation 11
Ausscheiden 177

B

Bedarfsformulare
– Risikoeinschätzung 55
– zusätzliche 84
Bedarfsmedikation 96
Behandlungspflege
– ärztliche Anordnung 98
– Dokumentationsort 64
Beobachtungen 72
Bewältigungsziel 158
Beweislastumkehr 6
Beweismittel 22
– Arbeitgeber 23
– Heimaufsicht 23
– Kostenträger 26
– MDK 27
– Planstellenberechnung 28
Bezugsperson
– Einbeziehung Pflegeprozess 141
– Wahrnehmung, Aussagen, Verhalten 108
Biografieerhebung 85

D

Daten
– objektive 107
– subjektive 107
Datensammlung 19
Datum 12
Deckblatt 7
Dokumentation
– effektive 119
– nachträgliche 17
– Plausibilität 117
– Umfang 125
– wahrheitsgetreu 16
– wer 15
Durchführungsnachweis 58
– ambulante Pflege 65
– beteiligte Berufsgruppen 64
– EDV gestützt 62
– effektiver 120
– entbürokratisiert 63

E

EDV-gestützte Pflegedokumentation 33
Einsichtsrecht 9
Erhaltungsziel 158
Essen und trinken 174

F

Fallbesprechung 76
Formularauswahl 51
Formulierung
– richtige 121
– ungeeignete, wertschätzende 123
Formulierungshilfen
– Ausscheiden 177
– Essen und trinken 174
– Mit existentiellen Erfahrungen des Lebens umgehen 188
– Ruhen und Schlafen 182
– Sich als Mann/Frau fühlen 184
– Sich beschäftigen 183
– Sich bewegen 168
– Sich kleiden 180
– Sich pflegen 171
– Soziale Bereiche des Lebens sichern 187
– Vitale Funktionen aufrecht erhalten 170
Für eine sichere Umgebung sorgen 185

G

Gerontopsychiatrisch Erkrankte 51
Gewohnheitenliste 57

H

Haftungsrechtliche Vorgaben 6
Häufigkeit 12
Heimaufsicht
– Beweismittel 23
Heimgesetz 4
Hilfebedarfveränderung 74

I

Informationsmedium 19
Informationssammlung 138
– Formular 44
– Fragenliste 52
– im Pflegeprozess 132
– lückenhafte 143
– Schritte 140
– Verlauf der Pflege 145
Informationsweitergabe 118

K

Kommunikationsblatt, ärztliches 100
Kommunikationsmedium 19
Kommunizieren können 166
Komplikationen 74
Kostenträger
– Beweismittel 26
Krankenpflegegesetz 3

Register

L
Lesbarkeit 10
Linderungsziel 158

M
Maßnahmenformulierung 160
MDK
– Beweismittel 27
Medikamentenblatt 91
Mehrfachdokumentation 10
– Regeln 118
Mit existentiellen Erfahrungen des Lebens umgehen 188
Monatsbericht 76
Musterdokumentation 35

N
Nachträgliche Dokumentation 17
Notfall 115
– Pflegedokumentation 127

O
Organisationshilfe 20

P
Pflege
– Nachweis 116
– nicht sachgerechte, Dokumentation 127
Pflegeabweichungen 74
Pflegebedürftiger
– Einbeziehung Pflegeprozess 141
– Wahrnehmung, Aussagen, Verhalten 108
Pflegebegutachtung 128
Pflegebericht
– effektiver 120
– Formular 70
– Inhalte 70
– Verlaufsdarstellung 75
Pflegedokumentation
– Ablehnung von Pflegehandlungen 126
– Anforderungen 6
– Aufnahme 123
– aussagekräftige 11
– besondere Situationen 126
– don'ts 18
– erster Monat 125
– erste Woche 124
– Häufigkeit 123
– nicht sachgerechte Pflege 127
– Notfall 127
– Pflegebegutachtung 128
– rechtliche Grundlagen 3
– Umfang, Häufigkeit 12
– weiterer Verlauf 125
– Wiederaufnahme 126
– Zuordnung 11
Pflegedokumentationssystem
– Auswahl 30
– EDV-gestützt 33
– Kombinationsvarianten 32
Pflegeergebnisse 163
Pflegehandlung 115
Pflegemaßnahmen
– Ausscheiden 179
– durchführen und dokumentieren 162
– Essen und trinken 176
– Für eine sichere Umgebung sorgen 187
– Kommunizieren 167
– Mit existentiellen Erfahrungen des Lebens umgehen 188
– planen und dokumentieren 159
– Ruhen und Schlafen 183
– Sich als Mann/Frau fühlen 185
– Sich beschäftigen 184
– Sich bewegen 169
– Sich kleiden 181
– Sich pflegen 173
– Soziale Bereiche des Lebens sichern 187
– Vitale Funktionen aufrechterhalten 171
Pflegende
– Wahrnehmung, Aussagen, Verhalten 110
Pflegeplanung
– effektive 120
– Formular 78
– Überprüfung 77
Pflegeproblem
– Aufbau/Struktur 148
– Definition 146
– Zielformulierung 155
Pflegeprozess
– Regelkreis 134
– Zusammenhang Dokumentation 131
Pflegeüberleitungsformular 103
Pflegevisite 76
Pflegeziele 157
– Ausscheiden 179
– Essen und trinken 176
– Für eine sichere Umgebung sorgen 186
– Kommunizieren 167
– Mit existentiellen Erfahrungen des Lebens umgehen 188
– Ruhen und Schlafen 183
– Sich als Mann/Frau fühlen 185
– Sich beschäftigen 184
– Sich bewegen 169
– Sich kleiden 181
– Sich pflegen 173
– Soziale Bereiche des Lebens sichern 187
– Vitale Funktionen aufrechterhalten 171
Pflichtdokumentationsformulare 42
Planstellenberechnung 28
Planungshilfe 20
Problemformulierung 150
– Ausscheiden 177
– Essen und trinken 174
– Für eine sichere Umgebung sorgen 185
– Kommunizieren 166
– Mit existentiellen Erfahrungen des Lebens umgehen 188
– Ruhen und Schlafen 182
– Sich als Mann/Frau fühlen 184
– Sich beschäftigen 183

- Sich bewegen 168
- Sich kleiden 180
- Sich pflegen 171
- Soziale Bereiche des Lebens sichern 187
- Vitale Funktionen aufrechterhalten 170

Q

Qualifikation 14
Qualitätssicherung 22

R

Rechtliche Grundlagen 3
Rehabilitationsziel 158
Ressourcen 152
- Ausscheiden 178
- Erkennen 153
- Essen und trinken 175
- Für eine sichere Umgebung sorgen 186
- Kommunizieren 166
- Mit existentiellen Erfahrungen des Lebens umgehen 188
- Ruhen und Schlafen 183
- Sich als Mann/Frau fühlen 185
- Sich bewegen 169
- Sich kleiden 181
- Sich pflegen 172

- Soziale Bereiche des Lebens sichern 187
- versteckte 153
- Vitale Funktionen aufrechterhalten 171

Risikobereiche, Einschätzung 55
Risikoeinschätzungsformular 102
Ritualeliste 57
Ruhen und Schlafen 182

S

SGB V 4
SGB XI 4
Sich als Mann und Frau fühlen 184
Sich beschäftigen 183
Sich bewegen 168
Sich kleiden 180
Sich pflegen 171
Sorgfaltspflicht 3
Soziale Bereiche des Lebens sichern 187
Stammblatt 42
Symptome 74

U

Uhrzeit 12
Umfang 12
Urkundenstatus 9

V

Verlaufsbeschreibungen 72
Verordnungsblatt, ärztliches 91
Vitale Funktionen aufrechterhalten 170
Vorgaben, arbeitsrechtliche 5
Vorgaben, haftungsrechtliche 6

W

Wahrheitstreue 16
Wiederaufnahme, Pflegedokumentation 126
Wiederaufnahmebericht 76
Wochenbericht 76

Z

Zielbereich 157
Zielformulierung 154
- Ebenen 158
- Problem 155
- Überprüfbarkeit 155
- ungeeignete 156
Zuordnung 11
Zustandverschlechterung 74